丹参资源评价与创新及其利用

主编◎张　利　廖进秋

DANSHEN ZIYUAN PINGJIA YU
CHUANGXIN JI QI LIYONG

四川科学技术出版社

图书在版编目（CIP）数据

丹参资源评价与创新及其利用 / 张利, 廖进秋主编.

-- 成都 : 四川科学技术出版社, 2023.11

ISBN 978-7-5727-1187-9

Ⅰ. ①丹… Ⅱ. ①张… ②廖… Ⅲ. ①丹参 – 研究

Ⅳ. ①R282.71

中国国家版本馆CIP数据核字（2023）第214587号

丹参资源评价与创新及其利用
DANSHEN ZIYUAN PINGJIA YU CHUANGXIN JI QI LIYONG

主　　编　张　利　廖进秋

出 品 人　程佳月
责任编辑　胡小华
责任出版　欧晓春
出版发行　四川科学技术出版社
　　　　　成都市锦江区三色路238号　邮政编码 610 023
　　　　　官方微博 http://weibo.com/sckjcbs
　　　　　官方微信公众号 sckjcbs
　　　　　传真 028-86 361 756
成品尺寸　185 mm × 260 mm
印　　张　14.25　字数 280 千
印　　刷　成都一千印务有限公司
版　　次　2023年11月第1版
印　　次　2024年1月第1次印刷
定　　价　98.00

ISBN 978-7-5727-1187-9

邮购：成都市锦江区三色路238号新华之星A座25层　邮政编码：610 023
电话：028-86 361 770

本书编委会

主　编	张　利　廖进秋
副主编	姜媛媛　杨瑞武　王　涛
	余　燕　周　劲　王　龙
审　稿	夏燕莉
参　编	毛　莉　胡青青　朱　婧
	王海平　柴松岳　邓雪雪

内容简介

丹参是治疗冠心病、心绞痛、缺血性中风等心脑血管疾病的常用大宗中药材，四川是丹参的道地产区之一。本书以四川农业大学"特色药用植物种质资源创新与利用"课题组近年来在丹参的资源收集与评价、品种选育与生态栽培、产品加工与综合利用等方面的研究结果为核心素材编写而成，系统介绍了丹参道地性、品种选育、生态栽培与综合利用等方面的研究成果。

本书理论联系实际，可作为高等农林院校和中医药院校的教学参考书。亦可以供从事中药材资源评价、生产经营和产品开发与利用的相关专业技术人员参考。

序 言

丹参始载于《神农本草经》，被列为上品。《吴普本草》《本草图经》《本草纲目》等诸家本草均有收载。正品丹参来源于唇形科（Lamiaceae）鼠尾草属（*Salvia*）植物丹参（*Salvia miltiorrhiza* Bunge）的干燥根及根茎，收录于《中华人民共和国药典》（2020 年版，一部），其主要成分为脂溶性的丹参酮类及水溶性的酚酸类化合物。丹参具有改善血液循环、保护神经、保护心血管等药理作用，对心脑血管疾病有显著疗效。

随着我国人口老龄化加剧，心脑血管疾病的发病率大幅提高，以丹参为主要原料的多种药品如复方丹参滴丸、复方丹参注射液及丹参保心茶等保健品的大量开发，使丹参原材料的需求量持续增加。野生丹参由于过度采挖数量急剧减少，20 世纪 70 年代中期药材丹参就已经供不应求。为了实现丹参在发展中保护，保护中发展，该书作者前期开展了大量丹参近缘属物种资源的收集与评价工作，并完成了《川丹参及其近缘种质资源植物研究》一书，系统研究了我国鼠尾草属资源植物。

四川是丹参栽培的道地产区之一，四川丹参（川丹参）以根条粗壮、须根少、色朱味浓、产量大、有效成分含量高、品质优而驰名中外。但川丹参不结实，长期依靠根段繁殖，导致其种性退化。

为培育更多更好的丹参新品种，推动丹参产业的发展，《丹参资源评价与创新及其利用》一书，以川丹参为立足点，应用植物学、植物生理学、分子生物学、农学、基因工程、植物化学等技术手段，较为系统地研究了川丹参的道地性、不同产区丹参的遗传关系、重要功能基因的挖掘、连作障碍、药渣多糖的生物活性和安全性及丹参酮I抗卵巢癌的分子机制，为从源头保障丹参的质量，促进新产品的开发奠定了一定的基础。

该书作者长期从事川产道地中药材资源评价与利用研究，对丹参产业的发展需求十分了解，已经发表论文百余篇，为本书的编撰提供了第一手资料。综观全书，多学科参照，内容新颖丰富，属于研究和实用结合的专著。本书可供从事中药、植物化学、天然药物研究和生产的专业技术人员、教师、研究生、本科生参考，亦可供从事植物学、农学等的专业人员参考。

前言

丹参是唇形科鼠尾草属多年生草本植物，以干燥根及根茎入药，是历版《中华人民共和国药典》收载中药丹参的唯一来源，其主要成分为脂溶性的丹参酮类及水溶性的酚酸类化合物。丹参作为传统活血化瘀中药，在临床上常被用于治疗冠心病、心绞痛、缺血性中风等心脑血管疾病。随着丹参药用价值的不断发掘，以丹参为主要原料的药品、保健品与日俱增，丹参的市场需求量也越来越大。但由于过度采挖，野生丹参的生境已遭破坏，早已无法满足市场需求，人工栽培品种已成为丹参药材的主要来源。我国的四川、山东、陕西、河南、山西等地是丹参栽培的传统道地产区，不同产地丹参的产量和活性成分含量具有显著差异。不同产地丹参资源的遗传差异与各生物学性状关系如何？丹参栽培上连作障碍严重，其原因为何？丹参产业上废弃的许多药渣该如何加以利用？丹参中的其他有效成分是否具有生物学活性？这些问题均尚不清楚，值得我们继续探究。

四川农业大学"特色药用植物种质资源创新与利用"课题组长期从事川产药用植物种质资源评价、创新与利用研究，特别是在丹参种质资源评价与利用方面取得了优异的成绩。2017 年 6 月 10 日，四川省技术市场协会秉承客观、公正、独立的原则，选聘了 7 名该行业领域的专家，组成评价专家委员会，在成都对"丹参现代产业链关键技术研究与应用"成果进行了会议评价。专家组认为："该成果系统性和针对性强，创新性突出，总体达到了国际同类研究先进水平，在丹参优良品种选育、优质中药材生产技术方面居国际领先水平。"该成果获得了 2018 年四川省科学技术进步奖科技进步类二等奖。

在"丹参现代产业链关键技术研究与应用"科技成果的基础上，课题组结合生产实际，继续深入开展丹参的资源收集与评价、品种选育与生态栽培、产品加工与综合利用等方面的研究。本书系统介绍了丹参道地性、品种选育、生态栽培与综合利用等方面的研究成果，初步揭示了丹参不育及花色差异的机制，为新材料、新产品的创制奠定了基础。全书共 8 章，第 1 章分析了不同产区丹参的有效成分、生态环境条件差异，明确了影响丹参品质的主导因子及丹参种植的适宜环境，利用 ISSR 和 SCoT 标记分析了不同产区丹参的遗传关系，为丹参的高产、稳产、质量提高及后续扩大种植产区提供了理论依据；第 2 章建立了丹参愈伤组织和悬浮细胞的培养体系，利用诱导子处理丹参悬浮细胞，对丹参愈伤组织和悬浮细胞生物活性成分、金属组和代谢组进行分析，为今后利用丹参种质资源基因工程改良和实现丹参细胞工程提供了理论支撑；第 3 章开展了丹参不育机制研究，以便更好地了解丹参的生殖过程，这对培育新品种、提高产量、提升品质及抗逆性等均具有重要意义；第 4 章通过人工杂交构建 F_2 作图群体，利用简化基因组测序开发的 SNP 标记构建了丹参的高密度遗传图谱，对花色性状进行 QTL 定位，并筛选出候选基因，对丹参的分子标记辅助选择育种具有重要意义；第 5 章分析了连作对川丹参植株及根际土壤的影响，探究川丹参连作障碍产生的原因，为在栽培技术上缓解或克服川丹参连作障碍提供了理论依据，对川丹参产业发展具有重要意义；第 6 章探讨了丹参化感作用产生的规律和主要成分，为丹参的合理化栽培、耕作、施肥等提供了科学依据，并为丹参的优质高效生产提供了理论基础；第 7 章利用红外光谱技术、核磁共振技术、扫描电镜等现代检测手段，分析了丹参药渣多糖的结构，对丹参药渣中多糖的生物活性和安全性进行了系统评价，为丹参药渣中多糖的产品开发，特别是饲料添加剂的开发，提供了科学理论依据，有助于促进丹参药渣的高值化利用；第 8 章探讨了丹参酮 I 对卵巢癌细胞生物学行为的影响，阐明了丹参酮 I 抗卵巢癌的分子机制及丹参酮 I 对自噬相关信号通路 PI3K/AKT/mTOR 的影响，为丹参酮应用于卵巢癌的临床治疗提供了一定的理论依据。

本书得到了四川省科技厅自然科学基金、四川农业大学"双支"计划的资助，在此表示衷心的感谢。本书的编写，得到了四川农业大学理学院和生命科学学院、四川省中江县农业局的大力支持，在此感谢支持和关心本书的各位领导和专家。在具体的科学研究实验过程中，课题组的博士和硕士研究生做了大量的工作，感谢他们辛勤的付出。

本书可作为从事丹参资源评价与利用的相关人员的参考用书。由于作者水平有限，时间仓促，书中难免有不当之处，恳请读者和专家给予批评指正，并由衷感谢各位同仁给予指点和帮助。

编者

2023 年 6 月

目录

1 不同产区丹参的生境与分子标记研究 ·································· 001

  1.1 不同产区丹参有效成分含量的测定 ···························· 001

  1.2 不同产区气候资料的收集与分析 ······························ 005

    1.2.1 气候资料的汇总分析 ···································· 005

    1.2.2 气象因子对丹参有效成分的影响 ························ 005

  1.3 不同产区丹参种植土壤理化性质分析 ························ 007

    1.3.1 土壤 pH 值 ·· 007

    1.3.2 土壤质地 ·· 008

    1.3.3 土壤有机质含量 ·· 009

    1.3.4 土壤阳离子交换量 ······································ 009

    1.3.5 土壤理化性质与丹参有效成分相关分析 ················ 010

    1.3.6 土壤中的矿质元素 ······································ 010

    1.3.7 土壤中矿质元素与丹参有效成分的相关分析 ············ 011

  1.4 不同产区丹参种质资源遗传关系分析 ························ 015

    1.4.1 引物扩增多态性 ·· 016

    1.4.2 遗传一致度和遗传距离 ·································· 019

    1.4.3 遗传分化 ·· 022

    1.4.4 聚类分析 ·· 022

2 丹参悬浮细胞的生物活性成分及金属组与代谢组分析 ············ 027

  2.1 丹参愈伤组织和悬浮细胞的培养体系及生长模型 ············ 027

    2.1.1 愈伤组织的诱导和增殖 ·································· 027

    2.1.2 愈伤组织的生长曲线及生长模型 ························ 028

2.1.3 悬浮培养的最佳激素组合筛选 ·· 029

2.1.4 悬浮细胞的生长曲线及生长模型 ··· 031

2.2 基于 HPLC 分析丹参细胞的生物活性成分 ··································· 031

2.2.1 丹参细胞生长过程中生物活性成分的动态变化 ························ 032

2.2.2 诱导对丹参悬浮细胞生长和生物活性成分的影响 ···················· 037

2.3 基于 ICP-OES 分析的丹参细胞金属组学分析 ······························ 045

2.3.1 丹参细胞生长的金属组学分析 ·· 045

2.3.2 不同诱导下丹参悬浮细胞的金属组学分析 ······························ 049

2.4 基于 GC-MS 分析的丹参细胞代谢组学分析 ································· 055

2.4.1 丹参细胞生长的代谢组学研究 ·· 055

2.4.2 不同诱导下丹参悬浮细胞的代谢组学分析 ······························ 058

3 丹参不育机制的初步研究 ·· 065

3.1 川丹参不育机制的初步研究 ·· 065

3.1.1 川丹参与山东丹参的形态学比较 ··· 065

3.1.2 川丹参与山东丹参的大孢子发育 ··· 067

3.1.3 川丹参与山东丹参的花药发育 ·· 068

3.1.4 川丹参与山东丹参花粉离体萌发培养条件的优化 ···················· 072

3.1.5 川丹参与山东丹参花期内源激素含量的变化 ··························· 079

3.2 杂交 F₁ 群体中雄性不育材料的鉴定及雄性不育机制探索 ·············· 083

3.2.1 雄性不育株与可育株的形态特征 ··· 083

3.2.2 转录组测序 ··· 085

3.2.3 差异表达基因鉴定 ·· 086

3.2.4 DEG 的 GO 富集分析 ·· 086

3.2.5 关键 DEG 的 qRT-PCR 验证 ·· 088

3.2.6 雄性不育可能发生在雄配子发生时期 ······································ 091

4 丹参高密度遗传图谱构建及花色的 QTL 定位 ······························· 093

4.1 丹参高密度遗传图谱的构建 ·· 094

4.1.1 DNA 测序结果质量评估 ··· 094

4.1.2 测序数据与参考基因组的比对结果 ·· 094

4.1.3 SNP 检测与基因分型 ·· 095

4.1.4 遗传图谱的构建 ··· 095

4.2 丹参花色的 QTL 定位 ·· 097

4.2.1 丹参花色遗传分析 ·· 097

4.2.2 花色性状的 QTL 定位 ································ 100

4.2.3 控制丹参花色的候选基因筛选 ·················· 101

5 连作对川丹参植株及根际土壤的影响 ················· 103

5.1 连作对川丹参植株的影响 ···························· 103

5.1.1 苗期生物学特性 ································· 104

5.1.2 生理指标 ······································· 105

5.1.3 农艺性状 ······································· 106

5.1.4 有效成分含量 ··································· 108

5.2 连作对根际土壤的影响 ······························ 111

5.2.1 理化性质 ······································· 111

5.2.2 土壤酶活性 ····································· 113

5.2.3 土壤潜在化感物质分析 ························· 117

6 丹参化感物质及其化感作用研究 ······················ 123

6.1 丹参化感物质对受体植物的化感作用评价 ············ 123

6.1.1 不同浓度的 4 种丹参水浸提液对受试植物种子发芽率的影响 ··· 124

6.1.2 不同浓度的 4 种丹参水浸提液对受试植物幼苗伸长的影响 ··· 125

6.1.3 4 种丹参水浸提液的化感作用评价 ·············· 127

6.1.4 4 种丹参水浸提液分别对受体植物的化感作用评价 ··· 129

6.2 丹参化感物质对丹参愈伤组织生长及内源激素含量的影响 ··· 130

6.2.1 4 种丹参水浸提液对丹参愈伤组织生长时期的影响 ··· 130

6.2.2 4 种丹参水浸提液对丹参愈伤组织内源激素含量的影响 ··· 131

6.2.3 4 种丹参水浸提液对其愈伤组织内源激素含量影响的化感作用评价 ····· 141

6.3 丹参化感物质对丹参幼苗抗氧化酶体系的作用评价 ··· 144

6.3.1 丹参化感物质对丹参幼苗抗氧化酶活性作用评价 ··· 145

6.3.2 浸提液中 4 类有机提取物对丹参抗氧化酶化感作用的评价 ··· 147

6.3.3 不同浓度的有机提取液对丹参抗氧化酶活性化感作用的评价 ··· 148

7 丹参药渣多糖生物活性和安全性评价 ················· 149

7.1 丹参药渣多糖的理化性质 ···························· 149

7.1.1 基本性质 ······································· 149

7.1.2 黏度性质 ······································· 150

7.1.3 单糖组成 ······································· 151

7.1.4 结构特点 ······································· 151

7.2 丹参药渣多糖的抑菌、抗氧化和抗肿瘤细胞增殖活性研究 ··· 154

7.2.1 抑菌活性 ·············· 154

7.2.2 抗氧化活性 ·············· 156

7.2.3 抗癌细胞增殖活性 ·············· 159

7.3 丹参药渣多糖的免疫活性 ·············· 159

7.3.1 对体外培养巨噬细胞分泌细胞因子的影响 ·············· 159

7.3.2 对 Con A 和 LSP 诱导小鼠脾淋巴细胞增殖的影响 ·············· 160

7.3.3 对正常小鼠免疫功能的影响 ·············· 161

7.3.4 对环磷酰胺（CPA）诱导的免疫抑制小鼠免疫功能的影响 ············· 162

7.4 日粮中添加丹参药渣多糖对断奶仔猪的影响 ·············· 166

7.4.1 生长性能 ·············· 166

7.4.2 腹泻情况和皮毛情况 ·············· 168

7.4.3 脏器指数 ·············· 169

7.4.4 肠道内容物中消化酶活力 ·············· 169

7.4.5 小肠组织形态 ·············· 170

7.4.6 肠道微生物 ·············· 170

7.4.7 免疫功能 ·············· 173

7.4.8 抗氧化活性 ·············· 176

7.5 丹参药渣多糖的安全性评价 ·············· 179

7.5.1 急性毒性试验 ·············· 179

7.5.2 亚急性毒性试验 ·············· 179

8 丹参酮诱导卵巢癌细胞自噬和凋亡的分子机制研究 ·············· 191

8.1 丹参酮 I 对卵巢癌细胞生物学行为的影响 ·············· 191

8.1.1 对正常卵巢细胞和卵巢癌细胞增殖能力的影响 ·············· 191

8.1.2 对卵巢癌细胞凋亡的影响 ·············· 193

8.1.3 对卵巢癌细胞侵袭和迁移的影响 ·············· 194

8.1.4 对卵巢癌细胞上皮间质转化的影响 ·············· 195

8.1.5 对卵巢癌细胞自噬和 PI3K/AKT/mTOR 信号通路的影响 ·············· 195

8.2 丹参酮 I 体内抗卵巢癌活性 ·············· 197

8.3 丹参酮 I 联合紫杉醇（PTX）抑制卵巢癌 ·············· 200

8.4 丹参酮 II A 抑制卵巢癌的发展 ·············· 205

主要参考文献 ·············· 210

1 不同产区丹参的生境与分子标记研究

丹参喜温和、阳光充足、空气湿润的环境，对干旱有一定的耐受性，怕涝。丹参对环境的适应性较强，广泛分布于我国华东、华中、华北、华南等地区，西北、西南的部分省区也有分布，野生丹参常见于草丛、林下、山坡及溪谷旁。由于过度的采挖，目前，丹参野生资源已经遭到破坏，在野生资源逐渐减少的同时，人工驯化栽培品种已成为丹参药材的主要来源。我国的四川、山东、陕西、河南、山西等地是丹参栽培的传统道地产区，由于栽培种质及栽培地区气候、土壤、环境的不同，不同产地丹参药材的品质，尤其是丹参有效成分的含量有很大的差异。其中，四川中江所产丹参在各产区丹参中品质较佳，一直作为优质的道地药材大量出口中国周边的东南亚国家。

分析不同产区丹参的有效成分、生态环境条件，明确影响丹参品质的主导因子及丹参种植的适宜环境，同时利用 ISSR 和 SCoT 标记分析不同产区丹参的遗传关系，将为丹参的高产稳产及后续种植产区的扩大提供理论依据。

1.1 不同产区丹参有效成分含量的测定

按照《中华人民共和国药典》（2015 年版，一部）序言色谱条件，对采自四川中江，陕西商州、镇安、山阳等，山东蒙阴、临朐、济阳、新泰、平邑，河南伊川，山西曲沃等丹参主要栽培区的丹参（表 1–1）样品中的丹参酮 I、丹参酮 II A、隐丹参酮和丹酚酸 B 含量进行测定。

表 1-1　不同丹参采集地信息表

序号	样品编码	省份	居群采集地	生长状态
1	SCZJ-1	四川	德阳市中江县瓦店乡	栽培
2	SCZJ-2	四川	德阳市中江县瓦店乡	栽培
3	SCZJ-3	四川	德阳市中江县杰兴乡	栽培
4	SCZJ-4	四川	德阳市中江县合兴乡	栽培
5	SCZJ-5	四川	德阳市中江县合兴乡	栽培
6	HNYC-1	河南	洛阳市伊川县平等乡	栽培
7	HNYC-2	河南	洛阳市伊川县平等乡	栽培
8	HNSX-Y	河南	洛阳市嵩县车村镇	野生
9	SXQW	山西	临汾市曲沃县北董乡	栽培
10	SDXT	山东	泰安市新泰市郗家峪	栽培
11	SDMY-1	山东	临沂市蒙阴县刘关庄	栽培
12	SDMY-2	山东	临沂市蒙阴县联城镇	栽培
13	SDLQ	山东	潍坊市临朐县辛寨镇	栽培
14	SDJN	山东	济南市济阳区郑家镇	栽培
15	SDPY	山东	临沂市平邑县羊城乡	栽培
16	SXSZ	陕西	商洛市商州区杨峪河镇	栽培
17	SXSY-Y	陕西	商洛市山阳县杨地镇	野生
18	SXZA-Y	陕西	商洛市镇安县高峰镇	野生
19	SXSN-Y	陕西	商洛市商南县金丝峡镇	野生
20	SXDF-Y	陕西	商洛市丹凤县竹林关镇	野生
21	SXSZ-Y	陕西	商洛市商州区三十里铺	野生
22	SXZS-Y	陕西	商洛市柞水县凤凰镇	野生

　　通过 HPLC 分析,以 4 种有效成分的峰面积(y)与浓度(x,mg/mL)作图,进行回归方程分析(表 1-2)。结果表明,各有效成分的相关系数均为 1,在线性范围内线性回归方程的线性较好,所拟合的线性回归方程可用于成分定量分析。测定结果如表 1-3 所示。对照品、供试样品溶液色谱图见图 1-1 和图 1-2。

表 1-2   不同产地丹参有效成分线性回归方程及线性范围

成分	线性回归方程	相关系数（R2）	线性范围 / (mg·mL^{-1})
丹参酮Ⅱ A	$y=5\,778\,934.86x-9\,785.36$	1	$0.048 \sim 0.72$
丹参酮 Ⅰ	$y=2\,840\,966.02x-4\,652.40$	1	$0.01 \sim 0.3$
隐丹参酮	$y=4\,835\,893.63x-3\,336.33$	1	$0.005\,6 \sim 0.308$
丹酚酸 B	$y=972\,181x-6\,847.8$	1	$0.1 \sim 3.5$

由表 1-3 可知，不同产区的丹参指标性成分含量差异显著（$P < 0.05$）。栽培丹参中脂溶性丹参酮类化合物，除了山西曲沃产区丹参酮Ⅰ、丹参酮Ⅱ A 和隐丹参酮的总量未达到《中华人民共和国药典》（2020 年版）要求外，其他产地均达到《中华人民共和国药典》（2020 年版）中规定的 0.25%，并且山东产区丹参的丹参酮总含量普遍高于其他产区。两个陕西野生丹参的丹参酮总量均未达到《中华人民共和国药典》（2020 年版）要求，且明显低于各产区栽培丹参。栽培丹参水溶性丹酚酸类化合物丹酚酸 B 含量均达到药典要求，其中，四川丹参显著高于其他几个主产区，高达 9.16%。两个陕西野生丹参丹酚酸 B 含量均处于较高水平。研究结果显示，山西产区丹参样品丹参酮类化合物和丹酚酸类化合物显著低于其他几个产区（$P < 0.05$）。道地产区四川中江丹参丹酚酸 B 含量显著高于其他产区，且远远高于《中华人民共和国药典》（2015 年版，一部）规定的 3%。

表 1-3   不同产地丹参有效成分含量

样品编码	丹参酮ⅡA/%	丹参酮Ⅰ/%	隐丹参酮 /%	总酮 /%	丹酚酸 B/%
SCZJ	0.25 ± 0.03c	0.02 ± 0.00i	0.05 ± 0.01i	0.31 ± 0.02f	9.16 ± 0.12a
SDPY	0.18 ± 0.01d	0.07 ± 0.01e	0.14 ± 0.03d	0.40 ± 0.03e	7.37 ± 0.06b
SDLQ	0.24 ± 0.02c	0.06 ± 0.00f	0.10 ± 0.02e	0.40 ± 0.02e	6.53 ± 0.07de
SDMY	0.35 ± 0.03a	0.14 ± 0.03b	0.51 ± 0.07a	1.01 ± 0.07a	6.50 ± 0.09d
SDXT	0.26 ± 0.02b	0.12 ± 0.02c	0.20 ± 0.03b	0.58 ± 0.04d	4.77 ± 0.06f
SDJN	0.35 ± 0.03a	0.10 ± 0.02d	0.17 ± 0.01c	0.62 ± 0.05b	7.10 ± 0.09c
HNYC	0.27 ± 0.01b	0.15 ± 0.04a	0.17 ± 0.02c	0.60 ± 0.04c	6.72 ± 0.07c
SXQW	0.12 ± 0.01e	0.05 ± 0.02g	0.06 ± 0.01h	0.22 ± 0.01h	3.35 ± 0.05g
SXSZ	0.12 ± 0.01e	0.04 ± 0.00h	0.09 ± 0.01f	0.25 ± 0.03g	5.22 ± 0.07e
SXZA-Y	0.05 ± 0.00g	0.02 ± 0.00i	0.02 ± 0.00j	0.09 ± 0.00j	9.32 ± 0.12a
SXSY-Y	0.07 ± 0.00f	0.02 ± 0.00i	0.08 ± 0.01g	0.18 ± 0.01i	7.00 ± 0.08c

注：样品编码同表 1-1。结果表示为测定的平均值 ± 标准偏差；同一有效成分不同字母表示不同产地丹参差异显著（$P < 0.05$）。

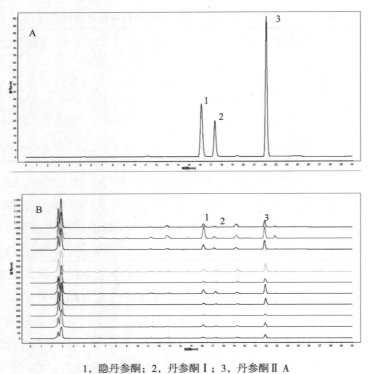

1，隐丹参酮；2，丹参酮Ⅰ；3，丹参酮ⅡA

图1-1 丹参酮标准品（A）和样品色谱图（B）

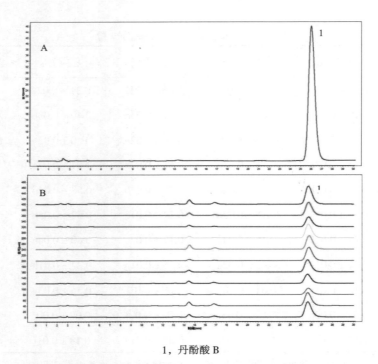

1，丹酚酸B

图1-2 丹酚酸B标准品（A）和样品色谱图（B）

1.2 不同产区气候资料的收集与分析

在中国气象数据网（http://data.cma.cn）上查询 2018 年的极大风速、最低气压、最高气压、最高温度、平均气温、平均最低气温、平均最高气温、平均气压、平均水气压、平均 2 min 风速、平均相对湿度、日降水量 ≥ 0.1 mm 日数、日照时数、最大风速、最大日降水量和最小相对湿度等 16 个气象指标，分析上述气象指标与丹参有效成分含量的关系。

1.2.1 气候资料的汇总分析

丹参产地气候资料数据如表 1-4 所示，各产地间的多个气象因子均有明显差异，其中，平均相对湿度为 51.02% ~ 80.91%，日降水量 ≥ 0.1 mm 的日数在 66 ~ 123 d，这 2 个气候因子均以四川中江最高，陕西商州次之，山西曲沃最低。最大日降水量从山西曲沃的 32 mm 增加到山东平邑的 151.8 mm，年日照时数的变化幅度为 1 084.4 ~ 2 363.4 h，其中，四川中江和陕西商州的日照时数明显低于其他几个产地。平均气温在 13.37 ~ 17.77 ℃，陕西商州最低，四川中江最高。平均最低气温（8.88 ~ 14.6 ℃）及平均最高气温（19.68 ~ 22.33 ℃）均是四川中江为最高，陕西商州为最低。山东产区最高气压、最低气压、平均气压、日照时数均高于其他产区，但其日降水量 ≥ 0.1 mm 日数低于其他产区。产区山西曲沃的降水量最少，相对湿度最低。

1.2.2 气象因子对丹参有效成分的影响

气象因子与丹参有效成分的相关性分析结果如表 1-5 所示，结果表明，丹参药材中的有效成分与气象因子之间均有不同程度的相关性。例如，风速、气压等与丹参酮类成分（丹参酮 Ⅱ A、丹参酮 Ⅰ、隐丹参酮）呈显著（$P < 0.05$）或极显著（$P < 0.01$）正相关。日降水量 ≥ 0.1 mm 日数与丹参酮 Ⅰ 含量呈显著负相关（$P < 0.05$）。平均水气压、平均相对湿度、日降水量 ≥ 0.1 mm 日数与丹酚酸 B 含量呈显著（$P < 0.05$）或极显著（$P < 0.01$）正相关，日照时数与丹酚酸 B 含量呈显著负相关（$P < 0.05$）。这表明风速、气压及日降水量 ≥ 0.1 mm 日数是影响丹参酮类成分积累的主要气候因子，相对湿度、日降水量 ≥ 0.1 mm 日数和日照时数是影响丹酚酸 B 含量积累的主要气候因子。

表1-4 不同产地气象资料数据

产地	极大风速/(m·s⁻¹)	最低气压/hPa	最高气压/hPa	最高气温/℃	平均气压/hPa	平均2min风速/(m·s⁻¹)	平均气温/℃	平均水气压/hPa	平均相对湿度/%	平均最低气温/℃	平均最高气温/℃	日降水量≥0.1mm日数/d	日照时数/h	最大风速/(m·s⁻¹)	最大日降水量/mm	最小相对湿度/%
四川中江	18.8	953.1	994	38.5	972.44	1.41	17.77	17.74	80.91	14.6	22.33	123	1 084.4	9.2	112.2	19
河南伊川	22.6	956.8	1 004.4	38.6	977.97	3.12	15.29	12.44	58.9	11.39	20.23	88	2 210.4	15.8	62.6	5
山西曲沃	20.1	943.8	990.8	38.5	963.96	1.49	14.87	10.45	51.02	10.02	21.04	66	2 288	9.5	32	5
山东薪泰	21.9	979.9	1 028.8	38.3	1 001.9	1.83	14.55	12.52	60.74	9.53	20.39	69	2 321.1	11.6	121.4	9
山东平邑	22.9	977.6	1 028.2	36.6	1 002.33	2.99	14.75	13.45	64.29	10.76	19.72	79	2 141	15.7	151.8	9
山东临朐	21.2	993.2	1 041.6	36.6	1 014.6	1.98	14.23	12.63	62.38	9.63	19.78	76	2 330.3	9.6	120.1	10
山东济阳	25.3	976.1	1 024.3	37.2	996.64	2.46	15.37	12.01	54.43	11.38	20.43	76	2 363.4	13.5	113.8	9
陕西南州	18.3	912.1	952.1	36.7	930.8	2	13.37	11.74	66	8.88	19.68	106	1 958.7	12.1	55.1	6
陕西镇安	15.9	916.9	957.3	36.9	936.22	1.44	14.15	13.38	73.02	9.58	21.33	116	1 903.3	10.7	53.5	9

表1-5 气象因子与丹参有效成分相关性分析

成分	极大风速	最低气压	最高气压	最高温度	平均气压	平均2min风速	平均气温	平均水气压	平均相对湿度	平均最低气温	平均最高气温	日降水量≥0.1mm日数	日照时数	最大风速	最大日降水量	最小相对湿度
丹参酮ⅡA	0.820**	0.796**	0.795**	0.039	0.798**	0.586*	0.447	0.268	−0.187	0.476	−0.145	−0.414	0.199	0.485	0.744**	0.129
丹参酮Ⅰ	0.781**	0.645*	0.674*	−0.060	0.663*	0.774**	0.072	−0.109	−0.434	0.093	−0.412	−0.604*	0.519	0.738**	0.533	−0.383
隐丹参酮	0.596*	0.513	0.537	−0.238	0.538	0.665*	−0.017	−0.010	−0.195	0.040	−0.454	−0.418	0.320	0.655*	0.614*	−0.158
丹酚酸B	−0.251	−0.108	−0.141	0.206	−0.109	−0.026	0.373	0.713*	0.755**	0.477	0.372	0.662*	−0.613*	−0.019	0.194	0.595*

注：“*”表示呈显著相关（$P<0.05$），“**”表示呈极显著相关（$P<0.01$）。

1.3 不同产区丹参种植土壤理化性质分析

测定丹参种植土壤理化性质的样品采集信息如表 1-6 所示。参照《土壤分析技术规范》（第二版）中土壤样品的采集、处理与贮存，采用五点取样法，收集不同产区丹参种植土壤，混合均匀，自然风干，过筛备用。参照《土壤分析技术规范》（第二版）的测定方法测定土壤 pH 值、有机质含量、颗粒组成、阳离子交换量、全 N 含量、全 P 含量、全 K 含量、水解 N、有效 P、速效 K 等有关土壤理化指标及土壤中的铜、锰、锌、钠、钙、镁、硼、铝等矿质元素的含量，分析土壤理化性质、矿质元素与丹参有效成分含量的关系。

表 1-6　不同产区丹参种植土壤采集信息表

序号	样品采集地编码	省份	样品采集地	生长状态
1	SCZJ	四川	德阳市中江县	栽培
2	HNYC	河南	洛阳市伊川县	栽培
3	SXQW	山西	临汾市曲沃县	栽培
4	SDXT	山东	泰安市新泰市	栽培
5	SDMY	山东	临沂市蒙阴县	栽培
6	SDLQ	山东	潍坊市临朐县	栽培
7	SDJN	山东	济南市济阳区	栽培
8	SDPY	山东	临沂市平邑县	栽培
9	SXSZ	陕西	商洛市商州区	栽培
10	SXSY–Y	陕西	商洛市山阳县	野生
11	SXZA–Y	陕西	商洛市镇安县	野生

1.3.1 土壤 pH 值

不同产地丹参种植土壤 pH 值结果见图 1-3。图中结果显示，SXQW（山西曲沃）丹参种植土壤 pH 值最高（8.37），SDMY（山东蒙阴）丹参种植土壤 pH 值最小（6.75）。不同产区丹参种植土壤 pH 值在 6.75 ～ 8.37。产区山西曲沃丹参种植土壤 pH 值显著高于其他产区（$P < 0.05$）。栽培产区丹参种植土壤 pH 值呈中性和弱碱性，由此可见，丹参在中性和弱碱性的土壤中都可生长。

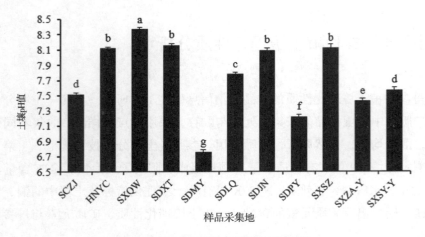

图 1-3　不同产地丹参种植土壤 pH 值

注：不同小写字母表示不同产地丹参种植土壤 pH 值差异显著（$P < 0.05$）。

1.3.2 土壤质地

不同产地丹参种植土壤质地的研究结果如表 1-7 所示，丹参种植土壤质地主要为砂质黏壤土、壤质黏土、黏壤土及砂质壤土等几种类型。11 个不同的产地中有 6 个产地为壤质黏土，分别是山东济南、山东临朐、河南伊川、山西曲沃、陕西商州、陕西镇安，2 个产地为砂质壤土，2 个产地为黏壤土，1 个产地为砂质黏壤土。丹参种植土壤多为壤质黏土，没有过砂和过黏的土壤。

表 1-7　不同产地丹参种植土壤质地

样品采集地编码*	2～0.02 mm 含量 /%	0.02～0.002 mm 含量 /%	< 0.002 mm 含量 /%	土壤质地
SCZJ	58.52	19.58	21.9	砂质黏壤土
SDJN	33.25	34.75	32	壤质黏土
SDMY	80.57	10.35	9.08	砂质壤土
SDXT	44.5	32	23.5	黏壤土
SDLQ	45.8	25.6	28.6	壤质黏土
SDPY	82.11	4.54	13.35	砂质壤土
SXQW	31.73	38.02	30.25	壤质黏土
HNYC	33	37.78	29.22	壤质黏土
SXSZ	31.75	38.75	30.5	壤质黏土
SXZA-Y	28.6	36.28	35.12	壤质黏土
SXSY-Y	45.24	29.82	24.94	黏壤土

注：* 样品采集地编码同表 1-6。

1.3.3 土壤有机质含量

不同产地丹参种植土壤有机质含量测定结果如图 1-4 所示，不同产地丹参种植土壤有机质含量差异显著（$P < 0.05$）。丹参种植土壤中有机质含量以 SDXT（山东新泰）最高，为 28.17 g/kg；而 SDMY（山东蒙阴）和 SXZA-Y（陕西镇安）偏低，大多数产地的丹参种植土壤中有机质含量为 10 ~ 20 g/kg，如四川中江、河南伊川、陕西山阳、山东平邑、山东济南等。丹参种植土壤有机质含量普遍属于中等。

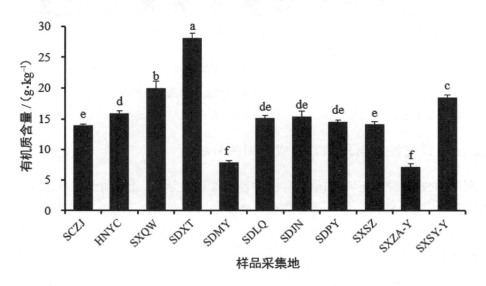

图 1-4　不同产地丹参种植土壤有机质含量

注：不同小写字母表示不同产地丹参种植土壤有机质含量差异显著（$P < 0.05$）。

1.3.4 土壤阳离子交换量

不同产地丹参种植土壤阳离子交换量测定结果见图 1-5。11 份丹参种植土壤阳离子交换量介于 3.004 ~ 20.482 cmol（+）/kg，其中 SXSY-Y（陕西山阳）土壤阳离子交换量最高，为 20.482 cmol（+）/kg，SDXT（山东新泰）含量最低，为 3.004 cmol（+）/kg。土壤阳离子交换量是衡量土壤肥力的指标和合理施肥的重要依据，本次研究结果表明不同采集地丹参种植土壤阳离子交换量均有显著差异（$P < 0.05$）。除 SDXT（山东新泰）和 SDPY（山东平邑）两个产地含量较低外，其他几个产地丹参种植土壤阳离子交换量均在 10 ~ 20 cmol（+）/kg。

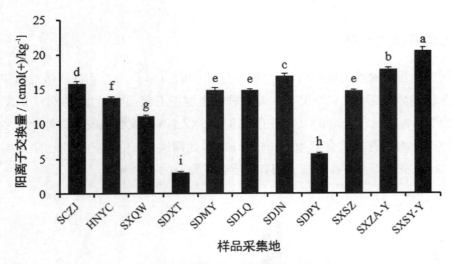

图1-5 不同产地丹参种植土壤阳离子交换量

注：不同小写字母表示不同产地丹参种植土壤阳离子交换量含量差异显著（$P < 0.05$）。

1.3.5 土壤理化性质与丹参有效成分相关分析

利用SPSS软件对土壤pH值、有机质、阳离子交换量、土壤质地与丹参有效成分进行相关分析，结果见表1-8。丹参酮类化合物中的隐丹参酮含量与土壤质地中 < 0.002 mm粒径含量呈显著负相关（$P < 0.05$），丹酚酸B含量与土壤有机质呈显著负相关（$P < 0.05$），其余成分与各土壤因子（pH值、有机质、阳离子交换量、土壤质地）含量均无显著相关性。

表1-8 土壤pH值、有机质、阳离子交换量、土壤质地与丹参有效成分相关分析

成分	pH值	阳离子交换量	有机质含量	2～0.02 mm粒径含量	0.02～0.002 mm粒径含量	< 0.002 mm粒径含量
丹参酮 II A	−0.096	−0.187	−0.024	0.342	−0.307	−0.379
丹参酮 I	0.009	−0.396	0.157	0.210	−0.118	−0.339
隐丹参酮	−0.490	−0.161	−0.178	0.575	−0.470	−0.695*
丹酚酸 B	−0.571	0.456	−0.615*	0.205	−0.313	−0.043

注："*"表示呈显著相关（$P < 0.05$）。

1.3.6 土壤中的矿质元素

不同产地丹参种植土壤矿质元素含量测定结果见表1-9、表1-10。通过对丹参种植土壤速效N、P、K的研究发现，不同产地丹参种植土壤碱解N含量差别较大，含量

在 3.80 ～ 66.85 mg/kg。其中，山西曲沃土壤碱解 N 含量最低（3.80 mg/kg），四川中江和山东蒙阴等 2 个产地土壤碱解 N 含量较其他产地丰富，处于中等以上。土壤速效 P 含量处于 27.61 ～ 63.29 mg/kg，11 份土壤样品速效 P 含量均很丰富，其中，山东平邑速效 P 含量极高。土壤速效 K 研究结果表明，山西曲沃土壤速效 K 含量极高，达到 420.95 mg/kg，其余产地均处于中等以上。全 N 含量在 1.00 ～ 4.97 g/kg 不等，11 个产地均处于中上及以上水平。全 P 含量在 0.19 ～ 0.67 g/kg 不等，均处于低水平。全 K 含量在 9.27 ～ 25.46 g/kg 不等，也都处于中上水平。

对照全国土壤养分含量分级标准（表 1-11），可知主产区栽培丹参种植土壤样品中全 N 含量处于高（2 级）或极高（1 级）水平，全 P 含量处于低（5 级）水平，全 K 含量处于中上（3 级）或高（2 级）水平，碱解 N 处于低（5 级）水平，速效 P 处于中上（3 级）或极高（1 级）水平，速效 K 处于高（2 级）或极高（1 级）水平，有机质含量处于中等（4 级）水平。综合来看，主产区丹参种植土壤养分含量属于中等，土壤相对肥沃。

对不同采集地丹参种植土壤中的 Na、Al、Mn、Ca、Zn、Cu、B、Mg 等 8 种矿质元素的测定结果表明，8 种矿质元素中 Ca 含量最高，Cu 含量最低。各产地中 Na、Ca、B 和 Mg 含量变化范围很大，这不仅与土壤的理化性质有关，而且与植物自身营养的吸收及代谢产物的合成有关。道地产区四川中江的丹参种植土壤中 Al、Mn、Ca、Mg 等矿质元素含量明显低于其他大部分产地，B 含量显著高于其他产地。

1.3.7 土壤中矿质元素与丹参有效成分的相关分析

将丹参有效成分含量与土壤中的矿质元素含量进行相关性分析，分析结果见表 1-12。丹参酮类化合物中的隐丹参酮含量与丹参种植土壤中的 Cu、Mg 含量呈极显著（$P < 0.01$）正相关；丹酚酸类化合物中的丹酚酸 B 含量与碱解 N 含量呈极显著正相关（$P < 0.01$），与 K、速效 K 含量呈显著（$P < 0.05$）或极显著（$P < 0.01$）负相关。丹参酮 II A、丹参酮 I 含量与各矿质元素含量没有显著相关性。

表 1-9　不同产地丹参种植土壤中矿质元素的含量 1

样品采集地编码 *	N / (g·kg⁻¹)	P / (g·kg⁻¹)	K / (g·kg⁻¹)	碱解 N / (mg·kg⁻¹)	速效 P / (mg·kg⁻¹)	速效 K / (mg·kg⁻¹)
SCZJ	1.59 ± 0.04	0.51 ± 0.03	10.22 ± 0.22	66.85 ± 2.12	15.48 ± 0.31	87.62 ± 3.26
SDPY	2.52 ± 0.06	0.56 ± 0.02	16.89 ± 0.31	30.68 ± 0.83	63.29 ± 2.20	206.67 ± 6.45
SDLQ	2.52 ± 0.07	0.46 ± 0.01	14.51 ± 0.25	29.63 ± 0.61	23.22 ± 0.15	230.48 ± 6.73
SDMY	1.00 ± 0.04	0.67 ± 0.02	9.27 ± 0.22	62.07 ± 1.51	22.31 ± 0.21	63.81 ± 1.86
SDXT	4.97 ± 0.09	0.36 ± 0.02	25.46 ± 0.42	10.66 ± 0.17	20.03 ± 0.17	387.62 ± 7.56
SDJN	2.64 ± 0.05	0.64 ± 0.03	13.24 ± 0.17	21.05 ± 0.29	18.67 ± 0.18	173.33 ± 6.73
HNYC	2.70 ± 0.06	0.49 ± 0.01	13.40 ± 0.20	45.15 ± 0.57	28.23 ± 1.12	201.90 ± 6.73
SXQW	2.61 ± 0.03	0.56 ± 0.02	20.70 ± 0.33	3.80 ± 0.06	36.42 ± 1.20	420.95 ± 7.96
SXSZ	2.05 ± 0.07	0.59 ± 0.01	16.10 ± 0.26	33.02 ± 0.32	48.72 ± 1.32	282.86 ± 7.20
SXZA-Y	1.35 ± 0.02	0.19 ± 0.01	14.67 ± 0.25	55.42 ± 1.22	17.76 ± 0.29	182.86 ± 5.87
SXSY-Y	2.40 ± 0.04	0.51 ± 0.03	17.05 ± 0.38	49.12 ± 1.05	33.69 ± 1.08	311.43 ± 7.12

注：* 样品采集地编码同表 1-6。

表 1-10 不同产地丹参种植土壤中矿质元素的含量 2

样品采集地编码*	Na / (mg·kg⁻¹)	Al / (mg·kg⁻¹)	Mn / (mg·kg⁻¹)	Ca / (mg·kg⁻¹)	Zn / (mg·kg⁻¹)	Cu / (mg·kg⁻¹)	B / (mg·kg⁻¹)	Mg / (mg·kg⁻¹)
SCZJ	6 026.9 ± 97.5	4 344.2 ± 108.3	318.08 ± 10.52	842.25 ± 19.65	57.49 ± 1.02	7.68 ± 0.06	1 716.64 ± 25.29	736.67 ± 16.89
SDPY	10 277.8 ± 133.1	3 373.3 ± 67.5	266.67 ± 9.21	2 927.5 ± 95.23	57.25 ± 1.24	4.86 ± 0.02	1 140 ± 21.47	276.71 ± 9.51
SDLQ	6 700.3 ± 119.2	4 785 ± 88.6	340.83 ± 15.63	1 408.08 ± 40.36	57.13 ± 1.12	8.26 ± 0.07	1 034.17 ± 17.76	1 166.42 ± 22.53
SDMY	8 720.5 ± 120.4	10 423.3 ± 201.3	802 ± 24.81	13 614.17 ± 365.56	96.52 ± 2.85	41.56 ± 0.89	870.58 ± 9.96	4 463.72 ± 82.69
SDXT	4 343.4 ± 88.6	8 887.5 ± 151.8	330.25 ± 17.56	63 844.17 ± 836.15	55.07 ± 1.35	17.08 ± 0.22	1 140.46 ± 28.72	2 097.92 ± 50.36
SDJN	5 858.6 ± 90.2	8 388.3 ± 126.3	393.42 ± 12.62	6 925.83 ± 312.50	85.12 ± 2.28	9.23 ± 0.42	1 576.75 ± 34.28	1 217.33 ± 25.78
HNYC	4 764.3 ± 80.7	6 459.2 ± 198.8	426.17 ± 11.35	28 710.83 ± 563.88	64.54 ± 1.36	10.23 ± 0.56	428.5 ± 8.85	3 465.5 ± 78.12
SXQW	5 816.5 ± 69.8	7 135 ± 185.2	455.32 ± 9.88	15 693.33 ± 434.26	127.83 ± 3.68	9.13 ± 0.08	669.38 ± 20.88	1 730.83 ± 33.65
SXSZ	5 984.8 ± 77.6	6 192.5 ± 195.6	453.83 ± 12.02	17 355.83 ± 222.54	110.88 ± 2.85	8.68 ± 0.05	615.33 ± 10.05	1 606.42 ± 36.58
SXZA-Y	4 932.7 ± 59.5	8 695 ± 188.4	412.08 ± 9.61	1 459.25 ± 18.65	77.99 ± 1.75	11.52 ± 0.18	892.42 ± 12.65	1 850.5 ± 28.54
SXSY-Y	5 690.2 ± 66.3	6 860.8 ± 153.8	803.33 ± 21.75	4 845.83 ± 132.24	91.23 ± 2.31	19.08 ± 0.28	596.17 ± 7.69	2 764.17 ± 42.76

注：* 样品采集地编码同表 1-6。

表 1-11 全国土壤养分含量分级标准

级别	丰缺	有机质 /(g·kg⁻¹)	全 N /(g·kg⁻¹)	碱解 N /(mg·kg⁻¹)	全 P /(g·kg⁻¹)	速效 P /(mg·kg⁻¹)	全 K /(g·kg⁻¹)	速效 K /(mg·kg⁻¹)
1	极高	>40.00	>2.00	>150.00	>2.00	>40.00	>20.00	>200.00
2	高	30.00~40.00	1.50~2.00	120.00~150.00	1.50~2.00	20.00~40.00	15.00~20.00	150.00~200.00
3	中上	20.00~30.00	1.00~1.50	90.00~120.00	1.00~1.50	10.00~20.00	10.00~15.00	100.00~150.00
4	中	10.00~20.00	0.75~1.00	60.00~90.00	0.75~1.00	5.00~10.00	5.00~10.00	50.00~100.00
5	低	6.00~10.00	0.50~0.75	30.00~60.00	0.50~0.75	3.00~5.00	3.00~5.00	30.00~50.00
6	极低	<6.00	<0.50	<30	<0.50	<3.00	<3.00	<30.00

表 1-12 不同产地丹参有效成分与土壤矿质元素相关性分析

成分	N	P	K	碱解 N	速效 P	速效 K	Na	Al	Mn	Ca	Zn	Cu	B	Mg
丹参酮ⅡA	0.116	0.480	-0.360	0.012	-0.388	-0.476	0.180	0.206	-0.079	0.227	-0.321	0.319	0.474	0.205
丹参酮Ⅰ	0.320	0.287	-0.028	-0.153	-0.147	-0.146	0.075	0.417	-0.075	0.566	-0.191	0.435	-0.104	0.556
隐丹参酮	-0.107	0.473	-0.286	0.181	-0.123	-0.392	0.418	0.548	0.490	0.265	0.038	0.851**	-0.042	0.676*
丹酚酸 B	-0.522	-0.329	-0.633*	0.773**	-0.293	-0.751**	0.108	-0.194	-0.096	-0.559	-0.527	-0.086	0.432	-0.178

注：* 表示呈显著相关（$P < 0.05$），** 表示呈极显著相关（$P < 0.01$）。

1.4 不同产区丹参种质资源遗传关系分析

利用 ISSR 和 SCoT 标记分析了来自四川中江，陕西商州（镇安、山阳），山东蒙阴、临朐、济阳、新泰、平邑，河南伊川，山西曲沃等丹参主要栽培区的 22 份丹参（表 1–1）的遗传关系。

ISSR 标记采用 UBC 加拿大哥伦比亚大学设计的 ISSR 引物；SCoT 标记采用 Collard & Mackill 开发的 36 条 SCoT 引物。所有引物由擎科生物技术有限公司合成。PCR 反应体系见表 1–13，ISSR 标记的 PCR 扩增程序见表 1–14，SCoT 标记的 PCR 扩增程序见表 1–15。采用 Excel 2016 进行数据的处理和分析，并运用 SPSS 19.0 软件进行方差显著性分析及相关性分析。运用 NTSYSpc 2.10e 软件，非加权组算术平均法（UPGMA）进行聚类分析。使用 POPGENE 1.32 软件计算等位基因数（Na）、有效等位基因数（Ne）、Nei 氏基因多样性指数（H）、香农信息指数（I）、多态性百分比（PPB）、居群间遗传分化系数（Gst）和居群间基因流（Nm）等遗传参数。

表 1–13　ISSR–PCR 和 SCoT–PCR 扩增的反应体系

反应组分	用量 /μL
模板 DNA	1.0
引物	1.0
$2 \times Taq$ PCR Master MIX Ⅱ	10.0
ddH$_2$O	8.0
总体积	20.0

表 1–14　ISSR–PCR 扩增程序步骤

程序	阶段	温度 /℃	时间	循环次数
1	预变性	94	10 min	×1
2	变性	94	30 s	
3	退火	48 ~ 59	1 min	×39
4	延伸	72	1 min	
5	延伸	72	10 min	×1

表 1-15 SCoT-PCR 扩增程序步骤

程序	阶段	温度 /℃	时间	循环次数
1	预变性	94.0	5 min	×1
2	变性	94.0	30 s	
3	退火	52.9 ~ 59.7	90 s	×36
4	延伸	72	1 min	
5	延伸	72	10 min	×1

1.4.1 引物扩增多态性

1.4.1.1 ISSR-PCR 扩增产物多态性分析

从 42 个 ISSR 引物中筛选出 14 条扩增条带清晰、多态性好、重复性好的引物，用于后续 ISSR 多样性分析。结果如表 1-16 所示，14 条 ISSR 引物共扩增出 140 条带，大小在 200 ~ 2 000 bp，其中有 133 条为多态性条带，多态性达到 95%。每个引物扩增出的条带范围在 7 ~ 12 条，平均每个引物扩增得到 10 条带。引物 UBC 808、UBC 823、UBC 825（图 1-6）、UBC 834 扩增的条带数最多，有 12 条，多态性条带也是 12 条，多态性百分率为 100%。引物 UBC 841 扩增得到的条带数最少 7 条，多态性百分率为 100%，表明不同引物可揭示的遗传多样性水平不同。

表 1-16 ISSR 引物序列及扩增结果

引物	引物序列（5′ → 3′）	扩增位点数 TB	多态性位点数 PB	多态性百分率 PPB/%	等位基因数 Na	有效等位基因 Ne	Nei 氏基因多样性指数 H	香农信息指数 I
UBC 808	AGAGAGAGAGAGAGAGC	12	12	100.00	2.00	1.43	0.26	0.39
UBC 811	GAGAGAGAGAGAGAGAC	11	11	100.00	2.00	1.68	0.37	0.53
UBC 822	TCTCTCTCTCTCTCTCA	8	6	75.00	1.75	1.35	0.20	0.31
UBC 823	TCTCTCTCTCTCTCTCC	12	12	100.00	2.00	1.42	0.23	0.35
UBC 825	ACACACACACACACACT	12	12	100.00	2.00	1.19	0.14	0.26
UBC 826	ACACACACACACACACC	9	9	100.00	2.00	1.57	0.34	0.51
UBC 827	ACACACACACACACACG	9	7	77.78	1.78	1.40	0.25	0.38
UBC 834	AGAGAGAGAGAGAGAGYT	12	12	100.00	2.00	1.46	0.26	0.39
UBC 840	GAGAGAGAGAGAGAGAYT	9	9	100.00	2.00	1.43	0.26	0.40
UBC 841	GAGAGAGAGAGAGAGAYC	7	7	100.00	2.00	1.54	0.30	0.45
UBC 844	CTCTCTCTCTCTCTCTRC	9	9	100.00	2.00	1.27	0.18	0.29

续表

引物	引物序列（5′→3′）	扩增位点数 TB	多态性位点数 PB	多态性百分率 PPB/%	等位基因数 Na	有效等位基因 Ne	Nei 氏基因多样性指数 H	香农信息指数 I
UBC 855	ACACACACACACACACYT	10	8	80	1.80	1.33	0.20	0.32
UBC 856	ACACACACACACACACYA	10	9	90	1.90	1.25	0.17	0.27
UBC 880	GGAGAGGAGAGGAGA	10	10	100	2.00	1.40	0.24	0.38
总计		140	133	95				
平均值		10	9.5		1.95	1.41	0.24	0.37

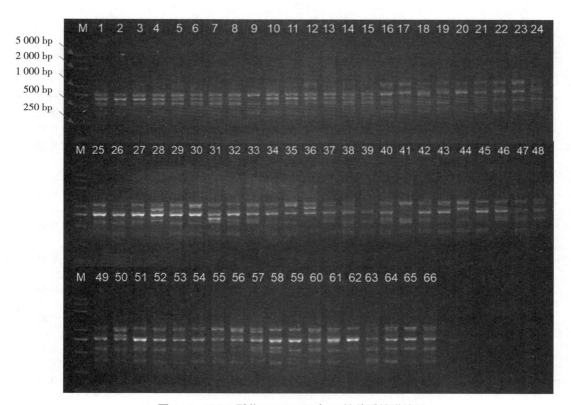

图 1-6 ISSR 引物 UBC825 对 66 份种质扩增结果

注：图中序号顺序同表 1-1 材料一致（22 个居群，每个居群 3 个个体）；M，5 000 bp Marker。

利用 POPGENE 1.32 软件，计算得到遗传参数 Na、Ne、H 和 I。其中，UBC 811 的 Ne、H、I 指数最高，分别为 1.68、0.37 和 0.53。UBC 825 的 Ne、H、I 指数最低，分别为 1.19、0.14 和 0.26。Na、Ne、H 和 I 的平均值分别为 1.95、1.41、0.24 和 0.37。

1.4.1.2 SCoT-PCR 扩增产物多态性分析

在 Colard 和 Mackill（2009）设计的 36 个 SCoT 引物中，共筛选出 10 个扩增条带清晰、重复性好的引物，用于扩增 22 个丹参居群的 DNA，并用于遗传多样性分析。10 个 SCoT 引物共扩增出 97 条带，其中 93 条为多态性条带。多态性范围为 77.78% ～ 100%，平均多态性百分比为 95.88%（表 1-17，图 1-17）。每个引物扩增的条带数在 7 ～ 14 条，平均每个引物为 9.7 条，平均多态性条带数为 9.3 条。SCoT 28 引物的扩增条带数最低为 7 条，多态性条带也是 7 条，多态性百分率为 100%。SCoT 3 引物的扩增条数最高（14 条），多态性百分率为 100%。虽然每个引物扩增产物大小不同，但大多在 200 ～ 2 000 bp。研究结果表明，SCoT 引物具有较高的多态性和信息量。

利用 POPGENE 1.32 软件，计算得到遗传参数 Na、Ne、H 和 I。其中，SCoT 28 的 Ne、H、I 指数最高，分别为 1.70、0.40 和 0.58。SCoT 14 的 Ne、H、I 指数最低，分别为 1.33、0.19 和 0.31。Na、Ne、H 和 I 的平均值分别为 1.96、1.51、0.30 和 0.45。

表 1-17　SCoT 引物序列及扩增结果

引物	引物序列（5′→3′）	扩增位点数 TB	多态性位点数 PB	多态性百分率 PPB /%	等位基因数 Na	有效等位基因 Ne	Nei 氏基因多样性指数 H	番农信息指数 I
SCoT 2	CAACAATGGCTACCACCC	12.0	12.0	100.00	2.00	1.52	0.31	0.46
SCoT 3	CAACAATGGCTACCACCG	14.0	14.0	100.00	2.00	1.46	0.29	0.45
SCoT 14	ACGACATGGCGACCACGC	8.0	8.0	100.00	2.00	1.33	0.19	0.31
SCoT 18	ACCATGGCTACCACCGCC	10.0	9.0	90.00	1.90	1.49	0.29	0.43
SCoT 21	ACGACATGGCGACCCACA	9.0	7.0	77.78	1.78	1.49	0.28	0.42
SCoT 22	AACCATGGCTACCACCAC	9.0	9.0	100.00	2.00	1.54	0.32	0.48
SCoT 28	CCATGGCTACCACCGCCA	7.0	7.0	100.00	2.00	1.70	0.40	0.58
SCoT 29	CCATGGCTACCACCGGCC	9.0	9.0	100.00	2.00	1.50	0.28	0.43
SCoT 31	CCATGGCTACCACCGCCT	11.0	10.0	90.91	1.91	1.53	0.31	0.47
SCoT 35	CATGGCTACCACCGGCCC	8.0	8.0	100.00	2.00	1.58	0.33	0.48
总计		97.0	93.0	95.88	—	—	—	—
平均值		9.7	9.3	—	1.96	1.51	0.30	0.45

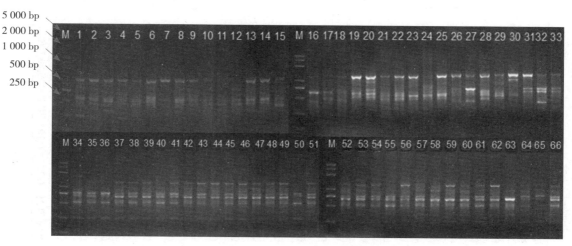

图 1-7 引物 SCoT18 对 66 份丹参种质扩增结果

注：图中序号顺序同表 1 材料一致（22 个居群，每个居群 3 个个体）；M，5 000 bp Marker。

1.4.2 遗传一致度和遗传距离

1.4.2.1 基于 ISSR 标记的遗传一致度和遗传距离分析

利用 POPGENE 1.32 软件计算居群水平的遗传相似系数及遗传距离。遗传相似系数及遗传距离是用来衡量居群之间亲缘关系的重要参数，遗传相似系数值越大，遗传距离越小，表明居群之间亲缘关系越近；反之则表示亲缘关系越远。居群之间的遗传一致度、遗传距离系数结果如表 1-18 所示，22 个丹参居群间的遗传距离系数在 0.04 ~ 0.33，遗传相似系数范围在 0.72 ~ 0.96。四川中江的 SCZJ-1 居群和 SCZJ-2 居群的遗传距离最小（0.04），遗传相似性最大（0.96），表明这两个居群间的亲缘关系最近。而四川中江的 SCZJ-1 和陕西镇安的 SXZA-Y 的遗传距离最大（0.33），同时两者的遗传一致度为最小（0.72），表明两者间的遗传差异最大，亲缘关系最远。

1.4.2.2 基于 SCoT 标记的遗传一致度和遗传距离分析

利用 SCoT 标记分析得到的 22 个丹参居群的 Nei's 遗传一致度和遗传距离如表 1-19 所示，22 个居群间的遗传一致度均为 0.64 ~ 0.92，遗传距离范围为 0.08 ~ 0.44。四川中江瓦店乡居群（SCZJ-2）与山东济南郑家居群（SDJN）的遗传一致度最低（0.64），遗传距离最大（0.44），表明这两者间的遗传差异最大，亲缘关系最远。山东平邑羊城乡居群（SDPY）与陕西商州杨峪河镇居群（SXSZ）的遗传一致度最高（0.92），遗传距离最低（0.08），表明这两居群亲缘关系最近。

表1-18 基于ISSR标记的丹参居群的Nei's遗传一致度（右上）和遗传距离（左下）

样品编码	SCZJ-1	SCZJ-2	SCZJ-3	SCZJ-4	SCZJ-5	HNYC-1	HNYC-2	HNSX-Y	SXQW	SDXT	SDMY-1	SDMY-2	SDLQ	SDJN	SDPY	SXSZ	SXSN-Y	SXDF-Y	SXZA-Y	SXSY-Y	SXSZ-Y	SXZS-Y
SCZJ-1	***	0.96	0.92	0.96	0.91	0.84	0.77	0.83	0.78	0.76	0.80	0.75	0.77	0.78	0.77	0.75	0.73	0.76	0.72	0.74	0.73	0.77
SCZJ-2	0.04	***	0.94	0.94	0.94	0.84	0.80	0.83	0.79	0.77	0.81	0.77	0.78	0.78	0.78	0.78	0.74	0.78	0.73	0.75	0.75	0.78
SCZJ-3	0.09	0.06	***	0.92	0.93	0.85	0.83	0.85	0.80	0.77	0.81	0.76	0.78	0.79	0.79	0.77	0.75	0.77	0.77	0.77	0.77	0.79
SCZJ-4	0.05	0.07	0.09	***	0.94	0.86	0.79	0.85	0.79	0.76	0.81	0.78	0.80	0.79	0.76	0.78	0.76	0.79	0.77	0.78	0.78	0.77
SCZJ-5	0.09	0.06	0.08	0.06	***	0.84	0.80	0.84	0.79	0.77	0.82	0.77	0.78	0.77	0.77	0.77	0.76	0.80	0.76	0.76	0.79	0.78
HNYC-1	0.17	0.17	0.16	0.15	0.17	***	0.89	0.89	0.85	0.85	0.85	0.82	0.81	0.83	0.84	0.84	0.82	0.85	0.81	0.81	0.80	0.79
HNYC-2	0.26	0.23	0.19	0.23	0.22	0.12	***	0.88	0.82	0.79	0.87	0.79	0.82	0.82	0.84	0.83	0.78	0.79	0.82	0.82	0.80	0.79
HNSX-Y	0.19	0.19	0.17	0.17	0.17	0.11	0.13	***	0.85	0.82	0.87	0.80	0.83	0.83	0.81	0.83	0.78	0.82	0.84	0.81	0.83	0.83
SXQW	0.24	0.24	0.23	0.23	0.24	0.17	0.20	0.16	***	0.85	0.83	0.75	0.80	0.80	0.80	0.81	0.79	0.77	0.81	0.82	0.76	0.78
SDXT	0.18	0.17	0.16	0.21	0.18	0.16	0.14	0.15	0.16	***	0.89	0.82	0.82	0.82	0.83	0.79	0.81	0.82	0.82	0.83	0.80	0.82
SDMY-1	0.23	0.21	0.21	0.25	0.20	0.16	0.14	0.15	0.19	0.12	***	0.86	0.85	0.85	0.86	0.85	0.84	0.84	0.82	0.83	0.83	0.85
SDMY-2	0.29	0.26	0.27	0.25	0.26	0.21	0.23	0.23	0.29	0.20	0.15	***	0.87	0.87	0.88	0.83	0.85	0.86	0.81	0.83	0.87	0.80
SDLQ	0.27	0.26	0.25	0.24	0.26	0.21	0.20	0.20	0.23	0.20	0.16	0.14	***	0.88	0.87	0.86	0.84	0.84	0.82	0.87	0.84	0.78
SDJN	0.25	0.25	0.23	0.27	0.26	0.18	0.20	0.18	0.19	0.18	0.18	0.18	0.13	***	0.90	0.85	0.85	0.84	0.84	0.85	0.83	0.81
SDPY	0.26	0.25	0.24	0.25	0.28	0.18	0.18	0.22	0.23	0.17	0.15	0.13	0.13	0.10	***	0.88	0.84	0.85	0.84	0.85	0.84	0.83
SXSZ	0.29	0.26	0.26	0.28	0.26	0.17	0.19	0.19	0.21	0.23	0.16	0.18	0.14	0.14	0.13	***	0.84	0.86	0.81	0.83	0.86	0.81
SXSN-Y	0.31	0.30	0.29	0.24	0.27	0.21	0.25	0.25	0.23	0.22	0.17	0.16	0.15	0.15	0.16	0.18	***	0.88	0.85	0.86	0.84	0.81
SXDF-Y	0.28	0.25	0.26	0.27	0.23	0.17	0.24	0.20	0.26	0.20	0.17	0.15	0.18	0.17	0.16	0.16	0.13	***	0.88	0.89	0.89	0.83
SXZA-Y	0.33	0.32	0.27	0.24	0.28	0.21	0.20	0.18	0.21	0.20	0.19	0.21	0.18	0.20	0.18	0.22	0.16	0.13	***	0.93	0.86	0.85
SXSY-Y	0.30	0.29	0.26	0.24	0.27	0.22	0.21	0.20	0.21	0.20	0.19	0.19	0.15	0.15	0.17	0.18	0.15	0.11	0.08	***	0.87	0.83
SXSZ-Y	0.32	0.28	0.26	0.25	0.24	0.22	0.22	0.19	0.28	0.22	0.19	0.15	0.17	0.17	0.17	0.15	0.18	0.12	0.15	0.14	***	0.84
SXZS-Y	0.26	0.24	0.24	0.26	0.24	0.23	0.23	0.19	0.25	0.20	0.16	0.22	0.25	0.21	0.19	0.21	0.22	0.19	0.17	0.19	0.18	***

注：样品编码同表1-1。

表1-18　基于SCoT标记的丹参居群的 Nei's 遗传一致度（右上）和遗传距离（左下）

样品编码	SCZJ-1	SCZJ-2	SCZJ-3	SCZJ-4	SCZJ-5	HNYC-1	HNYC-2	HNSX-Y	SXQW	SDXT	SDMY-1	SDMY-2	SDLQ	SDJN	SDPY	SXSZ	SXSN-Y	SXDF-Y	SXZA-Y	SXSY-Y	SXSZ-Y	SXZS-Y
SCZJ-1	***	0.86	0.85	0.77	0.78	0.75	0.77	0.74	0.77	0.70	0.78	0.73	0.74	0.69	0.74	0.69	0.76	0.73	0.73	0.69	0.71	0.75
SCZJ-2	0.15	***	0.88	0.83	0.85	0.78	0.75	0.72	0.76	0.69	0.79	0.68	0.67	0.64	0.73	0.70	0.70	0.68	0.73	0.68	0.70	0.71
SCZJ-3	0.16	0.13	***	0.85	0.88	0.86	0.87	0.82	0.84	0.79	0.83	0.83	0.71	0.68	0.71	0.74	0.75	0.75	0.73	0.74	0.72	0.72
SCZJ-4	0.26	0.18	0.16	***	0.87	0.76	0.76	0.75	0.78	0.71	0.77	0.71	0.66	0.68	0.73	0.73	0.71	0.74	0.73	0.71	0.70	0.68
SCZJ-5	0.24	0.16	0.12	0.14	***	0.80	0.76	0.78	0.78	0.69	0.77	0.66	0.66	0.64	0.73	0.71	0.68	0.68	0.69	0.70	0.66	0.66
HNYC-1	0.29	0.25	0.15	0.28	0.22	***	0.90	0.92	0.87	0.82	0.88	0.69	0.69	0.71	0.73	0.75	0.74	0.74	0.74	0.73	0.71	0.73
HNYC-2	0.27	0.29	0.14	0.27	0.27	0.11	***	0.91	0.90	0.90	0.84	0.70	0.68	0.73	0.70	0.74	0.74	0.75	0.72	0.70	0.71	0.72
HNSX-Y	0.30	0.32	0.19	0.29	0.24	0.09	0.09	***	0.87	0.82	0.86	0.71	0.70	0.73	0.74	0.76	0.76	0.77	0.76	0.74	0.74	0.76
SXQW	0.26	0.28	0.18	0.24	0.25	0.13	0.11	0.14	***	0.85	0.84	0.73	0.71	0.73	0.76	0.77	0.77	0.80	0.77	0.77	0.74	0.73
SDXT	0.35	0.37	0.24	0.35	0.37	0.20	0.10	0.20	0.17	***	0.80	0.77	0.74	0.76	0.75	0.77	0.78	0.75	0.71	0.71	0.70	0.71
SDMY-1	0.25	0.24	0.18	0.27	0.26	0.13	0.17	0.15	0.18	0.23	***	0.82	0.79	0.80	0.82	0.81	0.82	0.81	0.82	0.80	0.78	0.86
SDMY-2	0.32	0.38	0.34	0.34	0.24	0.37	0.36	0.35	0.31	0.26	0.20	***	0.90	0.88	0.92	0.91	0.91	0.88	0.85	0.83	0.85	0.84
SDLQ	0.31	0.40	0.38	0.42	0.25	0.37	0.38	0.36	0.35	0.30	0.24	0.11	***	0.89	0.89	0.85	0.85	0.80	0.80	0.82	0.81	0.82
SDJN	0.37	0.44	0.35	0.38	0.44	0.31	0.35	0.33	0.32	0.27	0.22	0.12	0.12	***	0.88	0.89	0.87	0.84	0.86	0.84	0.85	0.84
SDPY	0.30	0.32	0.30	0.32	0.35	0.29	0.31	0.30	0.30	0.29	0.20	0.08	0.11	0.08	***	0.92	0.89	0.89	0.91	0.88	0.88	0.87
SXSZ	0.37	0.36	0.30	0.35	0.39	0.31	0.32	0.35	0.35	0.26	0.21	0.10	0.16	0.12	0.08	***	0.91	0.91	0.92	0.88	0.89	0.87
SXSN-Y	0.27	0.35	0.29	0.30	0.39	0.30	0.35	0.36	0.32	0.25	0.20	0.10	0.16	0.14	0.12	0.10	***	0.90	0.87	0.84	0.85	0.87
SXDF-Y	0.31	0.38	0.32	0.34	0.36	0.30	0.30	0.28	0.28	0.28	0.21	0.12	0.22	0.17	0.11	0.10	0.10	***	0.89	0.86	0.88	0.87
SXZA-Y	0.32	0.32	0.31	0.34	0.35	0.29	0.30	0.26	0.26	0.34	0.20	0.17	0.22	0.15	0.10	0.08	0.14	0.12	***	0.88	0.89	0.91
SXSY-Y	0.36	0.38	0.32	0.36	0.41	0.31	0.30	0.28	0.26	0.34	0.20	0.18	0.20	0.17	0.13	0.13	0.17	0.15	0.13	***	0.91	0.84
SXSZ-Y	0.34	0.36	0.32	0.36	0.41	0.30	0.34	0.30	0.30	0.35	0.24	0.17	0.21	0.17	0.13	0.12	0.16	0.13	0.12	0.10	***	0.85
SXZS-Y	0.28	0.36	0.32	0.38	0.41	0.28	0.33	0.28	0.31	0.35	0.15	0.17	0.20	0.18	0.14	0.14	0.14	0.14	0.09	0.18	0.16	***

注：样品编码同表1-1。

1.4.3 遗传分化

利用 POPGENE 1.32 软件分析总体遗传多样性（Ht）、居群内遗传多样性（Hs）、遗传分化系数（Gst）和基因流（Nm），结果见表 1–20。基于 ISSR 标记，22 个居群的总基因多样性为 0.24，居群内遗传多样性为 0.09。基于 SCoT 标记的遗传结构分析可知，总基因多样性为 0.30，居群内的遗传多样性为 0.11。两个分子标记均显示居群所含有的遗传信息量较大，表明丹参在居群间水平遗传多样性很丰富。ISSR 分子标记分析得出丹参居群 Gst 是 0.65，Nm 是 0.27，即居群间的遗传变异占总变异的 65%。SCoT 分子标记分析得出丹参居群间 Gst 是 0.62，Nm 是 0.31，即居群间的遗传变异占总变异的 62%。结果表明，22 个居群在 DNA 水平上已经存在明显的分化，丹参的遗传分化主要存在于居群间，居群内部具有较低的遗传分化。不同居群间发生基因交流较少，群体间遗传分化较大。

表 1–20　基于 ISSR 和 SCoT 的丹参种质资源间的遗传分化和基因流分析

标记类型	总基因多样性（Ht）	居群内遗传多样性（Hs）	遗传分化系数（Gst）	基因流（Nm）
ISSR	0.24	0.09	0.65	0.27
SCoT	0.30	0.11	0.62	0.31

1.4.4 聚类分析

1.4.4.1 基于 ISSR 标记的聚类分析

根据遗传距离数据，通过 NTSYS–pc 2.10 软件，采用非加权组平均法（UPGMA）对居群进行聚类分析，得到聚类结果如图 1–8 所示。以遗传相似系数 0.84 为阈值，22 个居群的聚类结果可分为 4 大类群。Ⅰ聚类群包括来自四川中江的 5 个居群。Ⅱ聚类群包括两个小的聚类群共 6 个居群的丹参种质，其中，第一个小类群包括 5 个居群（河南 3 个、山东蒙阴刘关庄 1 个和山东新泰郗家峪 1 个），第二个小类群是采自山西曲沃北董乡的 1 个居群。Ⅲ聚类群包括采自山东（蒙阴联城镇、临朐辛寨镇、济南郑家镇、平邑羊城乡）和陕西（商州杨峪河镇、商南金丝峡镇、丹凤竹林关镇、镇安高峰镇、山阳杨地镇、商州三十里铺）的 10 个居群。在遗传相似系数为 0.85 的水平上，Ⅲ聚类群又可分为两个小类，一类包括来自山东的 4 个居群和来自陕西的 1 个栽培居群；另一类是来自陕西的 5 个野生居群。在主要的 3 个集群之外，陕西柞水凤凰古镇的丹参聚为单个分支（Ⅳ类群），表示这个居群在遗传背景上与其他居群差异较大。

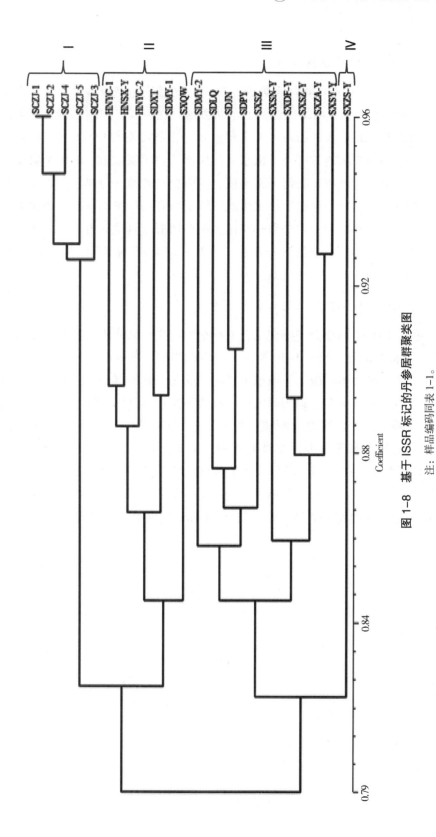

图 1-8　基于 ISSR 标记的丹参居群聚类图

注：样品编码同表 1-1。

1.4.4.2 基于 SCoT 标记的聚类分析

对于 SCoT 标记，在遗传相似系数为 0.78 时，树状图将调查群体分为 3 个主要群体（图 1-9）。同样的，来自四川中江的 5 个居群聚集在一起。河南（伊川平等乡、嵩县车村镇）、山西曲沃北董乡、山东（新泰郗家峪、蒙阴刘关庄）等 6 个居群聚为一类。除山东新泰郗家峪和蒙阴刘关庄外，山东其他居群（蒙阴联城镇、临朐辛寨镇、济南郑家镇、平邑羊城乡）和陕西（商州杨峪河镇、商南金丝峡镇、丹凤竹林关镇、镇安高峰镇、山阳杨地镇、商州三十里铺、柞水凤凰古镇）所有居群聚为一类（Ⅲ聚类群），Ⅲ聚类群中山东临朐辛寨镇和山东济南郑家镇这两个居群与其他居群遗传距离较远。在相似系数为 0.92 时，可将所有居群区分开来。基于 SCoT 标记的聚类结果与基于 ISSR 标记的聚类结果大体一致。

1.4.4.3 基于 ISSR 和 SCoT 标记的联合聚类分析

基于 ISSR 和 SCoT 两个分子标记结合分析聚类结果，以遗传相似系数 0.84 为阈值，22 个丹参居群聚为 4 类，如图 1-10 所示。采自四川中江的 5 个群体聚为Ⅰ类。采自河南（伊川平等乡、嵩县车村镇）、山东（蒙阴刘关庄、新泰郗家峪）和山西曲沃北董乡的丹参聚为Ⅱ类。采自山东（蒙阴联城镇、临朐辛寨镇、济南郑家镇、平邑羊城乡）、陕西（商州杨峪河镇、商南金丝峡镇、丹凤竹林关镇、镇安高峰镇、山阳杨地镇、商州三十里铺）的丹参聚为Ⅲ类，在Ⅲ类群中，又细分为两个小类群，其中采自陕西的 6 个野生丹参居群聚类在一起，采自陕西的栽培居群和其他几个采自山东的居群聚在一起。采自陕西柞水凤凰古镇的丹参单独聚为Ⅳ类。基于 ISSR 和 SCoT 标记的聚类结果与 ISSR、SCoT 标记的聚类结果大体一致，与 ISSR 标记的聚类结果更为一致。

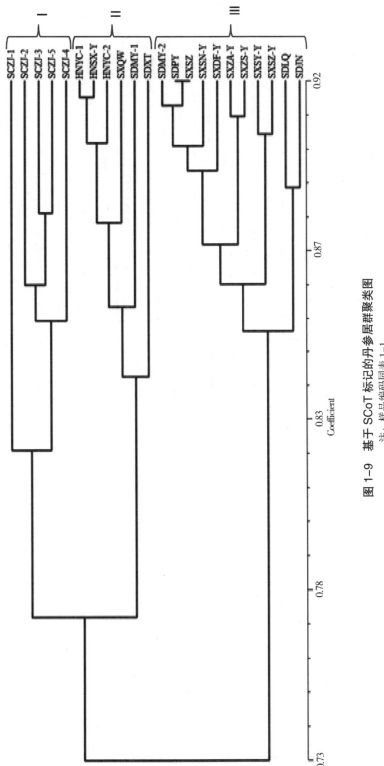

图 1-9　基于 SCoT 标记的丹参居群聚类图

注：样品编码同表 1-1。

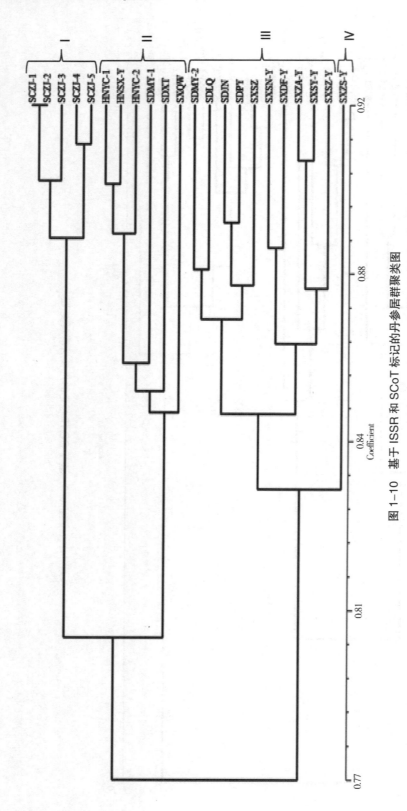

图 1-10 基于 ISSR 和 SCoT 标记的丹参居群聚类图

注：样品编码同表 1-1。

2

丹参悬浮细胞的生物活性成分及金属组与代谢组分析

随着国内外学者对丹参药理作用和临床应用研究的不断深入，丹参已成为国际市场上最重要的中药材之一，需求量不断增加，种植面积也随之增大，但不同种质来源的丹参在产量和药用成分含量上差异很大，不同产地种植丹参的方式也不尽相同，这些都严重影响了丹参药材质量的稳定性。利用植物细胞培养技术生产植物次生产物具有广阔的应用前景，丹参细胞培养的相关研究对于理解丹参细胞合成生物活性成分和丹参及其细胞未来的工厂化生产具有重要意义。

建立丹参愈伤组织和悬浮细胞的培养体系，进一步利用诱导子处理丹参悬浮细胞，通过对丹参愈伤组织和悬浮细胞生物活性成分、金属组和代谢组的分析，借助多元统计分析手段探讨成分间的关系，对了解丹参细胞的生理调节具有重要意义，也将为今后基因工程改良丹参种质资源和丹参细胞工程研究提供理论支撑。

2.1 丹参愈伤组织和悬浮细胞的培养体系及生长模型

2.1.1 愈伤组织的诱导和增殖

以丹参幼嫩叶片为外植体，消毒后接种到 MS+30 g/L 蔗糖 +6 g/L 琼脂 +1 g/L 酸水解酪蛋白 pH 值为 6 的固体基础培养基上，基础培养基添加不同浓度组合的 2，4-D（0.5、1、1.5 mg/L）和 KT（0、0.1、0.5、1 mg/L），以诱导外植体形成愈伤组织。表 2-1 是不同植物生长调节剂组合下丹参叶片愈伤组织的产生情况及其增殖率，结果表明植物生长调节剂的有效组合是诱导外植体形成愈伤组织的关键。从表 2-1 可以看出，不同浓度的 2，4-D 和 KT 的组合诱导丹参叶片产生疏松愈伤组织的效果不同。在不含 2，4-D 和 KT 的基础培养基中，外植体不能生长也不能被诱导出愈伤组织；反之，虽然诱导效果不尽相同，但是均能诱导出愈伤组织。当培养基中 2，4-D 浓度为 0.5 mg/L 和 KT 为 1.0 mg/L

时，愈伤组织诱导率高达 98.7%，且极显著高于其他处理，诱导出的愈伤组织呈黄色，质地松散易碎，颗粒小且生长旺盛，培养 30 d 后增重率为 993.18% ± 34.99%，显著高于其他处理。因此根据实测数值和方差分析、均值多重比较表明，该配比最适合丹参叶片的愈伤组织诱导和增重。

表 2-1　植物生长调节剂配比对丹参叶片产生疏松愈伤组织的影响

编号	植物生长调节剂 /（mg·L⁻¹）		愈伤组织情况				
	2，4-D	KT	出愈率 /%，$x \pm SD$	长势	质地	颜色	增重率 /%，$x \pm SD$
CK	0	0	0				
YD1	0.5	0	20.8 ± 3.26 A	+	一般	浅棕	387.87 ± 17.63 AE
YD2	0.5	0.1	49.7 ± 3.39 B	++	一般	黄	833.74 ± 62.22 B
YD3	0.5	0.5	78.4 ± 3.72 C	+	一般	黄	669.34 ± 67.99 C
YD4	0.5	1	98.7 ± 1.61 D	+++	疏松	黄	993.18 ± 34.99 D
YD5	1	0	35.2 ± 1.75 EF	−	紧实	浅黄	265.17 ± 28.28 A
YD6	1	0.1	40.5 ± 3.17 F	++	一般	黄	610.81 ± 77.60 C
YD7	1	0.5	29.4 ± 3.79 E	+	疏松	黄	867.50 ± 77.37 BD
YD8	1	1	47.3 ± 5.34 B	+	一般	黄	418.44 ± 82.10 E
YD9	1.5	0	10.4 ± 4.89 G	−	紧实	棕	325.82 ± 34.94 AE
YD10	1.5	0.1	13.2 ± 4.31 GH	+	一般	浅棕	658.40 ± 169.94 C
YD11	1.5	0.5	18.9 ± 4.43 AH	+	一般	浅棕	890.03 ± 122.98 BD
YD12	1.5	1	15.6 ± 5.25 AGH	+	紧实	浅棕	688.66 ± 96.40 C

注：−，长势差；+，长势一般；++，长势良好；+++，长势优秀；不同字母表示差异极显著。

2.1.2 愈伤组织的生长曲线及生长模型

根据生长曲线图（图 2-1 A、B）可以发现，丹参愈伤组织生长曲线呈"S"型，愈伤组织生长周期分为停滞期、对数生长期、平台期。0～12 d 为停滞期，愈伤组织鲜重增长不明显，生长缓慢；12～27 d 进入对数生长期，细胞生长旺盛，具有较高生活力，鲜重急剧增加；27 d 以后进入平台期，细胞生长量达到峰值之后增长减缓。

根据愈伤组织生长时间和鲜重，采用两种常用的生物生长模型进行方程拟合，y 表示鲜重，t 表示培养时间。从图 2-1A 和图 2-1B 发现拟合的两种生长模型存在差异，Logistic 方程的 R^2 值为 0.837 8，小于 Richards 方程的 0.993 8。根据显著性检验，虽然两个方程都达到极显著水平，但 Richards 方程 F=474.35 远高于 Logistic 方程 F=10.56，且 Richards 方程曲线也更接近实测数据，所以选用 Richards 方程作为疏松愈伤组织的生长方程。疏松愈伤组织的 Richards 方程的几个重要参数为：$A=9.34$，$B=100.11$，$k=0.20$，$m=2.55$，满足条件 $m > 1$，A、B、$k > 0$，这时 Richards 方程存在两条渐近线 $y_{max}=9.34$ g，$y_{min}=0.48$ g，存在一个时间拐点 23.03 d，此处的最大生长速率为 0.47 g/d，表示在该培养条件下愈伤组织生长的最大理论重量为 9.34 g，在培养第 23 d 时，生长速率最大，细胞活性最旺，可以对其进行悬浮培养。Richards 方程的一阶导数表示细胞增长情况（图 2-1C），结果表明疏松愈伤组织细胞的增长速率呈现出先增加后降低的趋势，表明在生长前期细胞所需养分充足，但细胞增长达到峰值后，培养基中营养成分含量减少，环境抑制开始大于细胞增长，细胞增长速率逐渐降低。

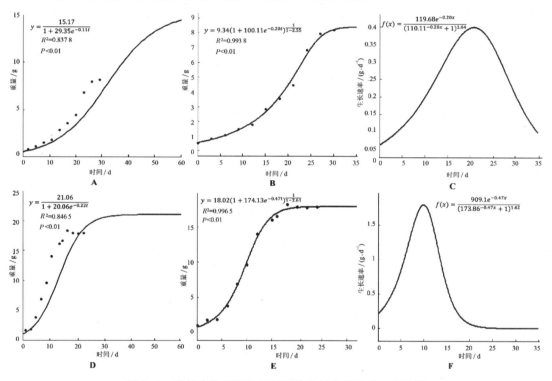

图 2-1 疏松愈伤组织和悬浮细胞生长曲线及其一阶导数

注：A、D，Logistic 方程；B、E，Richards 方程；C、F，Richards 方程的一阶导数图形。黑点表示实测数值，黑线表示拟合曲线。

2.1.3 悬浮培养的最佳激素组合筛选

采用 $L_9(3^4)$ 正交试验组合考察植物生长调节剂对丹参悬浮细胞生长的影响（表 2-2）。通过正交试验发现，不同浓度激素配比对丹参细胞悬浮培养的增重率和颜色有较大影响，XD6 增殖率最低为 602.13% ± 16.48%，XD3 增殖率最高为 791.46% ± 41.29%，极显著高于其他处理组合。不同处理组合使培养物表现出淡黄、黄、浅褐、褐和深褐的颜色。K_1、K_2、K_3 分别表示在各因素各水平下悬浮细胞增殖率的总和，k_1、k_2、k_3 分别表示在各因素各水平下悬浮细胞增殖率的平均值。一般用增殖率的平均值大小来反映同一因素的各个不同水平对试验结果影响的大小，并以此确定该因素应取的最佳水平，所以由此得到各因素的最佳搭配为：2，4-D 浓度为 0.5 mg/L、KT 浓度为 1.5 mg/L、6-BA 浓度为 3.0 mg/L、NAA 浓度为 1.0 mg/L。用同一因素各水平下平均增殖率的极差来反映各因素的水平变动对试验结果影响的大小，极差大就表示该因素的水平变动对试验结果的影响大，极差小就表示该因素的水平变动对试验结果的影响小，由此得到因素对试验结果影响的顺序为 6-BA > 2，4-D > KT > NAA。

通过对正交试验结果进行方差分析可知，6-BA 对丹参细胞悬浮体系的细胞增殖率具有极显著的影响，2，4-D 对丹参细胞悬浮体系的细胞增殖率影响显著，而 KT 和 NAA 对试验结果的影响不显著。

表 2-2 正交试验设计与结果

编号	植物生长调节剂 /（mg·L^{-1}）				增重率 /%，$x \pm SD$	颜色
	2，4-D	KT	6-BA	NAA		
XD1	0.5	0.5	1	0.1	631.03 ± 6.96AB	黄
XD2	0.5	1	2	0.5	679.08 ± 25.37BC	黄
XD3	0.5	1.5	3	1	791.46 ± 41.29D	浅棕
XD4	1	0.5	2	1	605.03 ± 36.65A	浅黄
XD5	1	1	3	0.1	671.06 ± 19.38BC	黄
XD6	1	1.5	1	0.5	602.13 ± 16.48A	浅黄
XD7	1.5	0.5	3	0.5	697.07 ± 12.69C	棕
XD8	1.5	1	1	1	651.46 ± 13.87ABC	棕
XD9	1.5	1.5	2	0.1	666.04 ± 16.32BC	深棕
K_1	2 101.57	1 933.13	1 884.62	1 968.13		
K_2	1 878.22	2 001.6	1 950.15	1 928.28		
K_3	2 014.57	2 059.63	2 159.59	2 047.95		
k_1	700.52	644.38	628.21	656.04	Σ =5 994.36	
k_2	626.07	667.20	650.05	659.43		
k_3	671.52	686.54	719.86	682.65		
优水平	1	3	3	3		
极差	74.50	42.16	91.65	26.61		
顺序	6-BA > 2，4-D > KT > NAA					

注：大写字母表示差异极显著。

2.1.4 悬浮细胞的生长曲线及生长模型

根据悬浮细胞重量拟合生长曲线图（图 2-1D、E），丹参悬浮细胞生长曲线同疏松愈伤组织生长曲线类似也呈"S"型，0 ～ 4 d 细胞生长缓慢，为停滞期；此后 4 ～ 18 d 细胞生长速率加快开始迅速增殖，悬浮细胞鲜重剧增，该时期为指数生长期；18 d 以后细胞鲜重不再增加，细胞生长进入平台期。

根据悬浮细胞组织生长时间和鲜重，对生长模型进行拟合，y 表示鲜重，t 表示培养时间。研究发现，Logistic 方程的 R^2 值为 0.846 5，小于 Richards 方程的 0.996 5，根据显著性检验，Richards 方程 $F=15\ 566.73$，也远高于 Logistic 方程 $F=78.17$，且 Richards 方程曲线与试验数据更为接近，所以选用 Richards 方程作为悬浮细胞的生长模型。同样可以得到悬浮细胞生长模型参数 $A=18.02$、$B=174.13$、$k=0.47$、$m=2.61$、$y_{max}=18.02$ g、$y_{min}=0.73$ g，时间拐点为 10.92 d，此时最大生长速率为 2.13 g/d，在培养第 11 d 时，生长速率最大，细胞活性最旺，可以对其进行继代培养。根据丹参悬浮细胞生长曲线可知，培养到 18 ～ 24 d 时，为细胞生长平台期，该时期细胞生长稳定可用于诱导处理。根据细胞增长情况和 Richards 方程的一阶导数发现，在培养前 10 d 细胞的增长速率加快，此后随着培养基中营养成分含量减少和环境抑制，细胞增长速率逐渐降低。

2.2 基于 HPLC 分析丹参细胞的生物活性成分

植物细胞组织培养具有可控、快速等优点，且植物细胞不分化为组织或器官而直接分散在培养基中。在诱导处理时，植物细胞反应时间短，诱导效果明显，适合细胞生理生化研究，在细胞培养中添加诱导子，是提高次生代谢物含量的有效策略之一。在细胞的培养基中加入外源诱导子引起细胞代谢途径发生变化，而次生产物正是这些代谢变化的表现之一。对丹参愈伤组织和悬浮细胞及诱导处理后的悬浮细胞进行生物活性成分检测，可以明确细胞中生物活性成分随培养时间动态变化，也可以明确诱导子对丹参悬浮细胞中生物活性成分合成和积累的影响，为进一步利用丹参细胞定向生产目标次生代谢物提供理论依据。

将继代培养 5 代性状稳定的悬浮细胞转接到新的培养基中，按每瓶培养基接种 3 g 细胞，培养 18 d 后进行诱导处理。诱导子包括水杨酸（SA）、NaCl、Ag^+ 和花生四烯酸（AA）。

2.2.1 丹参细胞生长过程中生物活性成分的动态变化

2.2.1.1 愈伤组织中生物活性成分的动态变化

采用分时段取样测定的方式进行研究，明确了丹参愈伤组织生长过程中生物活性成分的动态变化。根据化学结构和性质可将 12 种生物活性成分划分为酚酸类和丹参酮类，莽草酸、丹参素、原儿茶酸、咖啡酸、对香豆酸、迷迭香酸、丹酚酸 B 和丹酚酸 A 为酚酸类，二氢丹参酮、隐丹参酮、丹参酮 I 和丹参酮 II A 为丹参酮类。检测结果总结于图 2-2 中。结果表明，丹参愈伤组织中 12 种生物活性成分含量随着培养时间的延长，均呈现出不同程度的变化。

莽草酸是所测丹参愈伤组织生物活性成分中含量最高的，在整个培养过程中平均含量高，为 45.299 4 ～ 55.947 5 mg/g。在 0 ～ 12 d 时，莽草酸含量呈现升高—下降—升高—下降的波动变化，12 ～ 24 d 时，莽草酸含量呈持续上升状态，到第 24 d 时含量显著高于其他时间。

丹参素在丹参愈伤组织培养过程中含量从 0.622 4 mg/g 持续增加到 1.403 3 mg/g，在 0 ～ 12 d 时，丹参素含量增幅较小变化不显著，12 d 以后丹参素含量显著增加，到第 24 d 时含量达到峰值。

原儿茶酸在丹参愈伤组织培养过程中含量为 0.097 5 ～ 0.147 0 mg/g，呈现出先升高后降低的动态变化过程。在 0 ～ 9 d 时原儿茶酸含量呈持续上升，此后持续下降，9 d 时含量达到最高值。

丹参愈伤组织中咖啡酸含量变化与丹参素类似，都呈现出持续升高的动态变化过程。在 0 ～ 15 d 时咖啡酸含量增加不显著，15 d 以后咖啡酸含量大幅增加，到第 24 d 时含量最高，为 0.201 7 mg/g，为最低值的 3.39 倍。

对香豆酸在丹参愈伤组织培养过程中呈现出升高—降低—升高—降低的变化趋势。在 0 ～ 9 d 时含量增加，9 ～ 15 d 时含量下降，15 ～ 18 d 时含量又迅速回弹至最高，而后又快速下降，21 ～ 24 d 时含量变化不显著。

迷迭香酸是丹参中重要的抗氧化物质，其在丹参愈伤组织中的含量仅次于莽草酸。迷迭香酸含量变化也呈现出持续上升的趋势，含量从 10.498 7 mg/g 升至 25.234 8 mg/g，变化幅度为 2.4 倍。

在丹参愈伤组织培养中，丹酚酸 B 含量为 1.642 3 ～ 2.754 3 mg/g，其变化情况与对香豆酸类似，在 0 ～ 6 d 时含量增加，6 ～ 12 d 时含量下降，12 ～ 18 d 时含量再次升高，18 d 以后含量下降。在丹参药材品质评价中丹酚酸 B 是重要的指标之一，《中华人民共和国药典》（2015 年版，一部）规定该成分在原药材干燥品中含量不得少于 30 mg/g，而在丹参愈伤组织培养过程中丹酚酸 B 的含量未达到药典规定值。

丹酚酸 A 在丹参愈伤组织培养过程中呈先升高后降低的变化情况，在 0 ～ 9 d 时含量逐渐增加且在前 6 d 含量增加显著，6 d 以后含量逐渐下降，18 ～ 24 d 含量虽在下降但变化不显著。

二氢丹参酮在丹参愈伤组织培养中变化情况与丹酚酸 A 有类似之处，也呈现先升高后下降的趋势，在 0 ～ 12 d 时含量逐渐增加，12 ～ 24 d 时含量逐渐下降，18 ～ 24 d 含量变化不显著。

隐丹参酮是 4 种丹参酮中含量最低的，在丹参愈伤组织培养过程中含量在 0.002 7 ～ 0.009 0 mg/g，变化趋势呈先升高后下降的情况，特别在 3 ～ 6 d 和 6 ～ 9 d 时迅速升高后又迅速下降，9 ～ 24 d 缓慢下降至最低。

丹参酮Ⅰ在丹参愈伤组织培养中的含量变化与隐丹参酮类似，变化趋势也呈现先升高后下降的情况，在 0 ～ 6 d 时迅速升高，此后逐渐下降至最低。

丹参酮ⅡA 是丹参愈伤组织所测丹参酮类中含量最高的，在培养过程中含量呈现上升趋势，从 0.013 2 mg/g 增加至 0.041 1 mg/g，变化幅度达 3.11 倍。

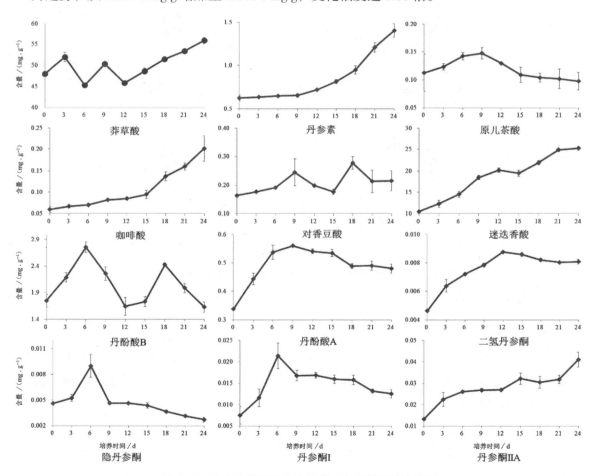

图 2-2　丹参愈伤组织生物活性成分含量的动态变化

2.2.1.2 愈伤组织中生物活性成分的相关性分析

为了明确丹参愈伤组织中12种生物活性成分的内在联系，进行两两相关分析。根据相关分析的皮尔逊系数和显著性分析进行可视化作图（图2-3）。

结果表明，丹参愈伤组织中的12种生物活性成分之间存在不同程度的相关性，其中有4对成分呈显著（$P < 0.05$）正相关，3对成分呈显著（$P < 0.05$）负相关，10对成分呈极显著（$P < 0.01$）正相关。丹参素和咖啡酸分别与其他5种成分有显著（$P < 0.05$）或极显著（$P < 0.01$）的关系，迷迭香酸与4种成分呈极显著（$P < 0.01$）正相关，对香豆酸与其他11种成分均不具有显著的相关性。由此可以看出丹参素、咖啡酸和迷迭香酸在丹参酚酸类成分中有重要联系。

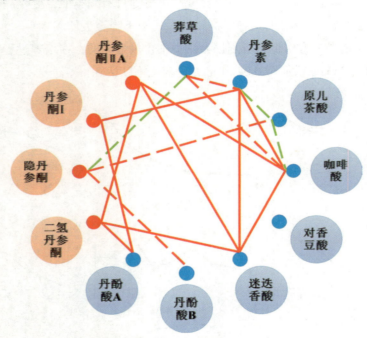

图2-3 丹参愈伤组织中生物活性成分的相关性分析

注：实线代表相关性极显著（$P < 0.01$）；虚线代表相关性显著（$P < 0.05$）。红色表示正相关，绿色表示负相关。

2.2.1.3 悬浮细胞中生物活性成分的动态变化

为了明确丹参悬浮细胞生长过程中生物活性成分的动态变化，仍然采用分时段取样测定的方式进行研究，结果总结于图2-4中，丹参悬浮细胞中12种生物活性成分的含量随着培养时间的延长，均呈现出不同程度的变化。

莽草酸是丹参悬浮细胞生物活性成分中含量最高的，这与其在丹参愈伤组织中的情况一致。在丹参悬浮细胞培养过程中，莽草酸含量呈现持续增加的动态变化过程，由起始含量 35.579 8 mg/g 上升至 76.490 9 mg/g，增加了 2.15 倍。

丹参素在丹参悬浮细胞培养过程中含量变化范围为 0.640 4 ～ 2.436 4 mg/g，呈现出持续增加的动态变化过程。在 9 ～ 21 d 时，丹参素含量增加较为缓慢，变化不显著。

原儿茶酸在丹参悬浮细胞培养过程中含量变化较大，呈现降低—升高—降低—升高—平缓的动态变化过程。在 0 ～ 6 d 时原儿茶酸含量呈下降趋势但是变化不显著，6 ～ 12 d 时又升高至峰值，此后又开始降低，其中，15 ～ 18 d 时呈极显著下降趋势，18 ～ 21 d 时又有小幅回弹，此后变化不显著。

丹参悬浮细胞中咖啡酸含量变化呈现出持续升高的动态变化过程，其在 3 ～ 15 d、9 ～ 18 d 时咖啡酸含量变化不显著，咖啡酸含量变化幅度较大，最大值与最小值的比值达到 4.88，这是酚酸类成分中变化最大的。

对香豆酸是丹参悬浮细胞培养所测酚酸类成分中含量最低的，变化范围为 0.035 6 ～ 0.064 7 mg/g，动态变化呈现出升高—降低—升高—降低的变化趋势。在 0 ～ 6 d 时含量增加，6 ～ 9 d 时含量下降，6 ～ 18 d 时含量又回弹至最高，而后又逐渐下降。

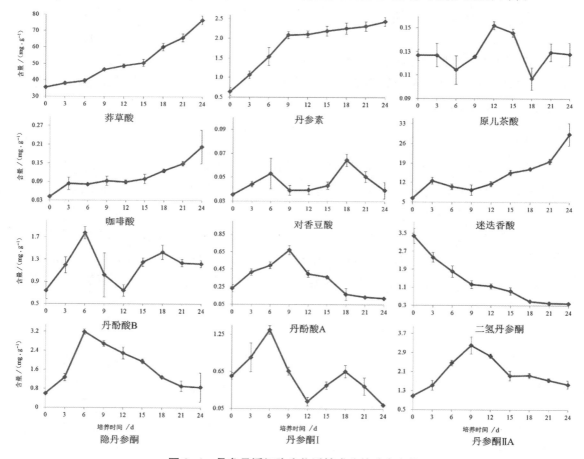

图 2-4　丹参悬浮细胞生物活性成分的动态变化

迷迭香酸在丹参悬浮细胞中的含量次于莽草酸，其含量变化也呈现出总体增高的趋势，含量从 6.440 0 mg/g 升至 29.316 9 mg/g，变化幅度较大为 4.55 倍，在酚酸类成分中仅次于咖啡酸的变化幅度。

丹酚酸 B 在丹参悬浮细胞培养中变化情况与对香豆酸有类似之处，丹酚酸 B 含量为 0.073 66 ～ 1.777 9 mg/g，在 0 ～ 6 d 时含量增加，6 ～ 12 d 时含量下降，12 ～ 18 d 时含量再次升高，18 d 以后含量下降。丹酚酸 B 的变化情况与其在丹参愈伤组织的情况一致。

丹酚酸 A 在丹参悬浮细胞培养过程中呈先升高后降低的变化情况，在 0 ～ 9 d 时含量逐渐增加，9 d 以后含量逐渐下降，18 ～ 24 d 含量虽在下降但变化不显著。丹酚酸 A 的变化情况与其在丹参愈伤组织的情况一致。

二氢丹参酮在丹参悬浮细胞培养中呈现持续下降的趋势，且下降幅度在所测 12 种生物活性成分中最大，最高值与最低值之比达到 8.57。

隐丹参酮在丹参悬浮细胞培养过程中含量在 0.592 7 ～ 3.117 2 mg/g，变化趋势呈现先升高后下降的情况，特别在 3 ～ 6 d 出现了极显著的升高，在 9 ～ 24 d 呈持续下降。

丹参酮 I 在丹参悬浮细胞培养中的含量变化与丹酚酸 B 类似，变化趋势也呈现先升高后下降再升高再下降的情况，其中在 0 ～ 6 d 时迅速升高，6 ～ 9 d 时又迅速下降。

丹参酮 II A 在丹参悬浮细胞培养过程中含量呈现先上升后下降的趋势，变化范围为 1.072 7 ～ 3.199 8 mg/g。

2.2.1.4 悬浮细胞中生物活性成分的相关性分析

为了明确丹参悬浮细胞中 12 种生物活性成分的内在联系，进行了两两相关分析，结果见图 2-5。结果表明，丹参悬浮细胞中的 12 种生物活性成分之间存在不同程度的相关性，其中有 4 对成分呈现显著正相关，1 对成分呈显著负相关，6 对成分呈极显著正相关，3 对成分呈极显著负相关。二氢丹参酮与其他 5 种成分具有显著或极显著的关系，原儿茶酸和丹参酮 I 与其他 11 种成分均不具有显著的相关性。结果显示，酚酸类成分之间的相关性均为正相关，丹参酮类成分之间的相关性均为正相关，而酚酸类与丹参酮类之间的相关性均为负相关。

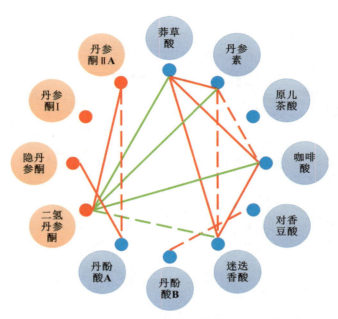

图 2-5　丹参悬浮细胞中生物活性成分的相关性分析

注：实线代表相关性极显著（$P < 0.01$）；虚线代表相关性显著（$P < 0.05$）。红色表示正相关，绿色表示负相关。

2.2.2 诱导对丹参悬浮细胞生长和生物活性成分的影响

在分析丹参悬浮细胞培养过程中 12 种生物活性成分动态变化的基础上，分析在丹参悬浮细胞培养过程中加入诱导子后对照与处理的生物活性成分含量差异，重点分析诱导处理后丹参悬浮细胞中 12 种生物活性成分的动态变化，对同一时间点的对照与处理进行显著性分析。

2.2.2.1 SA 诱导后丹参悬浮细胞生物活性成分的动态变化

SA 诱导后丹参悬浮细胞中生物活性成分的动态变化总结于图 2-6 中，结果表明 12 种生物活性成分含量在处理后随着培养时间的延长，均呈现出不同程度的变化。其中，荭草酸、丹酚酸 A 和二氢丹参酮具有类似的变化趋势，呈先升高后下降的变化趋势，3 d 时 3 种物质的含量显著高于对照，而 7 d 时 3 种物质的含量又显著低于对照。丹参素在丹参悬浮细胞受到 SA 诱导后含量呈持续下降的趋势，显著低于对照。丹参悬浮细胞在 SA 诱导后原儿茶酸、咖啡酸、迷迭香酸、丹酚酸 B、隐丹参酮和丹参酮 II A 的变化动态都呈持续升高的趋势，其中，除原儿茶酸含量与处理无显著性差异外，咖啡酸、迷迭香酸、丹酚酸 B、隐丹参酮和丹参酮 II A 的含量均显著高于对照，SA 诱导后，隐丹参酮的含量升高了 4.39 倍，是所测 12 种成分中涨幅最大的。对香豆酸和丹参酮 I 在丹参悬浮细胞经 SA 处理后呈持续下降的变化趋势，到处理后第 7 d 时，SA 诱导后的悬浮细胞中对香豆酸含量显著低于对照，而丹参酮 I 则高于对照。

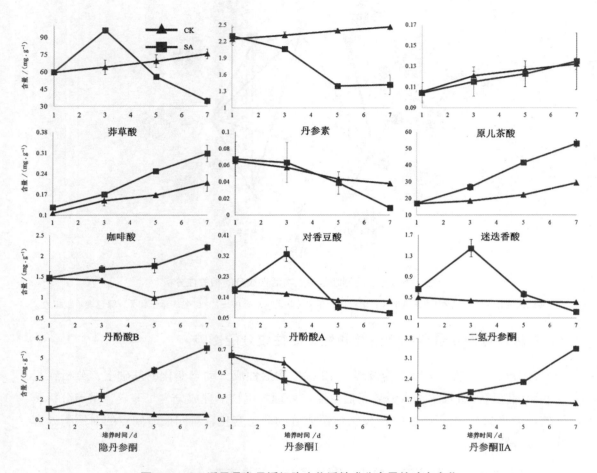

图 2-6　SA 诱导丹参悬浮细胞生物活性成分含量的动态变化

2.2.2.2 SA 诱导后丹参悬浮细胞生物活性成分的相关性分析

SA 诱导后悬浮细胞生物活性成分的相关性分析结果总结于图 2-7 中。丹参悬浮细胞受到 SA 诱导后，所测 12 种生物活性成分之间存在不同程度的相关性，其中有 10 对成分呈显著正相关，10 对成分呈显著负相关，5 对成分呈极显著正相关。原儿茶酸和隐丹参酮分别与其他 7 种成分具有显著或极显著的关系，表明在所测成分中相关程度最高，而丹参素与其他 11 种成分均不具有显著的相关性。对香豆酸和丹参酮Ⅰ只有显著的负相关。

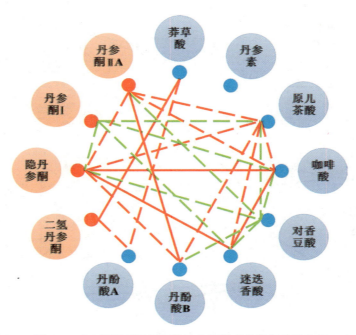

图 2-7　SA 诱导后悬浮细胞生物活性成分的相关性分析

注：实线代表相关性极显著（$P < 0.01$）；虚线代表相关性显著（$P < 0.05$）。红色表示正相关，绿色表示负相关。

2.2.2.3 NaCl 诱导后丹参悬浮细胞生物活性成分的动态变化

　　NaCl 诱导后丹参悬浮细胞中 12 种生物活性成分含量随着培养时间的延长，均呈现出不同程度的变化（图 2-8）。莽草酸、咖啡酸和对香豆酸具有类似的变化趋势，呈先升高后下降的变化趋势，且 3 种物质的含量均在 3 d 时显著高于对照，而在 7 d 时又显著低于对照。丹参素和迷迭香酸具有类似的变化趋势，NaCl 诱导后含量呈持续上升的趋势，其中，迷迭香酸含量在处理后第 7 d 比对照高 9.08 倍。原儿茶酸、丹酚酸 B 和丹酚酸 A 的变化动态类似，都呈现出先降低又升高的趋势，其中，丹酚酸 B 和丹酚酸 A 含量在处理后期（5 ～ 7 d）均显著高于对照。4 种丹参酮类成分变化趋势类似，都呈现出总体下降的趋势，其中，二氢丹参酮、隐丹参酮和丹参酮 Ⅱ A 在 NaCl 诱导后均低于对照，且二氢丹参酮在处理后第 7 d 时含量几乎降至为零。

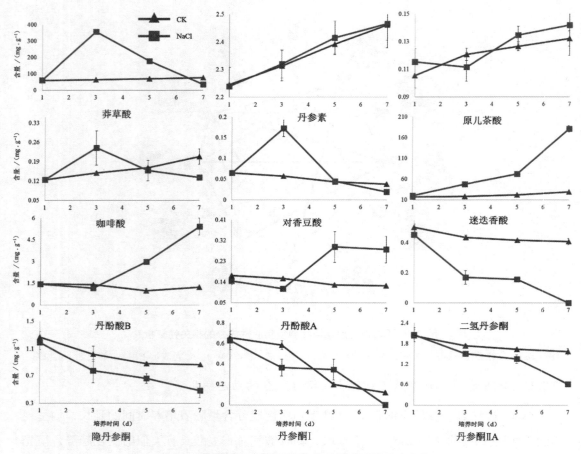

图 2-8　NaCl 诱导悬浮细胞生物活性成分的动态变化

2.2.2.4 NaCl 诱导后丹参悬浮细胞生物活性成分的相关性分析

　　对 NaCl 诱导后丹参悬浮细胞中的生物活性成分进行相关性分析（图 2-9）。结果表明，在 NaCl 诱导后丹参悬浮细胞的 12 种生物活性成分之间存在不同程度的相关性，其中有 5 对成分呈显著正相关，3 对成分呈显著负相关，2 对成分呈极显著正相关。迷迭香酸、二氢丹参酮和丹参酮 Ⅱ A 分别与其他 3 种成分具显著或极显著的关系，而对香豆酸与其他 11 种成分均不具有显著的相关性。4 种丹参酮类成分相互之间均呈正相关。

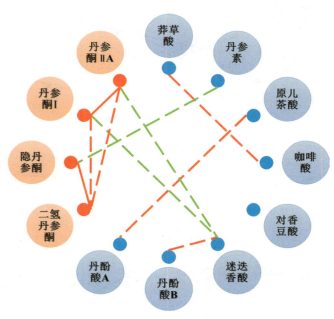

图 2-9　NaCl 诱导悬浮细胞生物活性成分的相关，性分析

注：实线代表相关性极显著（$P < 0.01$）；虚线代表相关性显著（$P < 0.05$）。红色表示正相关，绿色表示负相关。

2.2.2.5 Ag⁺ 诱导后丹参悬浮细胞生物活性成分的动态变化

Ag^+ 对丹参悬浮细胞中 12 种生物活性成分的生物合成具有不同程度的影响，结果见图 2-10。在 Ag^+ 诱导处理丹参悬浮细胞后，莽草酸、咖啡酸、对香豆酸和丹参酮 I 都呈现出持续下降的变化趋势，且 4 种物质的含量均在处理后第 7 d 时显著低于对照，其中，以莽草酸含量下降幅度最大，比对照降低 10.07 倍。丹参素和二氢丹参酮在丹参悬浮细胞中具有类似的变化趋势，这两种成分在受到 Ag^+ 处理后含量呈先下降后上升的趋势，其中，二氢丹参酮含量在处理后第 7 d 显著高于对照。丹参悬浮细胞在 Ag^+ 诱导处理后原儿茶酸和隐丹参酮的变化动态类似，都呈现出持续升高的趋势，其中，隐丹参酮在处理后第 7 d 含量是对照的 18.07 倍。迷迭香酸和丹酚酸 A 含量在丹参悬浮细胞受到 Ag^+ 诱导处理后含量变化较一致，均表现为先升高后降低的变化趋势，其中，处理组的迷迭香酸含量一直低于对照，而丹酚酸 A 含量在 1～5 d 时高于对照。经 Ag^+ 诱导处理后，丹酚酸 B 呈现出上升—下降最后趋于平缓的趋势。

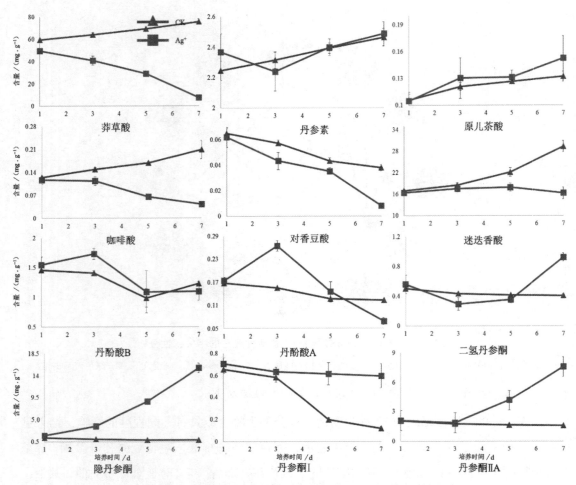

图 2-10 Ag⁺ 诱导后悬浮细胞生物活性成分的动态变化

2.2.2.6 Ag⁺ 诱导后丹参悬浮细胞生物活性成分的相关性分析

Ag⁺ 对丹参悬浮细胞中的生物活性成分具有不同程度的影响，其影响也表现在成分间的相关性上，结果见图 2-11。相关分析结果表明，丹参悬浮细胞在 Ag⁺ 诱导后有 3 对成分呈现显著正相关，6 对成分呈显著负相关，2 对成分呈极显著负相关。莽草酸和隐丹参酮分别与其他 4 种成分具有显著或极显著的关系，而迷迭香酸、丹酚酸 B 和二氢丹参酮与其他 11 种成分均不具有显著的相关性。4 种丹参酮类成分相互之间均呈正相关。这点与 NaCl 诱导的结果类似，表明诱导后细胞具有类似的生理应激反应。

2.2.2.7 AA 诱导后丹参悬浮细胞生物活性成分的动态变化

经过低浓度的 AA 诱导处理后丹参悬浮细胞在第 6 d 时发现开始死亡，所以时间段选择为诱导处理后的 1 ～ 5 d。AA 诱导后悬浮细胞生物活性成分的动态变化结果总结于图 2-12 中。

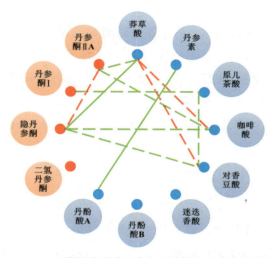

图2-11 Ag⁺诱导后悬浮细胞生物活性成分的相关性分析

注：实线代表相关性极显著（$P < 0.01$）；虚线代表相关性显著（$P < 0.05$）。红色表示正相关绿色表示负相关。

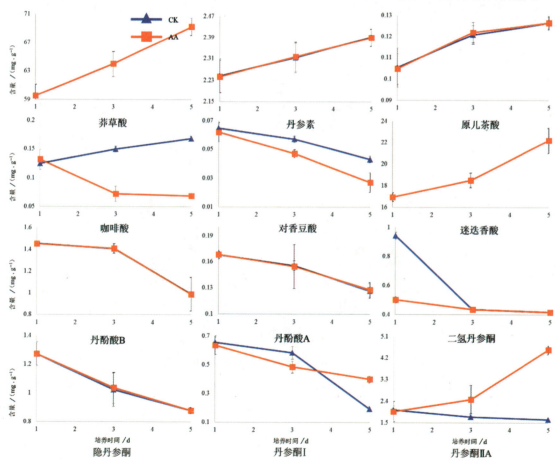

图2-12 AA诱导后悬浮细胞生物活性成分的动态变化

12 种生物活性成分含量在 AA 诱导处理后随着培养时间的延长均呈现出不同程度的变化，但变化仅有两种趋势。其中，莽草酸、丹参素、原儿茶酸、迷迭香酸和丹参酮 ⅡA 的含量变化类似，都呈持续升高的变化趋势，丹参酮 ⅡA 在 AA 诱导处理后含量显著高于对照，且在处理后第 7 d 时是对照的 2.77 倍，而其他 3 种成分处理组和对照组基本一致。咖啡酸、对香豆酸、丹酚酸 B、丹酚酸 A、二氢丹参酮、隐丹参酮和丹参酮 Ⅰ 在 AA 诱导处理后含量均持续下降，其中，咖啡酸和对香豆酸含量在处理后显著低于对照，丹酚酸 B、丹酚酸 A 和隐丹参酮含量和对照几乎无差异。

2.2.2.8 AA 诱导后悬浮细胞生物活性成分的相关性分析

AA 诱导后悬浮细胞生物活性成分的相关分析结果见图 2-13。从结果可以看出，在 AA 诱导后丹参悬浮细胞的生物活性成分间没有出现极显著的相关性，而显著的相关性也明显少于其他诱导处理，仅有 2 对成分呈现显著正相关，3 对成分呈显著负相关。莽草酸与其他 2 种成分具有显著的关系，而咖啡酸、丹酚酸 B 和丹参酮 ⅡA 与其他 11 种成分均不具有显著的相关性。

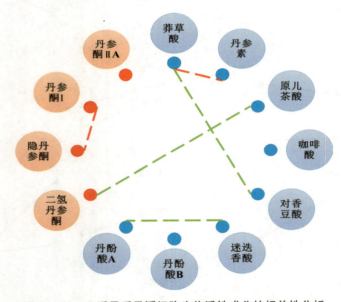

图 2-13　AA 诱导后悬浮细胞生物活性成分的相关性分析

注：实线代表相关性极显著（$P < 0.01$）；虚线代表相关性显著（$P < 0.05$）。红色表示正相关，绿色表示负相关。

2.3 基于 ICP-OES 分析的丹参细胞金属组学分析

关于植物生长的必需营养元素目前尚不统一，但包括大量元素碳、氢、氧、氮、磷、硫、钾、钙、镁和微量元素铁、锰、锌、铜、钼、硼、氯，这 16 种元素在植物生长中的重要地位已经明确。在植物生长过程中，地上和地下部分是统一协调的整体，各种元素的吸收、运输、储存和功能行使都在植物内部稳定进行，然而植物体中的元素也会受到自身遗传或外界因素的影响，因而研究植物体内的元素种类和含量变化有助于更好地理解植物体内各元素之间的关系，了解植物应对外界因素刺激的生理响应。金属组学正是基于以上内容，通过高通量检测手段，对植物体内元素进行分析，从而达到研究的目的。利用 ICP-OES 对丹参细胞中的 11 种元素进行检测，以期明确这些元素含量的变化规律和诱导因子对其影响，为丹参细胞生理调节研究提供理论支持。

2.3.1 丹参细胞生长的金属组学分析

2.3.1.1 丹参愈伤组织中金属组的动态变化

为了明确丹参愈伤组织生长过程中金属元素和重要非金属元素的动态变化，采用分时段取样测定的方式进行分析。检测结果见图 2-14，丹参愈伤组织中 11 种元素含量随着培养时间的延长，均呈现出不同程度的变化。

K 为所测金属元素中含量最高的，在丹参愈伤组织中含量变化总体呈上升趋势，变化范围为 35.911 9～53.248 6 mg/g，0～18 d 的含量变化不显著，9～24 d 的含量变化不显著。Na 含量在丹参愈伤组织培养过程中含量变化呈波动状态，变化范围为 0.123 0～0.195 4 mg/g。Ca 含量在丹参愈伤组织培养过程中呈波动下降的变化趋势，变化范围在 0.156 8～0.949 6 mg/g。Mg 含量在丹参愈伤组织培养过程中先下降后上升最后趋于平缓，含量变化范围为 0.015 4～0.094 0 mg/g。

在微量金属元素检测结果中，Fe 含量总体呈下降的趋势，在 15～24 d 时含量变化不显著。Mn 含量在丹参愈伤组织培养过程中呈先升高后下降的总体趋势，变化范围为 0.012 2～0.059 9 mg/g。Zn 含量在丹参愈伤组织培养过程中呈波动上升后下降的趋势，变化范围在 0.013 5～0.027 9 mg/g。Mo 含量在丹参愈伤组织培养过程中呈波动下降的总体趋势，变化范围为 0.011 8～0.041 3 mg/g。

在重要非金属元素检测结果中，P 是所测非金属元素中含量最高的，在丹参愈伤组织培养过程中总体呈下降的趋势，含量变化范围为 10.662 1～32.474 6 mg/g。S 含量在丹参愈伤组织培养过程中变化呈波动状态，变化范围为 5.599 4 ～ 8.420 3 mg/g。B 含量在丹参愈伤组织培养过程中总体呈下降的趋势，变化范围在 0.010 2 ～ 0.033 1 mg/g。

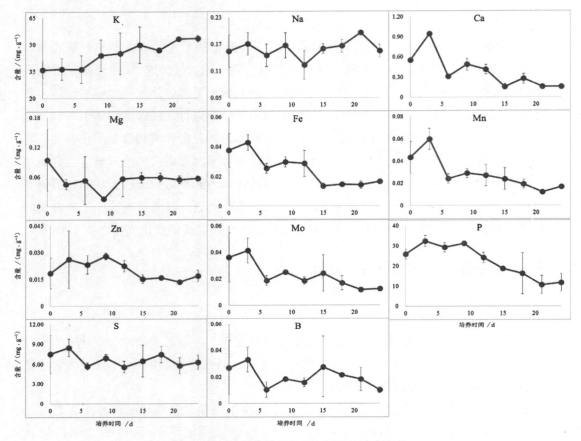

图 2-14　丹参愈伤组织中金属组的动态变化

2.3.1.2 丹参愈伤组织中金属组分的相关性分析

为了明确丹参愈伤组织中 11 种金属元素和重要非金属元素的内在联系，对它们进行两两相关分析。根据相关分析的皮尔逊系数和显著性分析，对相关分析进行可视化作图（图 2-15）。

结果表明，丹参愈伤组织中的 11 种金属元素和重要非金属元素之间存在不同程度的相关性，其中有 10 对成分呈现显著正相关，3 对成分呈显著负相关，9 对成分呈极显著正相关，2 对成分呈极显著负相关。Ca 和 Mo 分别与其他 7 种元素具有显著或极显著的关系，Na 和 Mg 与其他 10 种元素均不具有显著的相关性。值得注意的是，K 元素与其他极显著或显著相关的元素都是呈负相关的。

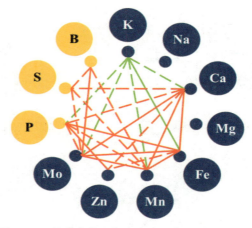

图 2-15　丹参愈伤组织中金属组分的相关性分析

注：实线代表相关性极显著（$P < 0.01$）；虚线代表相关性显著（$P < 0.05$）。红色表示正相关，绿色表示负相关。

2.3.1.3　丹参悬浮细胞中金属组的动态变化

为了明确丹参悬浮细胞生长过程中金属元素和重要非金属元素的动态变化，仍然采用分时段取样测定的方式进行分析。结果见图 2-16，丹参悬浮细胞中 11 种金属和非金属元素含量随着培养时间的延长，均呈现出不同程度的变化。

在大量金属元素结果中，K 为所测金属元素中含量最高的，在丹参悬浮细胞中含量变化呈先上升后下降趋势，变化范围为 32.944 7 ～ 39.816 3 mg/g。Na 在丹参悬浮细胞培养过程中含量变化呈波动状态且变化均不显著，变化范围为 0.145 0 ～ 0.175 9 mg/g。Ca 含量在丹参悬浮细胞培养过程中呈下降—升高—下降的变化趋势，变化范围在 0.116 9 ～ 0.471 7 mg/g。Mg 含量在丹参悬浮细胞培养过程中总体呈下降趋势，含量变化范围为 0.243 3 ～ 0.050 7 mg/g。

Fe 含量总体呈下降的趋势，含量变化范围为 0.012 2 ～ 0.053 1 mg/g。Mn 含量在丹参悬浮细胞培养过程中呈波动变化，变化范围为 0.010 4 ～ 0.018 4 mg/g。Zn 含量在丹参悬浮细胞培养过程中总体呈下降的趋势，变化范围在 0.013 5 ～ 0.027 9 mg/g，下降幅度达 5.65 倍。Mo 含量在丹参悬浮细胞培养过程中呈下降的总体趋势，变化范围为 0.011 8 ～ 0.041 3 mg/g，且在培养 9 ～ 24 d 时含量变化不显著。

在重要非金属元素检测结果中，P 是所测非金属元素中含量最高的，在丹参悬浮细胞培养过程中总体呈下降的趋势，变化范围为 25.159 9 ～ 49.295 5 mg/g。S 在丹参悬浮细胞培养过程中含量变化呈波动状态，变化范围为 5.191 5 ～ 7.391 5 mg/g。B 含量在丹参悬浮细胞培养过程中呈总体上升的趋势，变化范围在 0.006 8 ～ 0.033 7 mg/g，且上升幅度达 4.96 倍。

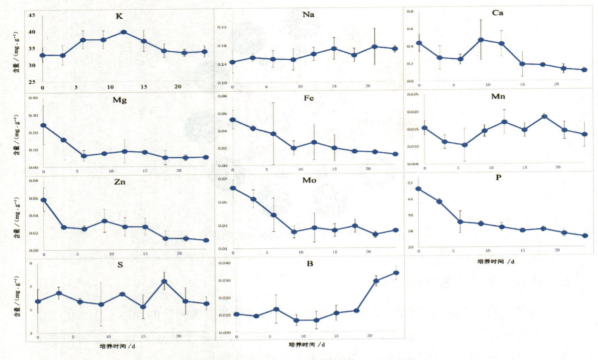

图 2-16　丹参悬浮细胞中金属组的动态变化

2.3.1.4 丹参悬浮细胞中金属组分的相关性分析

丹参悬浮细胞中金属组分的相关性分析结果见图 2-17，丹参悬浮细胞中的 11 种金属元素和重要非金属元素之间存在不同程度的相关性，其中有 2 对成分呈显著正相关，6 对成分呈显著负相关，9 对成分呈极显著正相关。Zn 与 6 种元素具有显著或极显著的关系，K、Mn 和 S 与其他 10 种元素均不具有显著的相关性。值得注意的是，Na 与其他元素都呈显著负相关，Mg 与其他元素都呈极显著正相关。

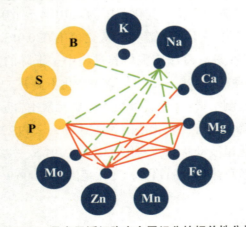

图 2-17　丹参悬浮细胞中金属组分的相关性分析

注：实线代表相关性极显著（$P < 0.01$）；虚线代表相关性显著（$P < 0.05$）。红色表示正相关，绿色表示负相关。

2.3.2 不同诱导下丹参悬浮细胞的金属组学分析

在分析丹参悬浮细胞培养过程中 11 种元素动态变化的基础上，分析在丹参悬浮细胞培养过程中加入诱导子后对照与处理的金属元素含量差异，重点分析诱导处理后丹参悬浮细胞 11 种元素的动态变化，对同一时间点的对照与处理进行显著性分析。

2.3.2.1 SA 诱导后悬浮细胞的金属组动态变化

SA 诱导后丹参悬浮细胞的金属组动态变化结果见图 2-18，SA 诱导处理对丹参悬浮细胞中 11 种元素含量具有不同程度影响，根据显著性分析发现，仅有 Ca、Mg、Fe 和 B 在诱导处理后的不同时间与对照具有显著或极显著的差异，其他元素在处理后均与各自

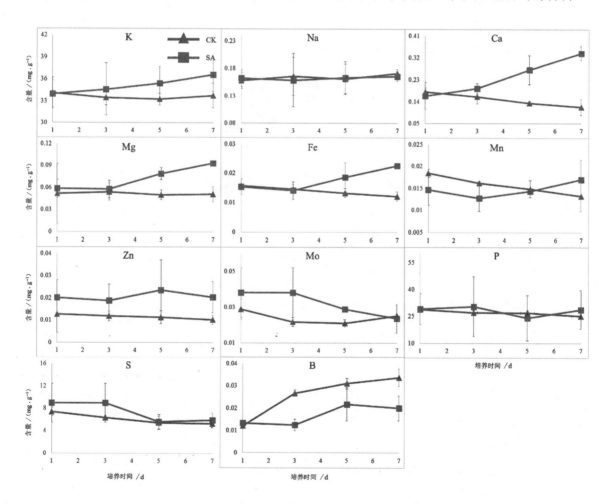

图 2-18 SA 诱导后丹参悬浮细胞的金属组动态变化

对照无显著差异。根据各元素动态分析发现，K、Ca、Mg、B 在丹参悬浮细胞中具有类似的变化趋势，其中，K、Ca、Mg 在诱导后第 7 d 分别比对照高 1.08、2.90、1.83 倍，而 B 低于对照 1.69 倍；Na、Zn 和 P 这 3 种元素在 SA 诱导处理后含量小幅波动，随时间变化无显著性差异；Fe 和 Zn 在受到 SA 诱导处理后含量呈先降低后升高的变化趋势，其中 Fe 含量在处理后第 7 d 显著高于对照；在 SA 诱导后，Mo 和 S 的含量变化呈下降趋势。

2.3.2.2 SA 诱导后悬浮细胞金属组分的相关性分析

在丹参悬浮细胞受到 SA 诱导后，其细胞内 11 种金属元素和重要非金属元素之间存在不同程度的相关性，其中有 5 对元素呈现显著正相关，3 对元素呈显著负相关，1 对元素呈极显著正相关，3 对元素呈极显著负相关（图 2-19）。Ca、Mg、Mo 分别与 4 种元素具有显著或极显著的关系，其中 Mo 与其他元素都呈负相关。

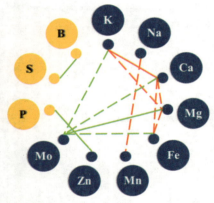

图 2-19　SA 诱导后丹参悬浮细胞金属组分的相关性分析

注：实线代表相关性极显著（$P < 0.01$）；虚线代表相关性显著（$P < 0.05$）。红色表示正相关，绿色表示负相关。

2.3.2.3 NaCl 诱导后悬浮细胞金属组的动态变化

丹参悬浮细胞在经过 NaCl 诱导处理后，胞内的 11 种金属和非金属元素含量随着培养时间的延长均受到不同程度的影响，且大部分元素含量在处理后 1 d 就显著高于对照（图 2-20）。其中仅有 K 元素在处理后与对照无显著差异。Na 在受到 NaCl 诱导后含量呈持续上升的趋势，且始终高于对照。Ca、Mg、Mo 在 NaCl 诱导后含量呈先下降后上升的动态变化过程。Fe、P 在受到 NaCl 诱导后含量呈持续下降的趋势，其中 P 下降至与对照无显著差异。Mn、Zn、S 这 3 种元素在受到 NaCl 诱导后含量呈先升高后降低的变化趋势，均在处理后第 5 d 达到峰值。B 在处理 3 d 以后低于对照。

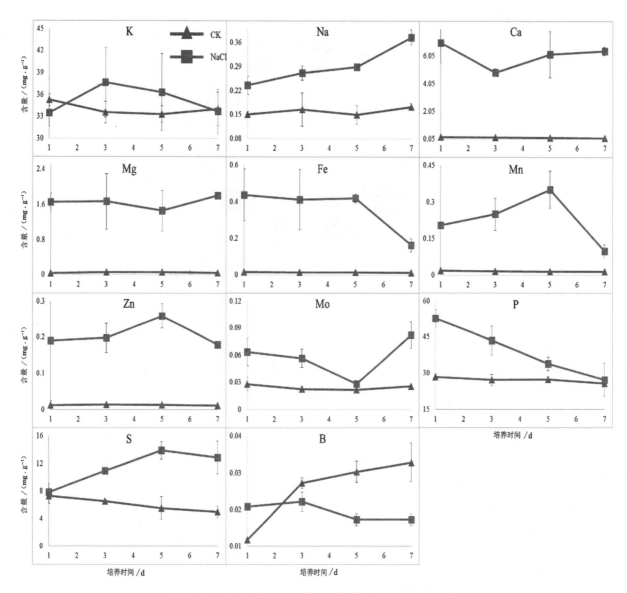

图 2-20　NaCl 诱导后丹参悬浮细胞金属组的动态变化

2.3.2.4 NaCl 诱导后悬浮细胞金属组分的相关性分析

　　将 NaCl 诱导的丹参悬浮细胞金属组分进行相关分析，结果总结于图 2-21 中。丹参悬浮细胞受到 NaCl 诱导后，所测 11 种金属元素和重要非金属元素之间存在不同程度的相关性，其中有 1 对元素呈显著正相关，3 对元素呈显著负相关。

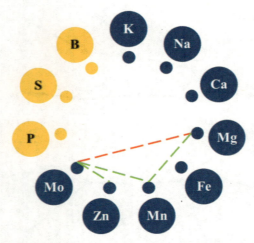

图 2-21　NaCl 诱导后丹参悬浮细胞金属组分的相关性分析

注：实线代表相关性极显著（$P < 0.01$）；虚线代表相关性显著（$P < 0.05$）。红色表示正相关，绿色表示负相关。

2.3.2.5 Ag^+ 诱导后悬浮细胞的金属组动态变化

在 Ag^+ 诱导处理后，丹参悬浮细胞中的 11 种金属和非金属元素含量随着培养时间的延长均受到不同程度的影响，大部分元素在处理后第 1 d 含量显著提高（图 2-22）。其中仅 Na 和 Mo 含量在诱导处理后各时间点都与对照无显著差异。K 和 P 在 Ag^+ 诱导后含量均呈下降趋势，且在处理后 5～7 d 含量变化与对照相比无显著差异。Ca、Mg、Fe、Mo 在受到 Ag^+ 诱导后含量呈先升高后下降的趋势，且它们的平均含量始终高于对照组。Mn、Zn 这两种元素在受到 NaCl 诱导后含量呈下降—升高—下降的变化趋势，且它们的平均含量始终高于对照组。S 和 B 这两种非金属元素在丹参悬浮细胞受到 Ag^+ 处理后，其含量呈现出下降后升高的变化趋势，但 S 的含量始终高于对照，而 B 的含量在诱导处理后 5～7 d 时与对照无显著差异。在未经诱导处理的丹参悬浮细胞中不含 Ag 元素，而诱导处理后 Ag 元素的含量呈先升高后趋于平缓的趋势。

2.3.2.6 Ag^+ 诱导后悬浮细胞金属组分的相关性分析

在相关分析中，Ag 并未与其他元素具有显著的相关性，所以在进行相关可视化作图中未将 Ag 增加至图中。相关分析结果见图 2-23，丹参悬浮细胞受到 Ag^+ 诱导后，仅有 K、Fe、Mo、P、B 与其他元素存在显著相关性，其中有 2 对元素呈显著正相关，2 对元素呈显著负相关。K、P、B 三者之间具显著相关，Fe、Mo 之间具显著负相关。分析表明，K、P、B 也是 11 种元素中含量最高的 3 种元素。

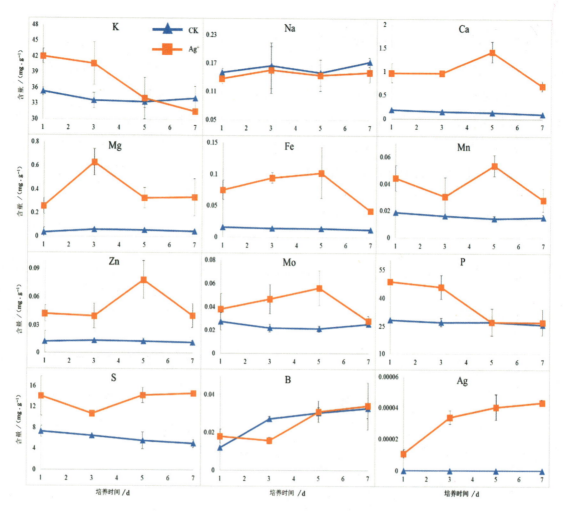

图 2-22　Ag⁺诱导后丹参悬浮细胞金属组的动态变化

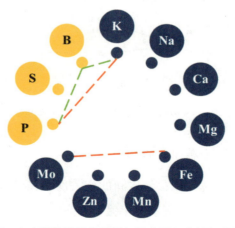

图 2-23　Ag⁺诱导后丹参悬浮细胞金属组分的相关性分析

注：实线代表相关性极显著（$P < 0.01$）；虚线代表相关性显著（$P < 0.05$）。红色表示正相关，绿色表示负相关。

2.3.2.7 AA 诱导后悬浮细胞的金属组动态变化

在 AA 诱导处理后，丹参悬浮细胞中的 11 种金属和非金属元素含量随着培养时间的延长均受到不同程度的影响（图 2-24）。其中仅有 Na、P、S 在诱导处理后各时间点都与对照无显著差异。K、Mn、B 在 AA 诱导后含量均呈下降趋势，其中 Mn 含量始终高于对照，而 B 含量则始终低于对照。Ca、Mo 在受到 AA 诱导后含量均呈升高趋势，且它们的平均含量始终高于对照。Mg、Fe、Zn 这 3 种元素在受到 AA 诱导后含量呈先升高后下降的变化趋势。

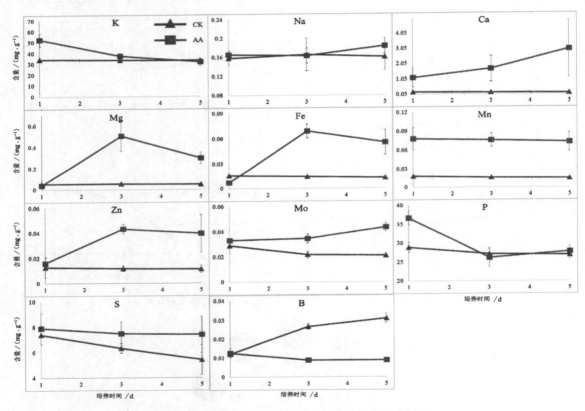

图 2-24 AA 诱导后丹参悬浮细胞金属组的动态变化

2.3.2.8 AA 诱导后悬浮细胞金属组分的相关性分析

丹参悬浮细胞受到 AA 诱导后，元素间的相关性明显较其他诱导子少，仅有 Fe 与 P、Zn 与 P 之间存在显著负相关，皮尔逊相关系数分别为 -0.998 和 -1.000（图 2-25）。

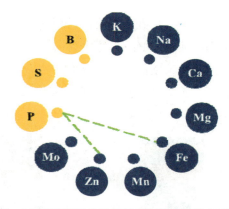

图 2-25　AA 诱导后丹参悬浮细胞金属组分的相关性分析

注：实线代表相关性极显著（$P < 0.01$）；虚线代表相关性显著（$P < 0.05$）。红色表示正相关，绿色表示负相关。

2.4 基于 GC-MS 分析的丹参细胞代谢组学分析

代谢组学作为近年来迅速崛起的一种系统性的研究手段，它以高灵敏度、高精确度、高通量的分析技术为基础，以获得相关代谢物的数据，为代谢物与生理活动建立联系。用代谢组学进行分析可以把细胞的生理生化状态揭示出来，甚至可以辅助解释新基因或未知功能基因的功能，同时还可以指示生物各代谢网络之间的关联性。应用基于 GC-MS 的代谢组学技术检测丹参悬浮细胞在生长和诱导下代谢物的种类和变化，结合主成分分析（PCA）、偏最小二乘法判别分析（PLS-DA）和正交偏最小二乘法判别分析（OPLS-DA）确定差异代谢物，并对差异代谢物进行生物学意义的解读，以期明确丹参细胞培养中的差异代谢物和变化。

在成功建立丹参细胞代谢组检测方法的基础上，通过该方法对正常和诱导子处理下丹参细胞进行代谢组分检测，结果共检测和鉴定代谢物 90 种，其中，糖及其衍生物 49 种（54.44%）、有机酸 15 种（16.67%）、氨基酸及其衍生物 9 种（10%）、碳氢化合物 9 种（10%）和一些不能划分到上述种类的 8 种代谢物（8.89%）。

2.4.1 丹参细胞生长的代谢组学研究

2.4.1.1 愈伤组织和悬浮细胞代谢物定性分析

对丹参愈伤组织和悬浮细胞代谢物进行 GC-MS 检测，在 NIST 数据库的支持下得到代谢物定性结果。按照代谢物数量和种类生成柱形图（图 2-26），结果表明丹参愈伤组织和悬浮细胞在代谢物种类和数量上基本一致，具体为丹参愈伤组织中含有 63 种代谢物，其中，糖及其衍生物 36 种、有机酸 11 种、氨基酸及衍生物 8 种、碳氢化合物 4 种、其他物质 4 种；丹参悬浮细胞中含有 65 种代谢物，其中，糖及其衍生物 37 种、有机酸 12 种、氨基酸及衍生物 8 种、碳氢化合物 4 种、其他物质 4 种。丹参两种细胞在代谢物水平上的一致性也说明代谢物不受培养条件和细胞状态影响，而是受基因调控。

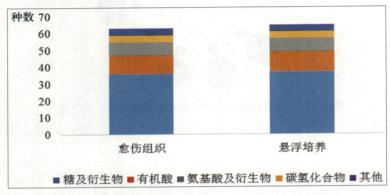

图 2-26 丹参愈伤组织和悬浮细胞代谢物定性分析

2.4.1.2 愈伤组织和悬浮细胞代谢组学分析

对丹参愈伤组织和悬浮细胞的代谢组分进行 PCA 分析，得分见图 2-27。分析结果共获得 2 个主成分，累积 R^2X 和 Q^2 分别为 0.835 和 0.722，表明模型可靠。PCA 得分图根据丹参愈伤组织和悬浮细胞整个培养周期中代谢物差异对数据进行降维处理，由图 2-27 可见，在生长前期 0 d、3 d、6 d 的愈伤组织和悬浮细胞能很好地独立聚在一起，在生长第 9 d 时两种细胞开始聚到一起，而此后的 12～24 d，两种细胞相互交叉在一起不能各自独立区分。该结果表明不同方式培养的丹参细胞在培养前期代谢物含量具有较大差异，但随着培养时间的延长，两种细胞逐渐从活跃的分裂状态转变为稳定状态，胞内成分出现趋同的现象。

为了获得导致这种差异的代谢物信息，进一步采用有监督分析方法 PLS-DA 和 OPLS-DA。分析结果表明，丹参愈伤组织和悬浮细胞的 PLS-DA 模型共获得 2 个主成分，具体参数分别为 R^2X=0.463、R^2Y=0.697、Q^2=0.607；OPLS-DA 模型共获得 1 个主成分和 1 个正交成分，具体参数为 R^2X=0.463，R^2Y=0.697，Q^2=0.626，表明两个模型可靠。

PLS-DA 和 OPLS-DA 分析的得分见图 2-27。分析结果与 PCA 得分图类似，仍然是在 0 d、3 d、6 d 时两种细胞独立聚在一起，在生长第 9 d 时两种细胞开始聚到一起，而 12～24 d 两种细胞相互交叉不能独立区分。采用 OPLS-DA 模型的 VIP 值，并结合 t 检验的 P 值来寻找差异性表达代谢物。差异性代谢物数据如表 2-3 所示，共有 5 种差异代谢物，包括葡萄糖酸、吡喃甘露糖、葡萄糖、肌醇和酮异戊酸，其中，悬浮细胞中的葡萄糖酸、肌醇和酮异戊酸的均值高于愈伤组织，而另两种差异代谢物低于愈伤组织。

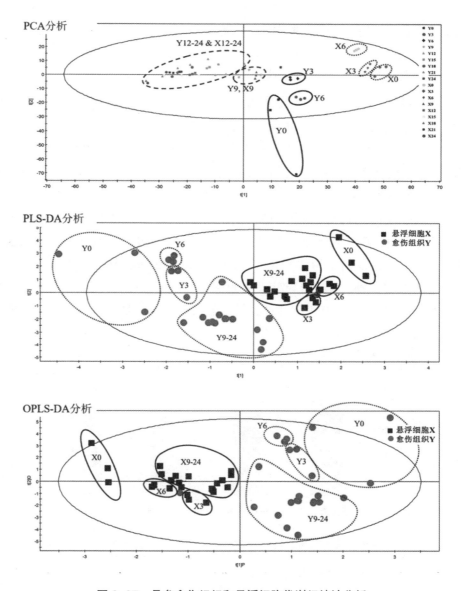

图 2-27　丹参愈伤组织和悬浮细胞代谢组统计分析

表 2-3　丹参愈伤组织与悬浮细胞的差异性代谢物

代谢物	VIP	P	差异倍数（X/Y）
葡萄糖酸	1.832 96	0.000	1.556
吡喃甘露糖	1.474 04	0.002	−3.061
葡萄糖	1.298 74	0.007	−2.296
肌醇	1.279 19	0.008	1.987
酮异戊酸	1.111 75	0.022	0.768

注：差异倍数为悬浮细胞（X）与愈伤组织（Y）均值之比的对数值（以 2 为底）。正号表示悬浮细胞组相对于愈伤组织组上升，负号表示下降。

2.4.2 不同诱导下丹参悬浮细胞的代谢组学分析

2.4.2.1 诱导对悬浮细胞代谢物的定性分析

对不同诱导处理下丹参悬浮细胞代谢物进行 GC–MS 检测得到代谢物定性结果，按照不同诱导下细胞的代谢物数量和种类生成柱形图（图 2-28），分析表明不同诱导子处理后，丹参悬浮细胞中代谢物种类和数量比未经诱导处理的细胞有所减少。SA 诱导处理下丹参悬浮细胞中共检测到 45 种代谢物，其中，糖及衍生物 29 种、有机酸 6 种、氨基酸及衍生物 4 种、碳氢化合物 3 种、其他物质 3 种；NaCl 诱导处理下丹参悬浮细胞中共检测到 40 种代谢物，其中，糖及衍生物 24 种、有机酸 6 种、氨基酸及衍生物 2 种、碳氢化合物 2 种、其他物质 6 种；Ag+ 诱导处理下丹参悬浮细胞中共检测到 40 种代谢物，其中，糖及衍生物 21 种、有机酸 10 种、氨基酸及衍生物 3 种、碳氢化合物 3 种、其他物质 3 种；AA 诱导处理下丹参悬浮细胞中共检测到 49 种代谢物，其中，糖及其衍生物 28 种、有机酸 8 种、氨基酸及衍生物 5 种、碳氢化合物 6 种、其他物质 2 种。

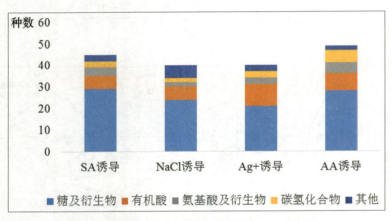

图 2-28　诱导对丹参悬浮细胞代谢物的定性分析

2.4.2.2 SA 诱导后的代谢组学分析

对 SA 诱导下的丹参悬浮细胞和对照进行 PCA 分析，得分见图 2-29。分析结果共获得 2 个主成分，累积 $R^2X=0.576$，$Q^2=0.052\,6$，表明模型可靠。从 PCA 结果可见，SA 诱导后丹参悬浮细胞与对照可明显分开，但不能按照培养时间做进一步区分，这表明在 SA 诱导后细胞内生理活动和产物不同于正常生长的细胞。

为了获得导致这种差异的代谢物信息，进一步采用监督分析方法 PLS-DA 和 OPLS-DA（图 2-29）。结果表明，SA 诱导下的丹参悬浮细胞和对照的 PLS-DA 模型共获得 2 个主成分，具体参数分别为 $R^2X=0.468$，$R^2Y=0.636$，$Q^2=0.47$；OPLS 模型共获得 1 个主成分和 1 个正交成分，具体参数为 $R^2X=0.468$、$R^2Y=0.636$、$Q^2=0.489$，模型参数（R^2Y 和 Q^2）表明，当前 PLS-DA 和 OPLS-DA 模型可靠，适合于解释诱导与处理之间的代谢差异和发现两组之间的差异性表达代谢物。根据得分图分析发现，两种监督分析方法也与 PCA 分析一样，都不能按时间将样品区分开。采用 OPLS-DA 模型的 VIP 值，并结合 t 检验的 P 值来寻找差异性表达代谢物，差异性代谢物数据如表 2-4 所示。差异代谢物都是糖及其衍生物，表明 SA 诱导对丹参悬浮细胞中糖代谢途径具有明显的影响，并且诱导后细胞中的葡萄糖、果糖和甘露糖均值显著低于对照。

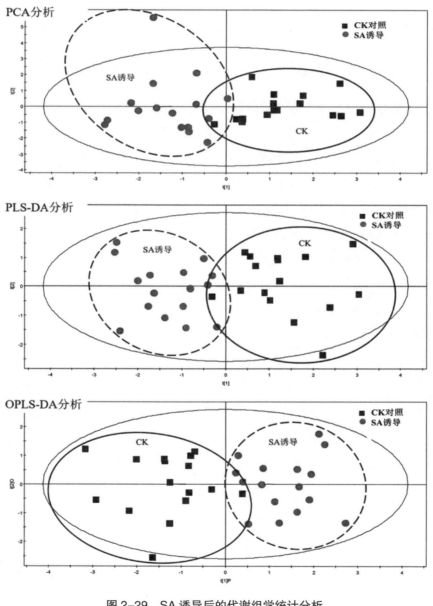

图 2-29 SA 诱导后的代谢组学统计分析

表 2-4　SA 诱导的丹参悬浮细胞和对照组的差异性代谢物

代谢物	VIP	P	差异倍数（SA/CK）
α-D- 吡喃甘露糖苷	1.459	0.001	1.218
葡萄糖	1.412	0.001	−0.312
果糖	1.305	0.004	−0.285
甘露糖	1.215	0.007	−0.569

注：差异倍数为SA诱导与对照均值之比的对数值（以2为底）。正号表示诱导组相对于CK组上升，负号表示下降。

2.4.2.3 NaCl 诱导后的代谢组学分析

对 NaCl 诱导下的丹参悬浮细胞和对照进行 PCA、PLS-DA 和 OPLS-DA 分析（图 2-30）。PCA 分析共获得 4 个主成分，具体参数分别为累积 $R^2X=0.988$ 和 $Q^2=0.678$，表明模型可靠。对 PCA 得分图进行分析发现，NaCl 诱导处理的丹参悬浮细胞可与对照明显分开，而且对照的 1 d 和 3 d 聚在一起，5 d 和 7 d 聚在一起。分析表明，NaCl 和 SA 类似，都能对丹参悬浮细胞体内的代谢途径产生较大的影响，并且作用时间在处理后 1 d 已经开始，但诱导处理后细胞中的代谢物差异不大。

为了获得导致这种差异的代谢物信息，采用 PLS-DA 和 OPLS-DA 分析（图 2-30）。结果表明 NaCl 诱导下的丹参悬浮细胞和对照的 PLS-DA 模型共获得 2 个主成分，具体参数分别为 $R^2X=0.826$、$R^2Y=0.716$、$Q^2=0.648$；OPLS 模型共获得 1 个主成分和 1 个正交成分，具体参数 $R^2X=0.826$、$R^2Y=0.716$、$Q^2=0.674$。模型参数（R^2Y 和 Q^2）表明 PLS-DA 和 OPLS-DA 模型可靠，适合于解释诱导与处理之间的代谢差异和发现两组之间的差异性表达代谢物。这两种分析和 PCA 分析结果一致。采用 OPLS-DA 模型的 VIP 值结合 t 检验的 P 值来寻找差异性表达代谢物，结果如表 2-5 所示，结果显示在 NaCl 诱导下差异代谢物都为单糖，表明 NaCl 对丹参细胞的影响主要在糖代谢的下游，果糖和葡萄糖为蔗糖的分解产物，而古洛糖则是通过自身代谢合成的单糖，这 3 种糖在处理后都较对照明显降低。

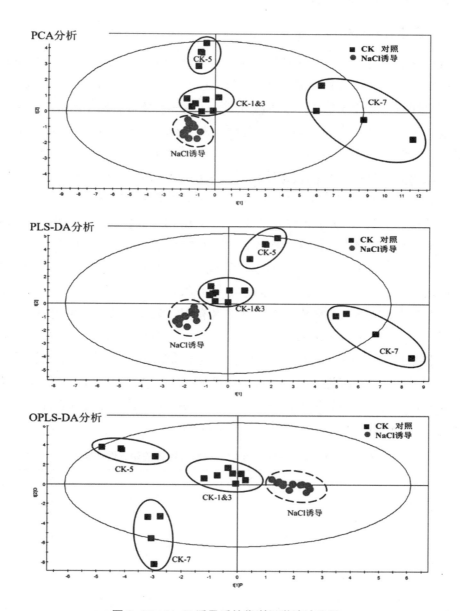

图 2-30   NaCl 诱导后的代谢组学统计分析

表 2-5   NaCl 诱导的丹参悬浮细胞和对照组的差异性代谢物

代谢物	VIP	P	差异倍数（NaCl/CK）
果糖	1.178	0.01	−3.083
葡萄糖	1.131	0.02	−3.065
古洛糖	1.042	0.03	−2.053

注：差异倍数为 NaCl 诱导与对照均值之比的对数值（以 2 为底）。正号表示诱导组相对于 CK 组上升，负号表示下降。

2.4.2.4 Ag$^+$诱导后的代谢组学分析

对 Ag$^+$诱导下的丹参悬浮细胞和对照进行 PCA 分析（图 2-31）。PCA 分析共获得 2 个主成分，具体参数为累积 R^2X=0.708、Q^2=0.221，表明模型可靠。PCA 结果发现，Ag$^+$诱导处理的丹参悬浮细胞可与对照分开，Ag$^+$诱导后的丹参悬浮细胞可进一步根据培养时间进行区分，但未达到完全独立的程度，表明不同时间内细胞在代谢物水平上仍具有一定的一致性，也说明 Ag$^+$的诱导效应没有强烈的持续作用。

为了获得导致这种差异的代谢物信息，采用监督分析方法 PLS-DA 和 OPLS-DA，结果见图 2-31。分析结果表明，Ag$^+$诱导下的丹参悬浮细胞和对照的 PLS-DA 模型共获得 2 个主成分，具体参数分别为 R^2X=0.572、R^2Y=0.703、Q^2=0.567；OPLS 模型共获得 1 个主成分和 1 个正交成分，具体参数为 R^2X=0.572、R^2Y=0.703、Q^2=0.586。参数（R^2Y 和 Q^2）表明 PLS-DA 和 OPLS-DA 模型可靠，适合于解释诱导与处理之间的代谢差异和发现两组之间的差异性表达代谢物。PLS-DA 和 OPLS-DA 结果与 PCA 结果一致，都是 Ag$^+$诱导后的丹参悬浮细胞在代谢物水平上具有相对独立的效果。采用 OPLS-DA 模型的 VIP 值，结合 t 检验的 P 值来寻找差异代谢物（表 2-6），结果显示有 1 种二糖（蔗糖）、2 种单糖（半乳糖、果糖）和 1 种氨基酸（脯氨酸）。蔗糖是细胞悬浮培养中唯一的碳源和能量，也是细胞吸收营养成分中量最大的，结果表明 Ag$^+$的处理已经影响到了蔗糖的吸收，这对细胞的生理代谢必然造成重要影响，又因为脯氨酸含量的升高也提示细胞受到了 Ag$^+$的影响，而这种影响往往是负面的。

表 2-6　Ag$^+$诱导的丹参悬浮细胞和对照组的差异性代谢物

代谢物	VIP	P	差异倍数（Ag$^+$/CK）
半乳糖	1.478	0	−0.523
蔗糖	1.396	0	1.359
果糖	1.346	0	−0.480
脯氨酸	1.019	0.006	1.843

注：差异倍数为 Ag$^+$诱导与对照均值之比的对数值（以 2 为底）。正号表示诱导组相对于 CK 组上升，负号表示下降。

2.4.2.5 AA 诱导后的代谢组学分析

对 AA 诱导下的丹参悬浮细胞和对照进行 PCA、PLS-DA 和 OPLS-DA 分析（图 2-32）。PCA 分析结果表明，对 AA 诱导下的丹参悬浮细胞和对照共获得 4 个主成分，具体参数分别为累积 R^2X=0.823，Q^2=0.67，表明模型可靠。PCA 分析结果发现，AA 诱导处理的丹参悬浮细胞可与对照明显分开，其中 AA 诱导后的丹参悬浮细胞仍可以进一步根据培养时间进行有效区分，表明不同样品间在代谢物水平上具有较大差异。

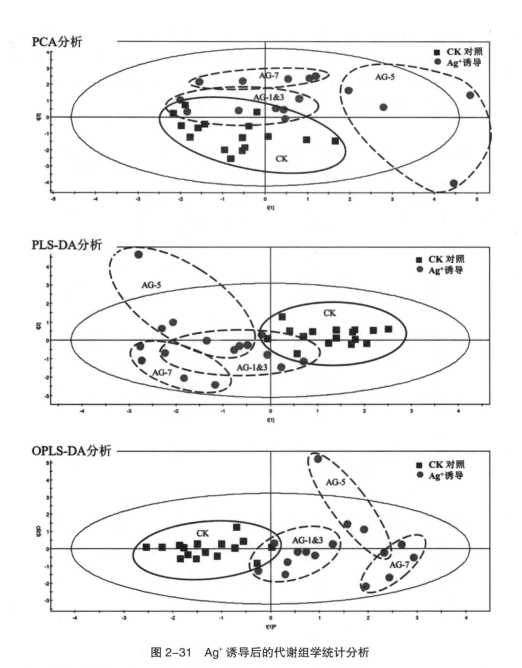

图 2-31　Ag$^+$ 诱导后的代谢组学统计分析

为了获得导致这种差异的代谢物信息，采用监督分析方法 PLS-DA 和 OPLS-DA。分析结果表明，AA 诱导下的丹参悬浮细胞和对照的 PLS-DA 模型共获得 2 个主成分，具体参数分别为 R^2X=0.697、R^2Y=0.969、Q^2=0.922；OPLS 模型共获得 1 个主成分和 1 个正交成分，具体为 R^2X=0.697、R^2Y=0.969、Q^2=0.917。模型参数（R^2Y 和 Q^2）表明 PLS-DA 和 OPLS-DA 模型可靠，适合于解释诱导与处理之间的代谢差异和发现两组之间的差异性表达代谢物。PLS–DA 和 OPLS–DA 结果与 PCA 具有类似的结果。采用 OPLS–DA 模型的 VIP 值，结合 t 检验的 P 值寻找差异性表达代谢物，但结果并未鉴定出有符合要求的差异代谢物，即在阶段培养过程中 AA 诱导下的丹参悬浮细胞和对照在代谢物种类中具有一定差异，但在代谢物变化水平上还未达到显著差异。

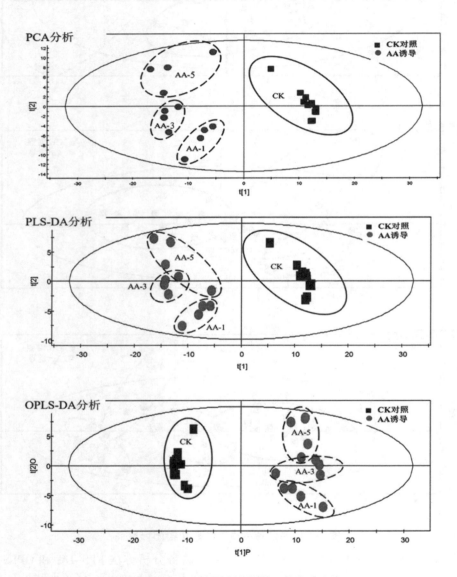

图 2-32　AA 诱导后的代谢组学统计分析

3

丹参不育机制的初步研究

花粉发育是开花植物中一个重要的生物学过程。花粉发育异常，难以形成功能正常的花粉，则导致雄性不育，严重影响植物繁殖。然而，随着作物杂种优势的发展，雄性不育在作物育种实践中得到了更广泛的应用，从而提高了作物产量和抗逆性。大量研究表明，雄性不育主要是由于花粉发育异常造成的。花粉发育是一个非常复杂的过程，涉及许多基因的表达和调控。无论哪个关键基因发生突变或表达异常，其结果都可能使花粉发育异常，导致植物雄性不育。

丹参在我国以人工栽培为主，野生丹参较少。目前丹参育种主要以引种和选种为主，遗传改良进展缓慢，优良品种缺乏。利用杂交育种发挥杂种优势是提高丹参产量和有效成分含量的有效途径。发掘和创制丹参雄性不育对培育丹参新品种、提高产量、提升品质及抗逆性等方面具有重要价值。因此，开展丹参雄性不育机制研究，对于丹参的遗传改良研究有重要意义。

3.1 川丹参不育机制的初步研究

3.1.1 川丹参与山东丹参的形态学比较

川丹参采自四川省德阳市中江县，山东丹参采自山东省临沂市平邑县。花期随机选择山东丹参和川丹参各 5 株。每株选取主花序朝向不同的 3 个正常盛开的花朵，测量相关形态学指标（花丝及花药的长度、花瓣上下唇的长宽、叶片的长宽、叶柄长度、植株高度）。最终数据以平均值 ±SD 表示。

川丹参与山东丹参的植株外观形态基本相似，但在有些性状方面存在差别（表3-1）。不同时期的花大小及外形存在明显的差异（图3-1 A）。川丹参的叶柄、花丝、花药、花瓣上唇、花瓣下唇长均短于山东丹参。与川丹参相比，山东丹参的花蕾较大，花冠颜色较深（图3-1 B、C）；叶形宽大，叶色较深（图3-1 D）。在开花期，部分川丹参表现为花苞未开放之前柱头先露出花冠（图3-1E）。开花后期，山东丹参花序轴较川丹参粗壮且花蕾数量密集（图3-1 F、G）。

丹参有可育雄蕊 2 个，伸出花冠以外而盖于上唇，退化雄蕊 2 个，正是雄蕊特殊的杠杆结构，作为鼠尾草属分类的一个依据，也是目前研究的一个热点。由图 3-2 可以看出，川丹参的雄蕊比山东丹参更短小，在同一时期山东丹参开花后花药内有花粉散出，川丹参花药结构发育异常。图 3-3 为山东丹参与川丹参的成熟花药形态，川丹参开花后花药紧闭，且比山东丹参花药开裂更晚。

表 3-1　川丹参与山东丹参外部形态比较

特征	川丹参	山东丹参
花冠颜色	浅紫	深蓝紫
叶片大小（长 / 宽）/mm	36.5 bB/ 34.1 bB	37.9 aA/ 35.8 aA
叶柄长 /mm	32.4 bB	35.8 aA
花丝长 /mm	18.23 bB	20.45 aA
花药长 /mm	3.8 bB	4.9 aA
花瓣上唇（长 / 宽）/mm	15.8 bB / 3.6 bB	22 aA / 4.5 aA
花瓣下唇（长 / 宽）/mm	14.3 bB / 2.7 bB	19.2 aA / 3.8 aA
株高 /mm	500 bB	596 aA

注：不同小写字母表示差异显著（$P < 0.05$）；同列大写字母表示差异极显著（$P < 0.01$）。

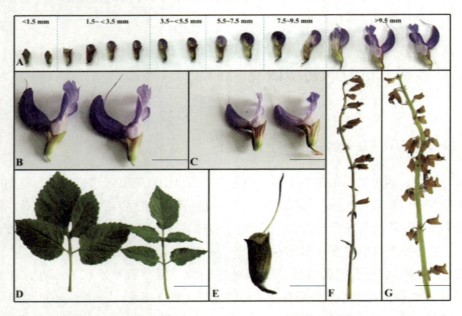

A，不同时期花蕾的长度；B，山东丹参的花；C，川丹参的花；D，山东丹参（左）与川丹参（右）叶片形态；E，川丹参部分花的形态；F，川丹参开花后期的花序柄；G，山东丹参开花后期的花序柄。标尺：1 cm

图 3-1　川丹参与山东丹参外部形态特征

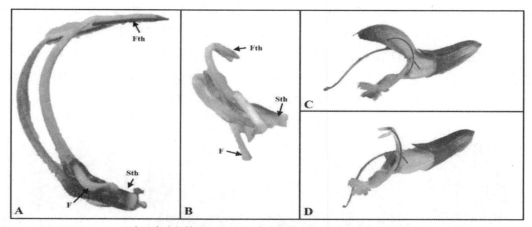

A，山东丹参成熟雄蕊；B，川丹参成熟雄蕊；C、D，川丹参花蕾形态

图 3-2　川丹参与山东丹参雄蕊形态

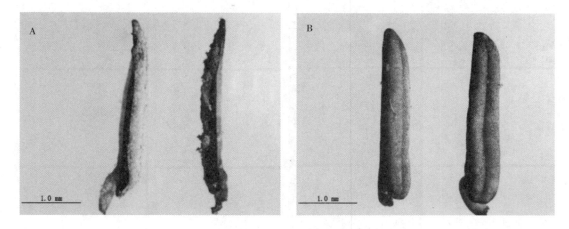

A，山东丹参成熟花药；B，川丹参成熟花药

图 3-3　川丹参与山东丹参的成熟花药形态

3.1.2 川丹参与山东丹参的大孢子发育

丹参的雌蕊表现为子房上位，4 浅裂，有 4 个子房室，雌蕊在发育的过程中，子房胎座的一定部位发育为胚珠，受精后子房发育成果实，胚珠发育成种子。采用石蜡切片法观察丹参的大孢子发育，表明丹参的大孢子发育方式属于蓼型胚囊类型。

山东丹参与川丹参的大孢子发育过程见图 3-4 和图 3-5。山东丹参与川丹参大孢子的发育过程无明显差别。具体表现为，胎座表皮下的几个细胞经过平周分裂形成胚珠原基，胚珠原基前端的内部珠心细胞发育成为孢原细胞，其细胞质较浓，细胞体积较大（图 3-4 A1、A2；图 3-5 A1、A2）。孢原细胞经分裂后形成造孢细胞（图 3-4 B1、

B2、C1、C2；图3-5 B1、B2、C1、C2）；造孢细胞最终形成大孢子母细胞（图3-4 D1、D2；图3-5 D1、D2）。在胚珠原基前端的内部珠心细胞发育的同时，珠心组织的基部表皮层细胞经分裂形成珠被（图3-4 E1、E2；图3-5 E1、E2）；大孢子母细胞沿着合点端逐渐伸长。珠心和珠被的发育使得胚珠进一步扩大（图3-4 F1、F2；图3-5 F1、F2）。川丹参的不育是否与雌性不育有关需要进一步深入研究。

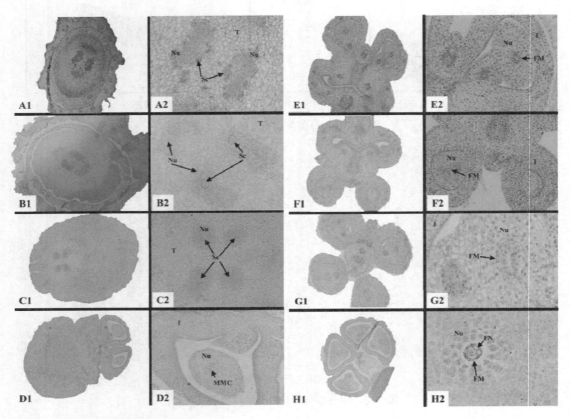

A1、A2，孢原细胞时期；B1、B2、C1、C2，造孢细胞时期；D1、D2，大孢子母细胞时期；E1、E2，珠被生长时期；F1、F2，胚珠扩大时期；G1、G2、H1、H2，成熟胚囊时期。Sc，孢原细胞；T，绒毡层；Nu，珠心组织；I，珠被；FM，游离核；MMC，大孢子母细胞。A1表示40×10；A2表示100×10。其他时期类似

图3-4　山东丹参的大孢子发育过程

3.1.3 川丹参与山东丹参的花药发育

丹参的花药发育观察仍然采用石蜡切片法。丹参花朵中有2枚雄蕊，每个花药有4个花粉囊，花药成熟后药隔延长，将花药分成上臂和下臂两部分，其中，上臂有两个可育花粉囊，下臂花粉囊退化。花药结构由表皮、药室内壁、中层、绒毡层组成。

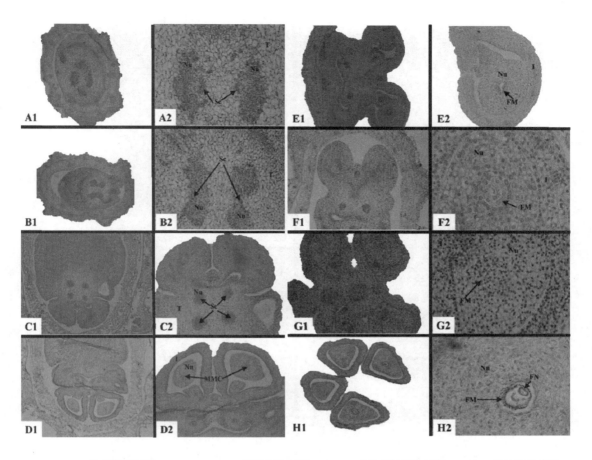

A1、A2，孢原细胞时期；B1、B2、C1、C2，造孢细胞时期；D1、D2，大孢子母细胞时期；E1、E2，珠被生长时期；F1、F2，胚珠扩大时期；G1、G2、H1、H2，成熟胚囊时期。Sc，孢原细胞；T，绒毡层；Nu，珠心组织；I，珠被；FM，游离核；MMC，大孢子母细胞。A1 表示 40×10；A2 表示 100×10。其他时期类似

图 3-5　川丹参的大孢子发育过程

不同时期的山东丹参和川丹参花药显微结构如图3-6和图3-7所示。在造孢细胞时期，山东丹参与川丹参花药的结构存在明显差异，山东丹参的花药结构层次明显排列紧密，绒毡层细胞大小一致，小孢子母细胞结构清晰（图3-6 A1、A2）；而川丹参的花药细胞层之间排列松散，药室内壁与中层紧贴在一起，几乎无中层，绒毡层细胞排列不规则，且大小不一（图3-7 A1、A2）。

在小孢子母细胞减数分裂期，山东丹参花药的药室结构完整（图3-6 B1），小孢子母细胞体积增大呈椭圆形、色深、细胞核明显，花药壁结构分化完全，绒毡层细胞质浓厚、呈长方形、大小一致、排列规则，中层细胞结构明显（图3-6 B2）。川丹参花药的药室结构不完整（图3-7 B1），无中层，药隔宽大，细胞层间隙较大；花粉母细胞呈宽长方形，内部大部分空间被中央液泡占据，细胞核结构明显；绒毡层细胞排列不规则、大小不一、部分细胞变形、出现液泡化（图3-7 B2）。

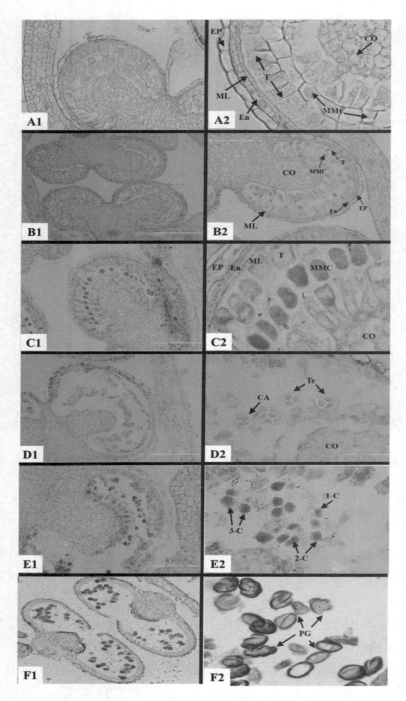

　　A1、A2，造孢细胞时期；B1、B2，小孢子母细胞减数分裂期；C1、C2，小孢子母细胞减数分裂后期；D1、D2，四分体时期；E1、E2，配子体时期；F1、F2，成熟期。标尺 =50 μm。EP，表皮；En，药室内壁；ML，中层；MMC，小孢子母细胞；CO，药隔；T，绒毡层；CA，胼胝质；Te，四分体时期小孢子；1-C，单核花粉母细胞；2-C，双核花粉母细胞；3-C，三核花粉母细胞；PG，花粉粒。A1 表示 40×10；A2 表示 100×10。其他时期类似

图 3-6　山东丹参不同时期花药解剖结构

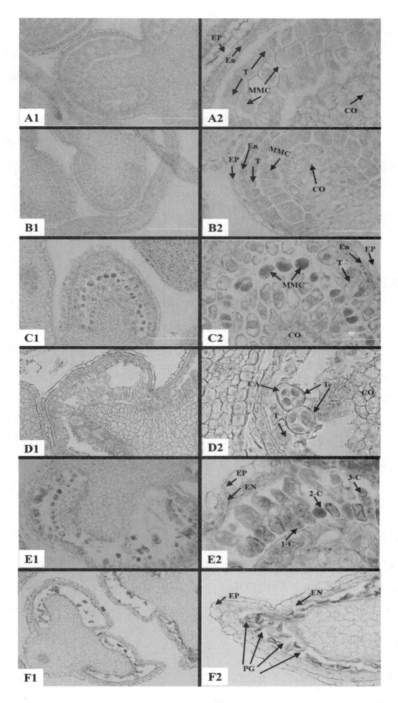

A1、A2，造孢细胞时期；B1、B2，小孢子母细胞减数分裂期；C1、C2，小孢子母细胞减数分裂后期；D1、D2，四分体时期；E1、E2，配子体时期；F1、F2，成熟期。标尺 =50 μm。EP，表皮；En，药室内壁；ML，中层；MMC，小孢子母细胞；CO，药隔；T，绒毡层；CA，胼胝质；Te，四分体时期小孢子；1–C，单核花粉母细胞；2–C，双核花粉母细胞；3–C，三核花粉母细胞；PG，花粉粒。A1 表示 40×10；A2 表示 100×10。其他时期类似

图 3-7　川丹参不同时期花药解剖结构

在小孢子母细胞减数分裂后期，山东丹参花药的中层细胞逐渐被吸收，小孢子母细胞排列紧密、大小一致、色深，绒毡层细胞逐渐在解体、排列整齐（图 3–6 C1、C2）。川丹参的小孢子母细胞大小不一，部分细胞还处于分裂状态；绒毡层细胞排列不规则、细胞小（图 3–7 C1、C2）。

在四分体时期，山东丹参靠近药隔的绒毡层细胞开始脱离且部分解体，而靠近药室内壁的绒毡层细胞开始脱落，靠近药室内壁的中层细胞被分解，在小孢子母细胞角隅处的初生壁和质膜之间沉积胼胝质并包裹四个小孢子（图 3–6 D1、D2）。胼胝质将花粉母细胞隔离，保证发育成配子体，小孢子在后期随着胼胝质壁的解体游离出来。川丹参的花粉囊药室内壁纤维层加厚，靠近药隔与药室内壁之间残留大量绒毡层细胞，此时的绒毡层细胞还未从药隔与药室内壁上脱落，小孢子母细胞被胼胝质包裹（图 3–7 D1、D2）。研究表明，可育的花药中绒毡层细胞在花药成熟之前退化；但在不育的花药中，绒毡层细胞的结构没有明显的变化。

在配子体时期，山东丹参花药的药室内可看到单核、双核、三核小孢子，小孢子结构明显，大小一致，靠近药隔处可看到少许绒毡层细胞，这些细胞可为后期小孢子的继续成熟提供营养（图 3–6 E1、E2）。川丹参花药的药室内亦可看到单核、双核、三核小孢子，但它们分裂不一致，小孢子的形状和大小不一，且还遗留有大量绒毡层细胞，其中大部分还未从药室内壁脱落（图 3–7 E1、E2）。

在成熟期，山东丹参花药的药室结构完整，花粉粒结构清晰（图 3–6 F1、F2）。但川丹参花药的药室内表现为药隔很宽大，有大量扁球状的花粉，该类花粉可能是发育不成熟的花粉（图 3–7 F1、F2），推测原因为绒毡层细胞解体不及时、不充分造成的。

3.1.4 川丹参与山东丹参花粉离体萌发培养条件的优化

采用星点设计—响应面法优化丹参花粉离体萌发培养条件。

单因素试验：以 BK 为基本培养基，采用液体培养法分别研究不同温度梯度（15℃、20℃、25℃、30℃、35℃）、蔗糖浓度（0 g/L、50 g/L、100 g/L、150 g/L、200 g/L）、硼酸浓度（100 mg/L、150 mg/L、200 mg/L、250 mg/L、300 mg/L）对离体丹参花粉萌发的影响，培养 48 h 计算花粉萌发率。随机选取每个载玻片中 3 个视野进行计数，取平均值。

花粉萌发率（%）= 每个视野萌发的花粉数 / 每个视野花粉总数 × 100%。

星点试验设计：通过单因素试验，对培养温度（A）、蔗糖浓度（B）、硼酸浓度（C）3 个因素，星点设计因素与水平表用代码形式编排，试验时转化为实际的操作值，水平取值用 ±1、0、±α 代码表示。星点设计取 α =1.682，因素设计水平见表 3–2。

表 3-2　星点设计因素与水平

编码	因素	水平				
		−1.682	−1	0	+1	+1.682
A	温度 /℃	16.59	20	25	30	33.41
B	蔗糖 /（g·L⁻¹）	0	50	125	200	251.13
C	硼酸 /（mg·L⁻¹）	31.82	100	200	300	368.18

利用 Excel 2 013 对数据进行显著性分析及单因素试验作图，采用 Design-Expert 8.0 软件进行响应面设计与分析。所有试验数据重复 3 次，最后取平均值。

3.1.4.1 温度对丹参花粉萌发率的影响

山东丹参和川丹参的花粉萌发率随培养温度的升高呈先升后降的趋势（图 3-8 A），两者均在 25℃左右时花粉萌发率达到最大值。当温度高于 25℃时丹参花粉萌发率呈下降趋势，表明 25℃比较适宜丹参花粉萌发，而超过或低于 25℃对其花粉萌发均有抑制作用。因此，选取温度 20 ～ 30℃作为响应面试验的考察范围。

3.1.4.2 蔗糖浓度对丹参花粉萌发率的影响

山东丹参和川丹参的花粉萌发率随蔗糖浓度的增加呈先升后降的趋势（图 3-8 B）。蔗糖浓度在 100 g/L 时山东丹参与川丹参的花粉萌发率最高，当蔗糖浓度超过 100 g/L 时萌发率逐渐降低，表明一定浓度的蔗糖对花粉萌发率有促进作用。蔗糖不仅为植物花粉的萌发提供必需的营养物质、碳源，还对细胞内环境起到渗透调节作用。过高的蔗糖浓度使培养基水势降低，造成花粉细胞脱水死亡。因此，选取蔗糖浓度 50 ～ 200 g/L 作为响应面试验的考察范围。

3.1.4.3 硼酸浓度对丹参花粉萌发率的影响

硼酸浓度对丹参花粉萌发率有明显影响，结果表明山东丹参和川丹参的花粉萌发率随硼酸浓度的增加呈先升后降的趋势（图 3-8 C），两者在硼酸浓度分别为 200 mg/L 和

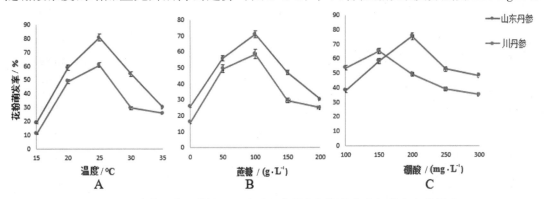

图 3-8　培养温度、蔗糖和硼酸对山东丹参与川丹参花粉萌发率的影响

150 mg/L 时达到最大值，此差异可能是由于不同地域丹参长期适应的结果。因此，选择硼酸浓度 100 ～ 250 mg/L 作为响应面试验的考察范围。

3.1.4.4 响应面设计的模型建立与分析

综合单因素的试验结果，星点设计试验方案如表 3-3 所示。根据响应面设计的试验结果进行多元线性回归和二项式拟合，得到回归方程。

山东丹参花粉萌发率：

$$Y_1（\%）=93.70+6.29A+5.53B+5.43C-4.46AB-11.40AC+5.32BC-14.11A^2-17.54B^2-9.79C^2$$

川丹参花粉萌发率：

$$Y_2（\%）=66.82+3.35A+9.14B+3.27C-7.67AB+7.44AC-7.29BC-11.01A^2-31.58B^2-6.16C^2$$

式中，A 为培养温度（℃），B 为蔗糖浓度（g/L），C 为硼酸浓度（mg/L）。

表 3-3 星点试验设计与结果

序号	变量			萌发率 /%	
	温度 /℃	蔗糖 /（g·L⁻¹）	硼酸 /（mg·L⁻¹）	山东丹参	川丹参
1	20	50	100	28.89	25.85
2	25	125	31.82	49.95	42.08
3	30	200	100	63.78	35.79
4	20	200	100	37.99	53.89
5	30	50	100	69.68	30.24
6	33.41	125	200	65.67	37.47
7	25	125	200	90.16	69.99
8	30	50	300	43.68	58.74
9	25	125	368.18	79.68	52.18
10	20	50	300	45.67	28.66
11	30	200	300	56.23	50.89
12	25	125	200	95.99	64.01
13	25	251.13	200	50.79	45.14
14	25	125	200	93.46	69.11
15	16.59	125	200	39.54	29.31
16	25	125	200	90.88	66.15

续表

序号	变量			萌发率 /%	
	温度 /℃	蔗糖 / (g·L⁻¹)	硼酸 / (mg·L⁻¹)	山东丹参	川丹参
17	25	125	200	96.34	67.33
18	20	200	300	78.89	35.14
19	25	0	200	35.99	20.25
20	25	125	200	95.77	65.21

对拟合回归方程模型进行显著性检验，结果表明山东丹参（表 3-4）和川丹参（表 3-5）的整体模型相关系数 R^2 分别为 0.981 0、0.973 0（$P < 0.01$），均达到极显著水平，表明两者拟合回归方程模型表现高度显著；失拟项 P 分别为 0.068 2、0.069 2（$P > 0.05$），说明影响不显著；决定系数（R_{Adj}^2）两者分别为 0.963 9、0.948 7，说明这两个模型与其实际的拟合程度较好、建模成功。山东丹参交互项 AB 影响显著（$P < 0.05$），其他交互项影响均为极显著（$P < 0.01$）；川丹参交互项均表现为影响极显著（$P < 0.01$），说明各试验因素对花粉萌发率的影响不是简单的线性关系，因此星点设计—响应面法能够较好地描述各因素之间的关系，并可用于优化两个产地丹参花粉的萌发条件。

表 3-4　山东丹参二次多项回归模型的方差分析表

方差来源	平方和	自由度	均方	F 值	P 值	显著性
模型	10 091.63	9	1 121.29	57.35	< 0.000 1	**
A	539.99	1	539.99	27.62	0.000 4	**
B	415.80	1	415.80	21.27	0.001 0	**
C	402.38	1	402.38	20.58	0.001 1	**
AB	159.04	1	159.04	8.14	0.017 2	*
AC	1 040.36	1	1 040.36	53.22	< 0.000 1	**
BC	226.53	1	226.53	11.59	0.006 7	**
A^2	2 869.64	1	2 869.64	146.78	< 0.000 1	**
B^2	4 370.92	1	4 370.92	223.58	< 0.000 1	**
C^2	1 382.21	1	1 382.21	70.70	< 0.000 1	**
残差	195.50	10	19.55			
失拟项	158.49	5	31.70	4.28	0.068 2	
净误差	37.01	5	7.40			
总离差	10 287.13	19				
相关系数 R^2	0.981 0					
决定系数 R_{Adj}^2	0.963 9					

注：* 和 ** 分别表示在 $P < 0.05$ 和 $P < 0.01$ 水平差异显著和极显著。

表 3-5 川丹参二次多项回归模型的方差分析表

方差来源	平方和	自由度	均方	F 值	P 值	显著性
模型	4 982.41	9	553.60	40.02	< 0.000 1	**
A	153.57	1	153.57	11.10	0.007 6	**
B	408.85	1	408.85	29.55	0.000 3	**
C	145.66	1	145.66	10.53	0.008 8	**
AB	169.46	1	169.46	12.25	0.005 7	**
AC	443.13	1	443.13	32.03	0.000 2	**
BC	152.78	1	152.78	11.04	0.007 7	**
A^2	1 748.94	1	1 748.94	126.42	< 0.000 1	**
B^2	1 832.96	1	1 832.96	132.49	< 0.000 1	**
C^2	546.41	1	546.41	39.50	< 0.000 1	**
残差	138.34	10	13.83			
失拟项	111.98	5	22.40	4.25	0.069 2	
净误差	26.36	5	5.27			
总离差	5 120.76	19				
相关系数 R^2	0.973 0					
决定系数 R_{Adj}^2	0.948 7					

注：* 和 ** 分别表示在 $P < 0.05$ 和 $P < 0.01$ 水平差异显著和极显著。

3.1.4.5 响应面优化结果与分析

根据回归方程，山东丹参与川丹参花粉离体萌发的响应面分析见图 3-9 和图 3-10。从图中可以反映出各因素间的交互作用对响应值变化趋势的影响，等高线的形状可以反映交互作用强弱，等高线为圆形和椭圆形时分别表示交互作用不显著和显著。

根据山东丹参研究结果，由图 3-9 A、C、E 可知响应面变化幅度较大，各因素之间的交互作用对丹参花粉萌发率的影响显著，方差分析的结果也印证了蔗糖与培养温度的交互作用对其花粉萌发率的影响显著（$P < 0.05$），培养温度与硼酸、硼酸与蔗糖的交互作用对丹参花粉萌发率的影响表现为极显著（$P < 0.01$）。川丹参研究结果与山东丹参有所区别，其响应面图变化幅度更大（图 3-10 A、C、E），响应面等高线所显示出的椭圆更为狭长，表现出了更强的交互作用（图 3-10 B、D、F）；川丹参方差结果分析表明三因素间的交互作用对花粉萌发率的影响极显著（$P < 0.01$）。

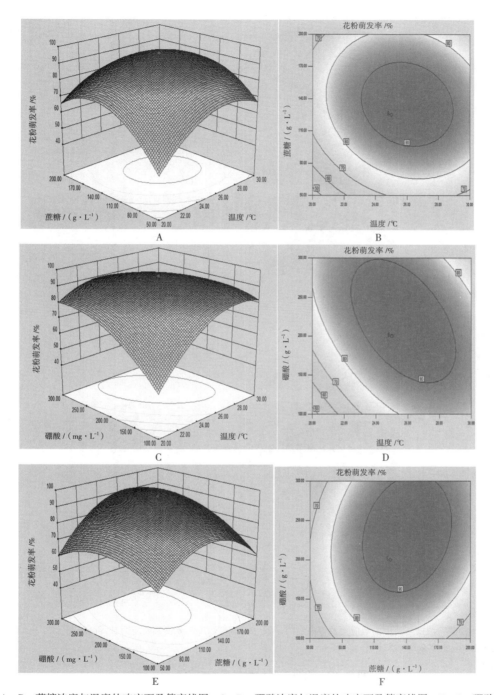

A、B，蔗糖浓度与温度的响应面及等高线图；C、D，硼酸浓度与温度的响应面及等高线图；E、F，硼酸浓度与蔗糖浓度的响应面及等高线图

图 3-9 山东丹参花粉萌发率响应面和等高线图

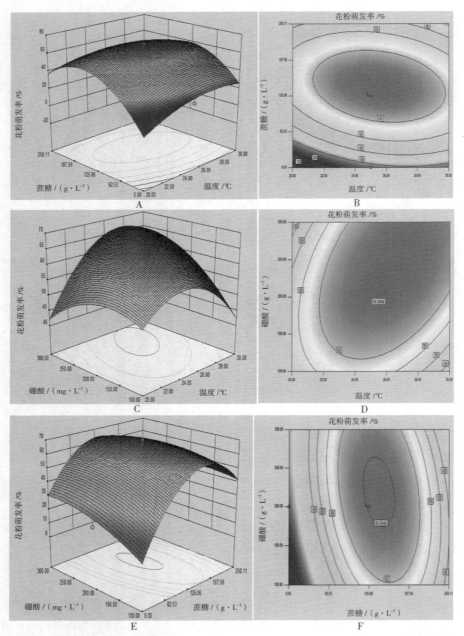

A、B，蔗糖浓度与温度的响应面及等高线图；C、D，硼酸浓度与温度的响应面及等高线图；E、F，硼酸浓度与蔗糖浓度的响应面及等高线图

图 3-10　川丹参花粉萌发率响应面和等高线图

3.1.4.6 培养条件的优化与模型验证

根据响应面模型与回归方程分别得到山东丹参和川丹参花粉离体萌发的最佳培养条件及萌发率的理论值。山东丹参的花粉萌发最佳培养条件为：BK+ 温度 21.87℃ + 蔗糖

151.20 g/L+ 硼酸 273.83 mg/L，理论萌发率为 90.30%。川丹参的花粉萌发最佳培养条件为：BK+ 温度 26.28℃ + 蔗糖 133.81 g/L+ 硼酸 237.71 mg/L，理论萌发率为 68.19%。为验证该模型的可靠性，根据试验的可操作性，将培养条件参数进行修正，山东丹参的花粉萌发最佳培养条件修正为：BK+ 温度 22℃ + 蔗糖 151 g/L+ 硼酸 274 mg/L。川丹参的花粉萌发最佳培养条件修正为：BK+ 温度 26℃ + 蔗糖 134 g/L+ 硼酸 238 mg/L。依据此参数设置，3 次测定山东丹参、川丹参花粉萌发率的平均值分别为 89.65%、66.31%，与预测值基本相符，表明星点设计—响应面法能够很好地预测培养条件对丹参花粉萌发率的影响，也表明该方法具有实际应用价值。

3.1.5 川丹参与山东丹参花期内源激素含量的变化

川丹参和山东丹参花期内源激素测定根据花蕾长度共分为 6 个发育时期（第 1 时期花蕾长度 < 1.5 mm，第 2 时期花蕾长度 1.5 ~ 3.5 mm，第 3 时期花蕾长度 3.5 ~ 5.5 mm，第 4 时期花蕾长度 5.5 ~ 7.5 mm，第 5 时期花蕾长度 7.5 ~ 9.5mm，第 6 时期花蕾长度 > 9.5 mm）。

分别测定川丹参和山东丹参上述 6 个时期花器官中的玉米素（ZT）、玉米核苷素（ZR）、激动素（KT）、生长素（IAA）、赤霉素（GA_3）、脱落酸（ABA）共 6 种内源激素的变化。

检测的色谱柱为 Eclipse XDB–C18 色谱柱（4.6×250 mm，5 μm）；流动相 A 为体积分数为 0.1% 磷酸水溶液，B 为乙腈。梯度洗脱程序为：0 ~ 15 min，5% ~ 10% B；15 ~ 30 min，10% ~ 25% B；30 ~ 40 min，25% ~ 35% B；40 ~ 42 min，40% B。柱温 35℃；流速 1.0 mL/min；检测波长为 210 nm 和 254 nm。分别建立 6 种激素标准品的标准曲线与线性回归方程；按所建立的标准曲线色谱条件对制备的样品溶液进行测定。数据用 Excel 2013 软件进行平均值计算，内源激素含量用 SPSS 19.0 软件进行方差分析。

3.1.5.1 ZT 含量的动态变化

川丹参和山东丹参的花期中 ZT 含量动态变化如图 3–11 所示。在两者花中 ZT 含量变化趋势有差异，山东丹参的花期中 ZT 含量趋势呈持续降低，最后接近于稳定。而川丹参的花中 ZT 含量变化趋势表现为先上升后降低，最后处于稳定；在花发育的第 2 ~ 3 时期，川丹参的 ZT 含量高于山东丹参，而后期川丹参 ZT 含量降低至与山东丹参无显著差异。

3.1.5.2 KT 含量的动态变化

川丹参与山东丹参花期 KT 含量动态变化如图 3–12 所示。在花发育过程中，川丹参与山东丹参的 KT 含量变化趋势相反，川丹参的 KT 含量变化趋势为先上升后降低，在第 2 时期 KT 含量达到最大值，第 2～3 时期含量急剧下降，第 3 时期以后 KT 含量缓慢降低，推测第 2 时期 KT 含量与花粉母细胞发育异常有关。山东丹参 KT 含量先降低后缓慢上升，在第 1 时期 KT 含量达到最大值，在第 3 时期以后 KT 含量缓慢上升。

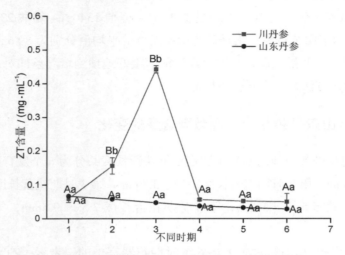

图 3-11　川丹参与山东丹参花期 ZT 含量变化

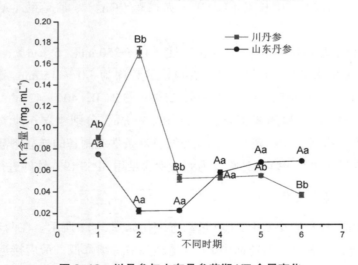

图 3-12　川丹参与山东丹参花期 KT 含量变化

3.1.5.3 ZR 含量的动态变化

川丹参和山东丹参花期 ZR 含量动态变化如图 3-13 所示。在花发育的过程中，川丹参与山东丹参的 ZR 含量总趋势均表现为降低—上升—降低。川丹参在第 4 时期 ZR 含量达到最大值，在花发育的 1～3 时期，川丹参的 ZR 含量低于山东丹参，川丹参的花在第 2 时期 ZR 含量达到最小值。ZR 是促进细胞分裂的重要物质，这一时期川丹参花药中 ZR 含量的亏缺可能导致四分体时期出现异常。

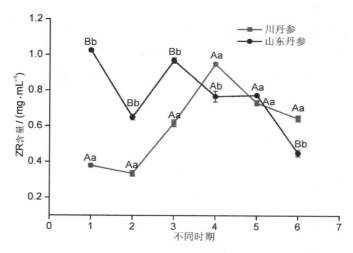

图 3-13　川丹参与山东丹参花期 ZR 含量变化

3.1.5.4 IAA 含量的动态变化

川丹参与山东丹参不同花期中 IAA 含量动态变化如图 3-14 所示。川丹参花在整个发育时期 IAA 含量均低于山东丹参，整体变化趋势为缓慢上升，在第 6 时期达到最大值。山东丹参 IAA 含量变化趋势为先上升后降低，其中第 2 时期 IAA 含量达到最大值，然后降低。第 2 ~ 4 时期是花粉母细胞减数分裂的旺盛时期，IAA 含量应处于较高水平，而川丹参 IAA 含量处于较低状态可能导致营养和能量缺乏，从而造成花药的不开裂。

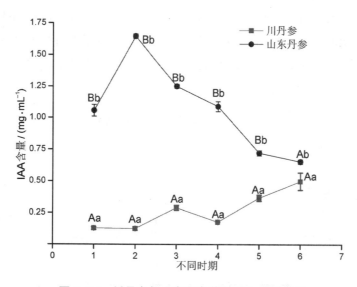

图 3-14　川丹参与山东丹参花期 IAA 含量变化

3.1.5.5 ABA 含量的动态变化

川丹参与山东丹参不同花期中 ABA 含量动态变化如图 3-15 所示。川丹参和山东丹参的 ABA 含量变化趋势基本一致，均表现为降低—上升—降低，且在第 4 时期含量达到最大值。花发育过程中川丹参 ABA 含量均低于山东丹参，其中在第 6 时期两者 ABA 含量均达到最小值。

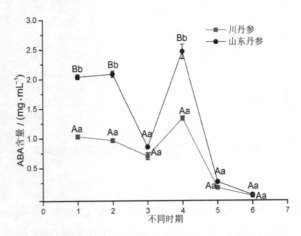

图 3-15　川丹参与山东丹参花期 ABA 含量变化

3.1.5.6 GA$_3$ 含量的动态变化

川丹参与山东丹参不同花期中 GA$_3$ 含量变化如图 3-16 所示。在整个花发育时期，川丹参 GA$_3$ 含量缓慢降低，最后趋于稳定。山东丹参的 GA$_3$ 含量变化趋势为降低—升高—降低，其中在第 1 时期 GA$_3$ 含量达到最大值，在第 2 时期达到最小值。GA$_3$ 的主要功能是能增强植物细胞壁的伸展性，对细胞的伸长和体积的增大有很大的促进作用，而川丹参花中 GA$_3$ 含量不足可能影响花粉母细胞和绒毡层细胞的发育，导致其花粉败育。

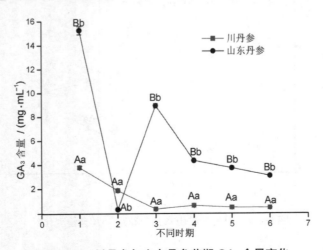

图 3-16　川丹参与山东丹参花期 GA$_3$ 含量变化

3.2 杂交 F_1 群体中雄性不育材料的鉴定及雄性不育机制探索

以山东丹参（引自山东泰安，紫花，简称 ZH）和川丹参白花变型（来自四川中江，白花，简称 BH）进行正反交杂交。正交（ZH×BH）F_1 代中出现了部分雄性不育植株，而反交（BH×ZH）后代的育性正常。由于正反交后代的育性不一致，推测这种雄性不育可能是核质互作雄性不育（CMS）。该雄性不育材料可能在丹参杂交育种中具有重要的应用价值。将 ZH×BH 的 F_1 中雄性不育植株和可育植株（对照）分别命名为"SW–S"和"SW–F"。为探究其雄性不育机制，利用形态解剖、RNA-Seq 比较了 SW–S 和 SW–F 的形态差异和基因表达差异。

3.2.1 雄性不育株与可育株的形态特征

雄性不育植株（SW–S）与可育株对照（SW–F）的形态特征比较结果表明，除了花器官和叶柄长外，SW–S 与 SW–F 在株高和叶片大小上无显著差异（表 3–6）。SW–F 的花冠颜色为蓝紫色，SW–S 的花色较浅（图 3–17 A、B）。另外，SW–S 的花器官各部位均小于正常植株（表 3–6，图 3–17 E、F）。SW–F 开花当天花药正常开裂并散出大量成熟花粉粒，SW–S 却相反，花盛开时花药不开裂，或开裂仅有极少量花粉，且花粉无活力（图 3–17 C、D）。

表 3–6　丹参不育系和可育株的植株形态特征比较　　　　　单位：cm

材料名称	花丝长	花药长	花瓣上唇		花瓣下唇		株高	叶柄长	叶片大小	
			长	宽	长	宽			长	宽
SW–F（CK）	2.05**	0.45**	1.64**	0.61**	1.54**	0.59**	61.18	7.04**	7.28	4.86
SW–S（不育）	1.46**	0.31**	1.28**	0.54**	1.35**	0.52**	55.7	5.21**	7.75	4.52

注：* 表示差异显著（$P < 0.05$）；** 差异极显著（$P < 0.01$）。

为了确定 SW–S 花粉败育的关键时期，收集了 SW–S 和 SW–F 花粉母细胞时期、减数分裂时期、四分体时期和成熟花粉粒时期的花药，以石蜡切片准确观察其细胞学结构。结果显示，可育花药和不育花药之间存在明显的差异。正常可育丹参的花药花粉囊结构由表及里依次是表皮、药室内壁、中层和绒毡层。小孢子母细胞时期，可育对照 SW–F 的花药结构层次明显，排列紧密，绒毡层细胞大小一致，小孢子母细胞结构清晰

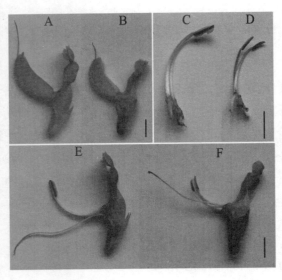

A、C、E，正常可育植株；B、D、F，雄性不育植株。A、B，花冠；C、D，花药和花丝；E、F，雄蕊和柱头。标尺：5 mm
图 3-17　丹参正常可育植株和不育系的花器官特征

（图 3-18 A）；而不育植株 SW-S 的细胞结构层次不清，排列错乱，中层发育不完整，绒毡层细胞排列不规则，大小不一，整体细胞较小（图 3-18 E）。减数分裂时期，正常小孢子母细胞呈椭圆形，细胞核明显，绒毡层细胞质浓，呈长方形，大小一致，排列整齐，中层细胞结构明显（图 3-18 B）；不育植株 SW-S 的小孢子母细胞大小不一，形态不规则，绒毡层细胞排列松散，靠近药隔处的绒毡层细胞开始脱离（图 3-18 F）。进入四分体时期后，小孢子母细胞被胼胝质包裹，经减数分裂产生并形成四面体形的四分体小孢子；胼胝质将花粉母细胞包裹，保证发育成配子体；靠近药隔的绒毡层细胞开始脱离并逐渐解体（图 3-18 C）。然而，此时不育植株花药的药室内所有绒毡层细胞完全脱落且降解，同时小孢子母细胞周围沉积的胼胝质较少或没有产生胼胝质；四分体小孢子干瘪畸形，发育不正常（图 3-18 G）。因此，初步认为四分体时期是花粉败育的关键期。随着胼胝体的降解，小孢子母细胞释放出小孢子。正常可育植株的小孢子呈梭形或近球形，有 6 个萌发沟，即雄配子体（图 3-18 D），其细胞核经过有丝分裂形成具 2 核花粉，生殖细胞再经过一次有丝分裂，最后形成 3 核细胞的成熟花粉粒。不育植株的雄配子体粘黏在一起，形态不规则，大小不一，未见明显萌发沟（图 3-18 H）。同时，此时期不育植株花药的花粉囊内尚有残留的绒毡层细胞，说明雄配子体发育过程中绒毡层未完全解体。扫描电镜（SEM）结果显示（图 3-19 A～D），成熟的正常花粉粒呈长球型，萌发沟明显，花粉粒外壁有清晰的网状纹饰，光滑的网脊和明显的椭圆形管腔。与正常花粉粒相比，不育植株的花粉粒扁平干瘪，彼此粘黏，疏松度差，萌发孔少且不明显，表面纹饰不清晰，管腔不明显（图 3-19 E～H）。

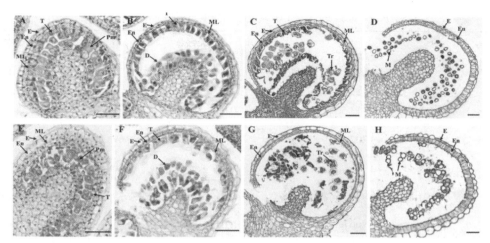

A～D，正常可育植株；E～H，不育系。A、E，花粉母细胞时期；B、F，减数分裂时期；C、G，四分体时期；D、H，成熟花粉粒时期。E，表皮；En，药室内壁；ML，中层；T，绒毡层；Pm，花粉母细胞；D，二分体；Tr，四分体，M，小孢子。标尺：50 μm

图 3-18　丹参可育植株和不育系不同发育时期的花药结构

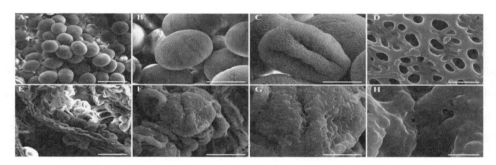

A～D，正常可育植株；E～H，不育系。标尺：A、E 为 50 μm，B、F 为 20 μm，C、G 为 10 μm，D、H 为 1 μm

图 3-19　丹参可育植株和不育系的花粉粒扫描电镜图

3.2.2 转录组测序

为了在转录水平上深入了解丹参雄性不育的机制，利用 Illumina HiSeq PE150 平台对不育植株 SW-S 和可育对照 SW-F 四分体时期的花药进行转录组测序分析。每个材料分别做 3 个生物重复，测序序列长度为 150 bp。去除接头序列、低质量序列和包含poly-N 的序列后，共得到 266、722、270 个 Clean reads，其中 SW-S 有 130、305、496个，SW-F 有 136、416、774 个。平均 GC 含量为 47.2%，Q20 的百分比超过 97.5%，Q30 的百分比超过 92.79%。将从 SW-S 和 SW-F 样本中获得的 Clean reads 与丹参的参考基因组序列进行对比，总映射率介于 88.19%～89.65%（表 3-7）。测序总量和测序质量表明，RNA-Seq 数据足够精确，可以用于进一步的分析。

表 3-7　转录组测序结果与评估

样本	原始数据	过滤后的数据	过滤后的碱基数	错误率/%	Q20	Q30	GC含量/%	总映射率/%
SW-S-1	46 439 214	44 313 566	6.65G	0.03	97.94	93.93	47.02	88.89
SW-S-2	45 508 726	43 202 992	6.48G	0.03	97.84	93.69	47.39	89.65
SW-S-3	46 835 412	42 788 938	6.42G	0.02	98.14	94.46	47.26	89.51
SW-F-1	48 591 472	45 881 856	6.88G	0.03	97.52	92.79	47.15	88.19
SW-F-2	47 759 126	45 590 064	6.84G	0.03	97.73	93.44	47.28	88.71
SW-F-3	47 421 082	44 944 854	6.74G	0.03	97.85	93.73	47.08	88.95

3.2.3 差异表达基因鉴定

通过 RNA-Sep 测序，从 SW-S 和 SW-F 中共发现 36 534 个差异表达基因（DEG），其中包含 4 607 个在参考基因组中没有注释的新基因。为便于区别，在这些新基因的前面添加了"novel"。基因表达显著性差异分析设置的阈值为 $P < 0.05$，$|\log2 FC| \leq 2$。在 SW-S 和 SW-F 的花药中共有 2 571 个基因的表达水平存在差异（图 3-20）。与 SW-F 相比，SW-S 中有 939 个上调表达基因和 1 632 个下调表达基因。在这些 DEG 中，有 2 152 个基因比对到了参考基因组，其余 419 个为新基因。

3.2.4 DEG 的 GO 富集分析

GO 是 Gene Onotology 联合会所建立的数据库。该数据库旨在建立一种语言词汇标准，能对各种生物的基因和蛋白质功能进行限定和描述，并随着研究的不断深入而更新。GO 富集分析之后，根据 56 个功能组对 SW-S 和 SW-F 的所有 DEG 进行了注释（图 3-21）。在生物过程中，DEG 主要与生物的品质调控、转运、定位相关。在细胞组分方面，DEG 主要与膜和质膜相关。此外，转运体活性、跨膜转运体活性、底物特异性转运体活性、底物特异性跨膜转运体活性、活性跨膜转运体活性和离子跨膜转运体活性构成了相关的分子功能。在大多数 GO term 中，SW-S 下调表达的 DEG 比上调表达的更多（图 3-21）。SW-S 中所有与雄配子发生与发育成熟相关的基因全部下调表达（表 3-8）。

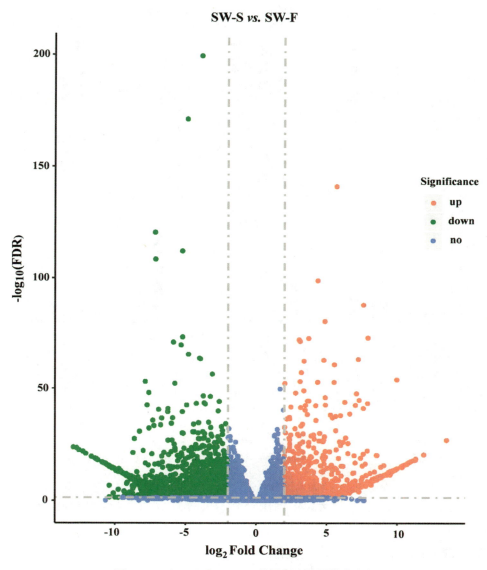

图 3-20　SW-S 和 SW-F 差异表达基因的火山图

注：蓝点表示无显著性差异；红点表示基因显著上调，共计 939 个基因；绿点表示基因显著下调，共计 1 632 个基因。FDR，错误发现率。

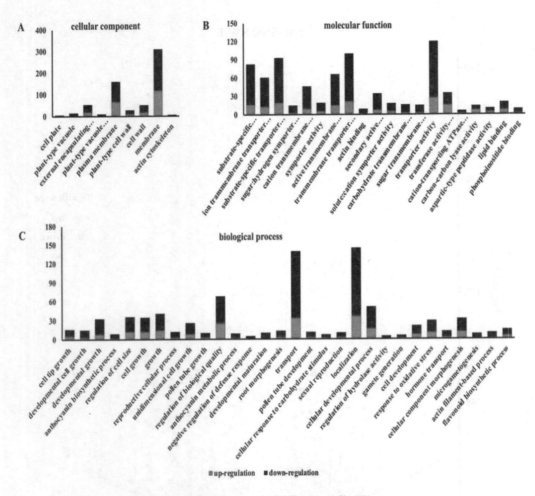

A，细胞成分；B，分子功能；C，生物过程

图 3-21　SW-S 和 SW-F 在四分体时期的差异表达基因（DEG）的基因（GO）分类

3.2.5 关键 DEG 的 qRT-PCR 验证

对 23 个 DEG 进行了 qRT-PCR 验证，包括 5 个随机 DEG（3 个上调表达基因和 2 个下调表达基因），8 个与雄配子体发生相关的 DEG 和 10 个与发育成熟相关的 DEG。将 qRT-PCR 的结果与转录本 RNA-Seq 的分析结果进行比较，使用这两种方法获得的 DEG 表达趋势是一致的，相关系数 R^2=0.789 2（图 3-22 A）。虽然两种方法在数量上存在一定的差异，但其趋势是一致的。由于所采用的方法不同，一些基因的表达水平有差异也是合理的。qRT-PCR 分析结果进一步证实，8 个与雄配子体发生相关的基因和 10 个与发育成熟相关的基因均表达下调（图 3-22 B、C）。这些基因可能与丹参 SW-S 的雄性不育相关。

表 3-8 与雄配子体发生和发育成熟相关的差异表达基因

GO 编号	GO 名称	基因编号	以 2 为底数的差异表达倍数（SW-S/SW-F）	登录号	功能注释
GO:0055046	microgametogenesis	SMil_00019301	−2.69	XM_025960379.1	glycerol-3-phosphate acyltransferase 3 [Panicum hallii]
GO:0055046	microgametogenesis	SMil_00000951	−5.71	XP_011090770.1	E3 ubiquitin-protein ligase RHF1A isoform X2 [Panicum hallii]
GO:0055046	microgametogenesis	SMil_00004880	−2.81	XP_011100557.1	phosphatidylinositol 3-kinase, root isoform isoform X1 [Sesamum indicum]
GO:0055046	microgametogenesis	SMil_00015887	−3.41	TEY34894.1	phosphoribosylformylglycinamidine synthase [Salvia splendens]
GO:0055046	microgametogenesis	SMil_00000278	−3.75	KF059450	MYB96 [Salvia miltiorrhiza]
GO:0055046	microgametogenesis	SMil_00007823	−7.15	KF059432	MYB78 [Salvia miltiorrhiza]
GO:0055046	microgametogenesis	SMil_00003466	−3.41	TEY89288.1	callose synthase [Salvia splendens]
GO:0055047	microgametogenesis	SMil_00026949	−6.54	P13447.1	Anther-specific protein LAT52 [Erythranthe guttatus]
GO:0021700	developmental maturation	SMil_00001217	−2.04	XP_011081924.1	potassium channel AKT1 [Sesamum indicum]
GO:0021700	developmental maturation	SMil_00029050	−6.06	KX591571.1	actin 3 (ACT3) [Erythranthe lewisii]
GO:0021700	developmental maturation	SMil_00016982	−3.5	ABR92336.1	putative translationally controlled tumor protein [Salvia miltiorrhiza]
GO:0021700	developmental maturation	SMil_00003163	−3.52	PIN15638.1	translationally controlled tumor protein [Handroanthus impetiginosus]

续表

GO编号	GO名称	基因编号	以2为底数的差异表达倍数（SW-S/SW-F）	登录号	功能注释
GO:0021700	developmental maturation	SMil_00023235	-2.68	XP_012847032.1	potassium channel AKT1-like [Erythranthe guttata]
GO:0021700	developmental maturation	SMil_00011892	-2.47	XM_012996202.1	LRR receptor-like serine/threonine-protein kinase RPK2 [Erythranthe guttatus]
GO:0021700	developmental maturation	SMil_00005152	-3.02	XM_011079749.2	myosin-17-like [Sesamum indicum]
GO:0021700	developmental maturation	SMil_00025076	-6.27	XM_011092661.2	xyloglucan 6-xylosyltransferase 2 [Sesamum indicum]
GO:0021700	developmental maturation	SMil_00017238	-2.3	XM_012990647.1	dynamin-related protein 1C [Erythranthe guttatus]
GO:0021700	developmental maturation	SMil_00022477	-3.66	XM_019327291.1	type I inositol polyphosphate 5-phosphatase 5-like [Ipomoea nil]

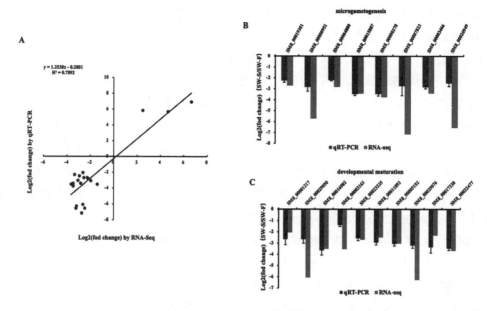

图 3-22　RNA-Seq 中部分 DEGs 的 qRT-PCR 验证

注：log2（FC）表示 SW-S 相对于 SW-F 的表达量倍数的对数；A，用于 RNA-Seq 和 qRT-PCR 的 23 个 DEGs 的表达水平比较；B，与雄配子体发生相关的 DEGs；C，与发育成熟相关的 DEGs

3.2.6 雄性不育可能发生在雄配子发生时期

DEG 的 GO 富集分析表明，雄配子体发生（GO：0055046）和发育成熟（GO：0021700）可能与丹参的雄性不育有关，且与之相关的基因均表现为下调。qRT-PCR 结果也证实，与 SW-F 相比，这些基因在 SW-S 中的表达显著降低。

花药经过小孢子发生和雄配子发生两个连续的发育阶段进而产生花粉。小孢子发生包括从造孢细胞到单倍体单细胞小孢子的一系列循序渐进的发育阶段。在小孢子发生过程中，二倍体造孢细胞分化为小孢子母细胞，经过减数分裂，形成包被在胼胝质膜中的 4 个单倍体小孢子（四分体）。雄配子发生主要包括从胼胝质膜中释放单倍体小孢子和产生成熟的雄性配子的过程。石蜡切片结果显示，SW-S 的花粉母细胞减数分裂正常，可产生正常的四分体。因此，推断雄性不育很可能发生在雄配子发生阶段。qRT-PCR 结果也进一步证实，在 SW-S 中所有与雄配子发生和发育成熟相关的 DEG 均下调表达。

与雄配子发生有关的 8 个 DEG 包括甘油 -3- 磷酸酰基转移酶 3 基因（*GPAT3*）、E3 泛素 - 蛋白连接酶基因（*RHF1A*）、磷脂酰肌醇 3- 激酶基因（*PI3K*）、磷酸核糖甲酰甘氨脒合酶基因（*PFAS*）、*MYB96*、*MYB78*、胼胝质合酶 5 基因（*Clas5*）和花药特异性蛋白基因（*LAT52*）。这些基因在花粉的发育过程中可能起着重要的作用。研究表明，E3 泛素 – 蛋白连接酶基因（*RHF1*）在配子体发生中起着重要作用。磷脂酰肌醇 3–激酶（PI3K）对拟南芥花粉发育过程中的液泡重组和核分裂至关重要。磷酸核糖甲酰甘氨胱合酶（PFAS）是嘌呤从头合成所必需的酶。据报道，PFAS 的错义突变可导致牛的胚胎死亡。然而，PFAS 在花粉发育中的作用目前尚未见报道。本研究观察到 SW–S 不育植株花药中 *PFAS* 基因表达下调。因此，推测 *PFAS* 基因可能与植物的雄性不育有关。MYB 作为植物中最大的转录因子家族，在生长发育中起着重要的调控作用。大量研究表明，R2R3–type MYB 转录因子在花药发育和花粉形成的调节途径中起重要作用，包括绒毡层的发育、胼胝质的沉积和降解、光合作用产物的运输、花药开裂和雄配子形成。*MYB96*、*MYB78* 是 R2R3–type MYB 转录因子，因此这两个基因的表达下调可能与丹参的雄性不育有关。花药特异性蛋白 *LAT52* 基因与花粉发育后期有关。*LAT52* 的 RNA 出现在小孢子有丝分裂之后，随着小孢子的发育，其表达量逐渐增加，并在成熟花粉中达到峰值。因此，*LAT52* 可能与花粉的成熟有关。

在与雄配子发生相关的 8 个 DEG 中，胼胝质合酶 5 基因（*Cals5*）与丹参的雄性不育关系最为密切。胼胝质主要由 β–1，3 葡聚糖组成，分离发育中的花粉粒，阻止花粉粒外壁融合。*Cals5* 编码的 β–1，3 葡聚糖合酶是拟南芥雄配子发生过程中外壁和花粉形成所必需的。*Cals5* 基因突变中断了包裹小孢子的胼胝质形成，引起小孢子外壁畸变和发育退化，从而导致花粉不育。本研究发现雄性不育植株 SW–S 中 *Cals5* 基因表达下调。石蜡切片也显示 SW–S 的四倍体小孢子周围很少或没有胼胝质沉积。因此，推测 *Cals5* 基因表达下调导致四分体周围胼胝质合成减少，不利于发育中的雄配子分离和外壁形成，进而导致雄性不育。

与发育成熟度相关的 10 个 DEG 包括钾离子通道基因（*AKT1*，含两个同源基因）、肌动蛋白 3 基因（*ACT3*）、翻译控制的肿瘤蛋白基因（*TCTP*，含两个同源基因）、LRR 受体样丝氨酸 / 苏氨酸蛋白激酶基因（*RPK2*）、肌凝蛋白 –17 基因（*myosin-17-like*）、木葡聚糖 6– 木糖基转移酶 2 基因（*XXT2*）、动力蛋白相关蛋白 1C 基因（*DRP1C*）和 I 型肌醇聚磷酸 5– 磷酸酶 5 基因（*IPP5P*）。在这些 DEG 中，有 3 个基因被报道与花粉成熟有关：*ACT3*、*RPK2* 和 *DRP1C*。在拟南芥中，*ACT3* 基因在成熟花粉中的表达量高于其他组织，表明 *ACT3* 基因可能与花粉成熟有关。*RPK2* 是拟南芥花药发育的关键调控因子。两个 *RPK2* T–DNA 的插入突变体（rpk2-1 和 rpk2-2）表现出增强顶端分生组织的生长，但由于花药开裂和花粉成熟缺陷而导致雄性不育。动力蛋白相关蛋白（DRP）家族对植物配子发育至关重要。有研究表明，雄性和雌性配子都至少需要一个具有功能的 DRP 家族成员（DRP1 和 DRP2）才能完成单核发育阶段。在拟南芥中 *drp1C-1* 突变使雄性配子致死，表现为花粉粒小，干瘪，不萌发。目前尚未发现其他基因与花粉发育直接有关，然而，其他基因可能间接参与了花粉成熟的调控，还需要进一步深入研究。

4

丹参高密度遗传图谱的构建及花色的 QTL 定位

高密度遗传图谱是基因定位、图位克隆、分子标记辅助选择育种（MAS）、分子设计育种和基因组序列精确组装的重要基础，对植物遗传育种研究具有重要意义。丹参作为中药材研究的模式植物，与其他模式植物（拟南芥、水稻等）相比，其遗传学和分子生物学研究较薄弱。迄今为止，仅山东农业大学研究团队先后发表了 4 张丹参遗传图谱，开启了丹参分子遗传学研究的新征程。但是，这 4 张图谱都是基于 F_1 群体构建，作图群体规模较小，或者标记数量有限，遗传图谱的精度和准确度受到一定限制。

作图群体是遗传图谱构建的基础，一个好的作图群体需要寻找 1～2 个形态学标记来判断 F_1 杂种的真假。花色是丹参中比较稳定的形态特征，受环境影响较小，易于观察，因此是理想的形态学标记。丹参白花变型与丹参的主要区别在于其花色是白色，而丹参的花色是紫色。花色的多样性可能受基因突变或基因表达水平的影响。前人对丹参花色调控已做了一些研究，Jiang 等（2020）的研究结果表明，花青素 3，5-O- 二糖苷、锦葵素 3，5- 二糖苷、花青素 3-O- 半乳糖苷是丹参紫色花形成的主要原因。花青素合酶基因（*ANS*）的表达水平可能导致丹参和白花丹参的花色表型差异。但是，目前尚无关于丹参花色遗传规律的研究报道。

以丹参白花变型（来自四川中江，白花，简称"BH"）与丹参（引自山东泰安，紫花，简称"ZH"）杂交的 F_2 群体为作图群体，利用简化基因组测序（GBS）开发的 SNP 标记构建丹参高密度遗传图谱。利用该遗传图谱对花色性状进行 QTL 定位，并筛选候选基因。同时，通过花色基因的 QTL 定位和候选基因的筛选也可以评价所构建遗传图谱的准确性和有效性。

4.1 丹参高密度遗传图谱的构建

4.1.1 DNA 测序结果质量评估

通过对 214 个 F_2 单株和两个亲本（合计 216 个样本）进行 GBS 文库构建和测序，共得到 177.37 Gb 的有效数据（表 4-1）。平均 Q20（Phred 数值大于 20 的碱基占总体碱基的百分比）比例为 96.51%，Q30（Phred 数值大于 30 的碱基占总体碱基的百分比）比例为 90.35%。其中，母本 BH 的有效数据为 20.84 Gb，父本 ZH 的有效数据为 18.68 Gb。对于每一个 F_2 单株，有效数据位于 0.21 ～ 2.43 Gb，平均为 0.59 Gb。BH 和 ZH 的 GC 含量分别为 38.64% 和 38.77%，子代的 GC 含量在 35.00% ～ 38.37%，平均为 36.94%，样本 GC 含量分布正常。

表 4-1　测序数据质量统计

	样本名称	原始数据 /Gb	有效数据 /Gb	有效率 /%	Q20 /%	Q30 /%	GC 含量 /%
亲本	BH	20.85	20.84	99.94	97.15	91.94	38.64
	ZH	18.69	18.68	99.94	97.15	91.94	38.77
F_2 子代	极小值	0.22	0.21	99.87	89.86	78.36	35.00
	极大值	2.44	2.43	100	98.20	94.22	38.37
	合计	137.87	137.85	—	—	—	—
亲本和 F_2 合计		177.41	177.37	—	—	—	—

4.1.2 测序数据与参考基因组的比对结果

将 clean data 与丹参参考基因组进行比对分析，通过比对率来评估样品与参考基因组之间的相似程度。一般比对率越高，相似性越大。参考基因组大小为 549 040 639 bp，比对结果如表 4-2 所示，母本 BH 的比对率为 94.62%，父本 ZH 的比对率为 94.41%。亲本的平均深度约为 30×，覆盖度 1×（参考基因组中至少有 1 个碱基覆盖的位点占基因组的百分比）大于 92%，覆盖度 4×（参考基因组中至少有 4 个碱基覆盖的位点占基因组的百分比）大于 86%。子代比对率在 89.00% ～ 95.34%，平均比对率为 93.58%。子代的平均深度位于 8.23× ～ 35.07×，覆盖度 1× 为 6.72% ～ 15.15%，覆盖度 4× 为 2.93% ～ 10.73%。这些数据均表明测序数据能很好地比对到参考基因组上，可以用于下一步变异的检测。

表 4-2 亲本和子代的 Clean data 与参考基因组的比对结果

	样本	有效序列/bp	比对上的序列/bp	比对率/%	平均深度	覆盖度 1×/%	覆盖度 4×/%
亲本	BH	138 912 084	131 435 254	94.62	32.23	93.82	88.00
	ZH	124 501 210	117 536 791	94.41	29.91	92.78	86.10
F$_2$ 子代	极小值	1 433 560	1 335 339	89.00	8.23	6.72	2.93
	极大值	16 858 334	15 848 143	95.34	35.07	15.15	10.73
	合计	957 332 672	896 864 108	—	—	—	—
亲本和 F$_2$ 合计		1 220 745 966	1 145 836 153	—	—	—	—

4.1.3 SNP 检测与基因分型

从两个亲本 BH 与 ZH 中总共筛选出 4 748 852 个 SNP 位点，各种类型的 SNP 数量如表 4-3 所示。其中，在亲本中为纯合的位点（aa × bb）有 278 100 个，占所有 SNP 位点的 5.86%。由于使用 F$_2$ 群体构建遗传图谱，因此选用 aa × bb 的 SNP 用于进一步的分析。从 F$_2$ 群体中去除覆盖度低（< 75%）的序列和严重偏离孟德尔分离比（1∶2∶1）的 SNP 位点（χ^2 检验，$P < 0.001$）之后，获得 2 750 个候选 SNP 标记用于构建遗传连锁图谱。

表 4-3 SNP 标记的类型及数量

标记类型	数量	占有效标记的百分比/%
nn × np	1 663 557	35.05
lm × ll	1 777 109	37.45
aa × bb	278 100	5.86
cc × ab	4 102	0.09
ab × cd	80	0.002
ab × cc	4 590	0.097
hk × hk	986 718	20.79
ef × eg	31 596	0.67
合计	4 745 852	100

4.1.4 遗传图谱的构建

利用 JoinMap 中的 "similarity of loci" 命令来识别相同的标记，并在连锁图上保留一个 "相似位点" 标记后，2 750 个 SNP 最终剩下 605 个唯一标记（bin marker）。这些标记分布在 8 个连锁群上，累计覆盖长度为 738.2 cM，2 个标记间的平均距离为 1.22 cM

（表4-4）。在所有连锁群中，LG7包含112个SNP，标记所占百分比最高（18.5%），LG3含有的标记最少，仅有26个SNP（表4-4，图4-1）。遗传距离范围从56.8 cM（LG7）到149.5 cM（LG4），标记间的最大距离范围从2.5 cM（LG7）到29.9 cM（LG4）（表4-4）。

表4-4　丹参遗传图谱信息

连锁群	SNP 数量	遗传距离 /cM	平均遗传距离 /cM	最大 gap/cM
LG1	60	114.6	1.91	20.1
LG2	78	71.1	0.91	6.7
LG3	26	65.3	2.51	27.6
LG4	56	149.5	2.67	29.9
LG5	92	131.6	1.43	19.9
LG6	94	79.6	0.85	8.5
LG7	112	56.8	0.51	2.5
LG8	87	69.7	0.80	3.4
合计	605	738.2	1.22	29.9

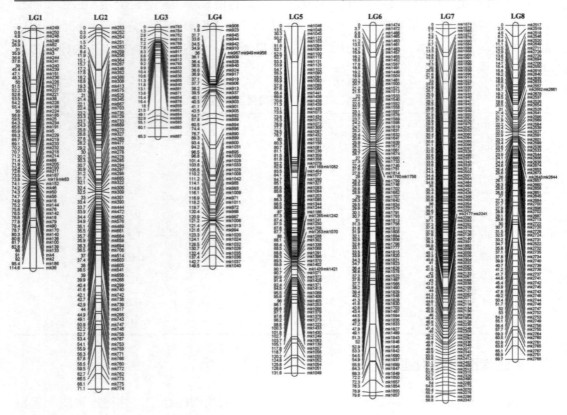

图4-1　SNP 标记在 8 个连锁群上的分布

注：标记在右侧，相应的累计遗传距离在左侧。

4.2 丹参花色的 QTL 定位

4.2.1 丹参花色遗传分析

无论 BH 做母本还是做父本，BH 和 ZH 杂交 F_1 代植株的花色全部是中紫色，即两个亲本的中间色。通过肉眼观察，F_2 群体的花色可以大致分为 5 组：深紫色、紫色、中紫色、浅紫色和白色（图 4-2）。在 214 个 F_2 单株中，有 11 株开白花，紫色花与白色花的数量之比符合 15 ∶ 1 的分离比（$\chi^2=0.43$，$P > 0.05$），表明丹参的花色性状可能由 2 对基因控制。

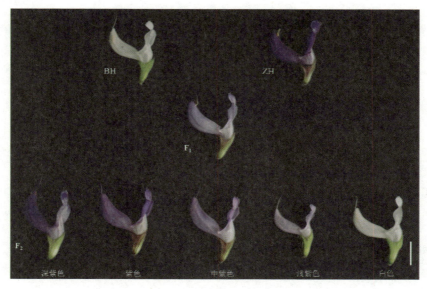

图 4-2　丹参亲本、F_1 子代和 F_2 群体的花色表型变化

注：标尺 10 mm。

为了进一步区分 F_2 群体的花色，采用 RGB 颜色系统统计每株植物花的颜色，利用 R 语言（R 4.1.0 版本）的 K-means 函数进行了聚类分析，结果将花的颜色聚类为 5 组（图 4-3）。ZH 聚类在深紫色组，该组包含了 11 个 F_2 个体。BH 被分配到白色组，这组也包含了 11 个 F_2 个体。除了 F_1，中紫色组有 91 个 F_2 个体。紫色组和浅紫色组分别有 63 和 38 个 F_2 个体（表 4-5）。F_2 群体的花色分离比符合 1 ∶ 4 ∶ 6 ∶ 4 ∶ 1（$\chi^2=8.57$，$P > 0.05$），这表明丹参花色遗传是数量性状，由 2 对主效基因控制，并且这 2 对基因之间不存在显隐性关系。为了验证这一假设，以回交进行检测。如果花色是由 2 对主效基因控制，根据孟德尔定律，BC_1（$F_1 \times BH$）群体的花色将出现 1 ∶ 2 ∶ 1 的分离比。实际上在测交试验中，BC_1 群体（共 91 株）的分离情况为 24 株中紫色，47

株浅紫色和 20 株白色（表 4–5）。分离比很好地吻合了预期的 1 ： 2 ： 1（χ^2=0.418，$P > 0.05$）。因此，丹参的花色显然是由 2 对主效基因控制的数量性状。这 2 对基因是独立遗传的，没有连锁关系。F_2 群体花色的 R 值（red，红色）、G 值（green，绿色）和 B 值（blue，蓝色）的三维分布结果与聚类结果相似，花的颜色也可分为 5 类（图 4–4）。

表 4–5　丹参 F_2 群体和回交 BC_1 群体的花色分离情况

杂交组合	深紫色	紫色	中紫色	浅紫色	白色	合计	χ^2值 （1：4：6：4：1 或 1：2：1）
BH × ZH F_2	11	63	91	38	11	214	8.57[NS]
[BH × ZH F_1]/BH	–	–	24	47	20	91	0.418[NS]

注：NS 表示无显著差异，当 df=4，P=0.05 时的显著性差异值为 9.49；当 df=3，P=0.05 时的显著性差异值为 5.99。

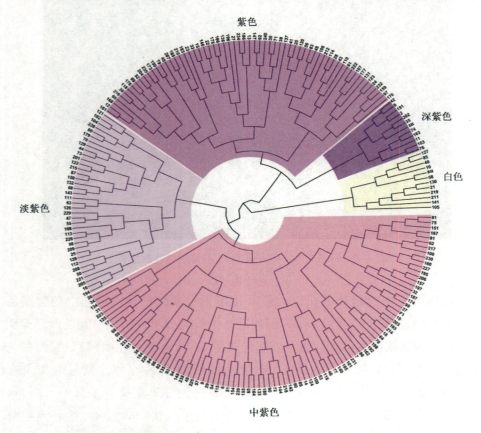

图 4–3　丹参亲本、F_1 子代和 F_2 群体基于 R、G、B 值的花色聚类分析

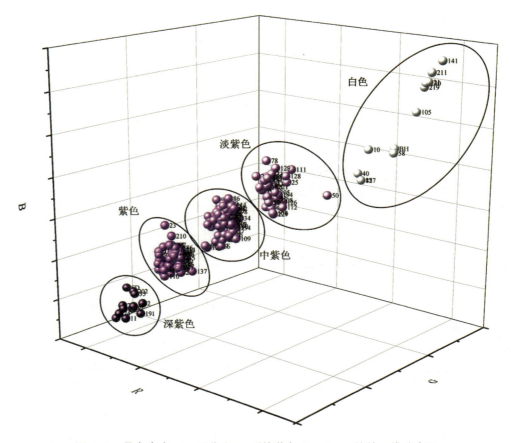

图 4-4　丹参亲本、F₁ 子代和 F₂ 群体花色 R、G、B 值的三维分布图

F₂ 群体中每个颜色组的 R、G、B 平均值和 R+G+B 值，以及亲本的情况如表 4-6 所示。将 RGB 值与丹参花色相关联时，RGB 值越小，紫色越深。当采用 R+G+B 值来描述花色时，这种相关性的趋势更加明显。F₂ 群体中每个颜色分组的 R+G+B 范围值：深紫色 270.6 ～ 309.0（平均值是 292.5），紫色 345.6 ～ 382.2（平均值是 366.3），中紫色 409.4 ～ 463.8（平均值是 443.0），浅紫色 497.0 ～ 568.0（平均值是 512.5），白色 620.0 ～ 761.0（平均值是 688.3）。以每个颜色分组的 RGB 值和 R+G+B 值绘制了箱线图（图 4-5）。结果显示，每个颜色分组的 RGB 值和 R+G+B 值分布都有一定的规律，能够很好地区分不同的颜色，尤其是 R+G+B 值的区分度非常明显。因此，接下来的 QTL 作图采用 R、G、B 值和 R+G+B 值作为丹参花色量化描述的参数。

表4-6　丹参亲本、F_1子代和F_2群体花色值统计（每个样品5个重复）

亲本和群体	花色类型	CIERGB 颜色系统			
		R	G	B	R+G+B
BH	白色	232.0 ± 5.5	226.6 ± 5.0	212.0 ± 6.9	670.6 ± 18.2
ZH	深紫色	98.4 ± 3.0	58.6 ± 1.9	142.6 ± 14.3	299.6 ± 5.9
F_1	中紫色	156.6 ± 6.2	111.4 ± 4.3	177.2 ± 3.8	445.2 ± 23.1
	深紫色	100.3 ± 5.2	58.7 ± 5.0	133.5 ± 5.1	292.5 ± 12.5
	紫色	126.1 ± 5.1	81.2 ± 4.8	159.0 ± 4.9	366.3 ± 9.6
F_2	中紫色	153.9 ± 5.2	110.0 ± 4.8	179.1 ± 6.2	443.0 ± 12.6
	浅紫色	178.9 ± 6.2	139.0 ± 9.0	194.6 ± 6.4	512.5 ± 14.1
	白色	234.0 ± 15.7	230.7 ± 17.2	223.7 ± 21.6	688.3 ± 54.1

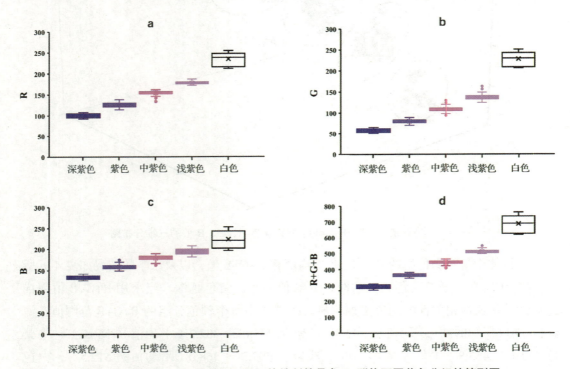

图4-5　根据R、G、B和R+G+B值绘制的丹参F_2群体不同花色分组的箱型图

4.2.2 花色性状的QTL定位

利用R值来量化描述丹参的花色并进行QTL定位，1 000次模拟置换检测 $P=0.05$ 显著水平的LOD临界值为3.59（图4-6，表4-7）。基于该临界值，从LG4和LG5上鉴定出2个QTL位点（*qfcR4* 和 *qfcR5*）。*qfcR4* 的定位区间为3.3 cM，侧翼标记分别为 mk944 和 mk917，解释表型变异25.59%。*qfcR5* 的定位区间为7.1 cM，侧翼标记分别

为 mk1088 和 mk1086，解释表型变异 30.68%。利用 G 值来进行 QTL 定位，基于 LOD 临界值 3.61，从 LG4 和 LG5 上同样鉴定出 2 个 QTL 位点，分别为 *qfcG4* 和 *qfcG5*。*qfcG4* 的定位区间为 2.5 cM，侧翼标记分别为 mk944 和 mk909，解释表现变异度为 32.38%。*qfcG5* 的定位区间为 9.1 cM，侧翼标记分别为 mk1092 和 mk1086，解释表现变异度为 37.11%（图 4–6，表 4–7）。单独采用 B 值来进行 QTL 定位，得到的结果与利用 R 值定位是完全一致的。如果利用 R+G+B 值来对花的颜色进行 QTL 定位，基于 LOD 临界值 3.59，其结果与利用 G 值定位的结果完全一致，2 个 QTL 位点 *qfcRGB4* 和 *qfcRGB5* 分别解释表现变异度为 28.46% 和 32.57%。因此，无论利用哪种方式来描述丹参的花色（R 值、G 值、B 值和 R+G+B 值），都可以获得 2 个 QTL 位点（图 4–6，表 4–7）。这进一步证实了丹参花色是由 2 对等位基因控制，并且这 2 对等位基因位于不同的染色体上。

表 4–7　利用 RGB 值进行丹参花色 QTL 定位的信息

特征	连锁群	QTL	侧翼标记	定位区间/cM	峰位/cM	累加效应	显性效应	LOD	解释表型变异/%
R	LG4	*qfcR4*	mk944，mk917	33.6～36.9	34.6	5.73	−24.99	10.1	25.59
R	LG5	*qfcR5*	mk1088，mk1086	57.9～67.6	60.0	−5.02	−26.7	4.7	30.68
G	LG4	*qfcG4*	mk944，mk909	33.6～36.1	34.6	7.42	−29.52	7.7	32.38
G	LG5	*qfcG5*	mk1092，mk1086	55.9～67.6	60.0	−4.33	−28.99	15.4	37.11
B	LG4	*qfcB4*	mk944，mk917	33.6～36.9	34.6	4.73	−17.00	10.1	25.60
B	LG5	*qfcB5*	mk1088，mk1086	57.9～67.6	60.0	−4.13	−17.79	4.7	30.68
R+G+B	LG4	*qfcRGB4*	mk944，mk909	33.6～36.1	34.6	17.76	−71.41	9.3	28.46
R+G+B	LG5	*qfcRGB5*	mk1092，mk1086	55.9～67.6	60.0	−6.87	−71.83	5.0	32.57

4.2.3 控制丹参花色的候选基因筛选

利用 RGB 值对丹参花色性状进行 QTL 定位后发现，在基因组中检测到 2 个 QTL 区间，一个区间位于 LG4 上，包括 *qfcR4*、*qfcG4*、*qfcB4* 和 *qfcRGB4*，这 4 个 QTL 部分或完全重合。第二个区间位于 LG5 上，包括 *qfcR5*、*qfcG5*、*qfcB5* 和 *qfcRGB5*，这 4 个 QTL 也部分或完全重合。其中，LG4 上的 4 个 QTL 位点的侧翼标记为 mk944 和 mk917，遗传距离为 3.3 cM。通过与参考基因组进行比对后发现，这 2 个标记之间的物理距离为 13 625 427 bp，包含 442 个基因。其中 88 个基因得到 KEGG 注释信息，284 个基因得到 GO 注释信息。KEGG 和 GO 注释分析表明 1 个基因参与花青素生物合成过程的调控，即编码转录因子 *TCP15* 的 GWHTAOSJ018551（表 4–8）。推测转录因子 *TCP15* 是位于 LG4 上控制丹参花色的关键基因。

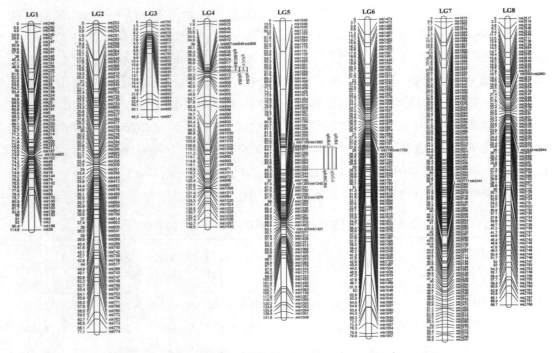

图 4-6　利用 R、G、B 和 R+G+B 值对丹参花色性状进行 QTL 定位结果

注：标记在右侧，相应的遗传距离在左侧。

　　LG5 上的 4 个 QTL 的侧翼标记为 mk1092 和 mk1086，这 2 个标记之间的遗传距离为 11.7 cM，物理距离仅为 3 894 092 bp，包含 429 个候选基因。其中，101 个基因得到 KEGG 注释信息，355 个基因得到 GO 注释信息。从 GO 注释信息中同样发现了 1 个参与花青素生物合成过程的调控基因，即编码查尔酮合酶 1（CHS1，GWHTAOSJ020020），它是类黄酮合成途径中的关键限速酶基因，是花青素、原花青素等类黄酮化合物生物合成的重要结构基因（表 4-8）。

表 4-8　控制丹参花色的候选基因注释

QTL	基因编号	KEGG 注释	GO 注释	基因描述
qfcR4/qfcG4/ qfcB4/qfcRGB4	GWHTAOSJ018551	无	花青素生物合成过程的调控	转录因子 TCP15
qfcR5/qfcG5/ qfcB5/qfcRGB5	GWHTAOSJ020020	类黄酮生物合成	花青素生物合成过程的调控	编码查尔酮合酶 1（CHS1）

5

连作对川丹参植株及根际土壤的影响

连作是指在同一土壤中连续栽种同种或近缘种植物，通常引起植物生长发育不良、产量、品质下降的现象，称为连作障碍。药用植物中含有丰富的有效成分和次生代谢产物，因而连作障碍表现突出。目前，我国40%药材供应主要为栽培品种，而占栽培品种70%的根类药材存在着不同程度的连作障碍问题。

植物连作障碍的产生原因复杂。目前认为，其产生原因涉及生物因素和非生物因素，主要表现在土壤营养及理化性质发生改变，土壤微生物引起的土壤病害，植物根际分泌物和残株分解物引起的毒害作用等三个方面。

连作障碍是丹参种植过程中的突出问题，对道地产区而言，丹参种植面积有限，种植地在收获后需要2～3年时间轮休，导致产量不稳定，既难以满足市场的"高需求"，也不能保障药农的经济收入。以连作对川丹参植株及根际土壤的影响探究川丹参连作障碍产生的原因，从而为川丹参从栽培技术上缓解或克服连作障碍提供理论依据，对川丹参产业发展具有重要意义。

5.1 连作对川丹参植株的影响

在四川省德阳市中江县合兴乡和睦村，选择一块地势平整、排水良好，且近年来未曾种植过丹参的地块进行丹参田间试验。试验田四周设置水泥砌成的隔离墙，厚10 cm，高出地面20～30 cm，入土深40 cm，截断外界土壤水肥渗漏，使试验田形成封闭的试验小区环境。设置连作1年（LZ1）、连作2年（LZ2）、连作3年（LZ3）3种处理，以种植第1年（DY）为对照。采用随机区组设计，小区5.5 m×3.6 m，每小区5小厢，厢宽×沟宽×沟深=70 cm×25 cm×15 cm，每厢错窝栽种两行，行距×窝距=40 cm×25 cm，覆盖黑色地膜。3个重复。所有处理田间管理保持一致。

统计出苗率，观察苗期（开花之前）长势，并统计枯苗率情况。在川丹参苗期、花期（盛花期）、根膨大期（根开始伸长，进行次生生长至中柱明显膨大这一时间段）、收获期对 DY、LZ1、LZ2、LZ3 进行农艺性状指标观测，测定根活力、叶绿素含量、SOD、POD、CAT、MDA 等生理生化指标。按照《中华人民共和国药典》（2015 年版，一部）的方法进行各连作年限丹参有效成分分析。

5.1.1 苗期生物学特性

苗期丹参生长状况见图 5-1 和表 5-1。DY 中的川丹参出苗率为 98%，种植第一年丹参苗期长势较好，叶片嫩绿舒展，无枯苗情况；LZ1 中川丹参出苗率与 DY 相比无差异，苗期叶片嫩绿舒展，无枯苗情况；LZ2 中川丹参出苗率为 98%，苗期叶片嫩绿舒展，枯苗率为 1%；LZ3 中川丹参出苗率为 95%，与 DY 相比，显著下降了 3%（$P <$ 0.05），苗期植株长势差，幼苗叶片黄绿，边缘皱缩，植株矮小，枯苗率 4%。

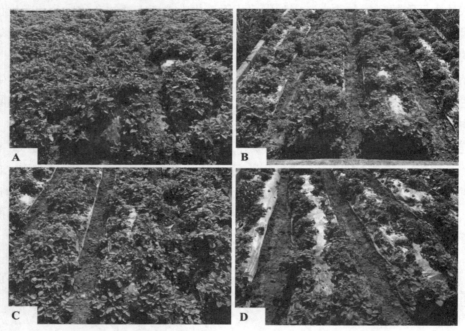

A，DY；B，LZ1；C，LZ2；D，LZ3

图 5-1 连作对川丹参苗期生长的影响

表 5-1 不同连作年限川丹参苗期生长状况

试验种植处理	出苗率	幼苗情况	枯苗率
DY	98%[a]	叶片舒展 嫩绿、健壮	—
LZ1	98%[a]	叶片舒展 嫩绿、健壮	—
LZ2	98%[a]	叶片舒展 嫩绿、健壮	1%
LZ3	95%[b]	叶片边缘皱缩 黄绿、矮小	4%

5.1.2 生理指标

5.1.2.1 根活力

连作对苗期川丹参根活力的影响如图 5-2 所示，随着连作年限增加，川丹参根活力表现为逐渐降低的趋势，与 DY 相比，连作的川丹参根活性显著降低（$P < 0.05$）。LZ2 和 LZ3 与 LZ1 相比，根活力显著降低（$P < 0.05$），LZ2 与 LZ3 根活力无显著差异（$P > 0.05$）。DY 中幼嫩根尖活力最高，为 97.64 mg/（g·h），与 DY 相比，LZ1 中川丹参根条活力显著下降了 20%（$P < 0.05$），LZ2 和 LZ3 川丹参根活力没有显著差异，但分别比 DY 降低了 42%、41%，且分别比 LZ1 根活力降低了 28%、27%。

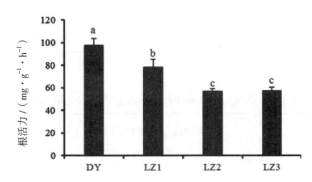

图 5-2　连作对苗期川丹参嫩根尖活力的影响

5.1.2.2 光合色素含量

如表 5-2 所示，连作对川丹参光合色素含量有显著的影响（$P < 0.05$）。连作后类胡萝卜素含量显著低于 DY，LZ1 中类胡萝卜素含量显著低于 LZ2 与 LZ3（$P < 0.05$）；叶绿素 A 的含量在 DY 中最高，为 1.10 mg/g；与 DY 相比，LZ1、LZ2 和 LZ3 分别降低了 58%、43%、53%；连作后叶绿素 B 的含量与 DY 相比，LZ1、LZ2 和 LZ3 分别降低了 50%、26%、41%；由表中叶绿素 A/B 值显示，DY 为 2.97，而连作后叶绿素 A/B 值范围为 2.27 ~ 2.43，比 DY 降低了 20% ~ 23%。

5.1.2.3 生理生化酶

连作对川丹参生理指标的影响见表 5-3。与 DY 相比，连作 1 年、2 年、3 年中丹参幼苗叶片保护酶活性显著升高（$P < 0.05$），LZ1、LZ2 和 LZ3 中 SOD 活性分别比 DY 显著增加 53%、40%、31%（$P < 0.05$），LZ1 与 LZ2 无显著差异，LZ3 与 LZ2 差异无统计学意义，与 LZ1 相比，SOD 活性显著降低（$P < 0.05$）。DY 中的 POD 活性较低，在 LZ2 处理下最高，LZ1 和 LZ3 中 POD 活性无显著差（$P > 0.05$），但连作处理下的

POD 活性均显著高于 DY（$P < 0.05$）。CAT 活性随着连作年限的增加逐渐升高，与 DY 相比，LZ1 和 LZ2 中的 CAT 活性分别增加了 31%、48%，而 LZ3 中 CAT 活性比 DY 增加了 1 倍。DY 中的 MDA 含量最低，随着连作年限的增加 MDA 含量显著增加（$P < 0.05$）。

表 5-2　连作对川丹参幼苗叶片光合色素含量的影响

处理	类胡萝卜素 / （mg·g⁻¹）	叶绿素 A/ （mg·g⁻¹）	叶绿素 B/ （mg·g⁻¹）	叶绿素总量 / （mg·g⁻¹）	叶绿素 A/B
DY	0.19 ± 0.02a	1.10 ± 0.02a	0.37 ± 0.03a	1.67 ± 0.05a	2.97 ± 0.07a
LZ1	0.11 ± 0.04cd	0.46 ± 0.06cd	0.19 ± 0.01c	0.65 ± 0.00c	2.43 ± 0.15ab
LZ2	0.13 ± 0.05b	0.63 ± 0.02b	0.27 ± 0.01b	0.90 ± 0.03b	2.27 ± 0.03b
LZ3	0.12 ± 0.10bc	0.51 ± 0.03c	0.22 ± 0.20c	0.71 ± 0.02c	2.35 ± 0.48b

注：同行不同小写字母表示差异显著（$P < 0.05$）。

表 5-3　连作对川丹参保护酶活性和丙二醛含量的影响

处理	保护酶活性（FW）/（U·g⁻¹）			MDA 含量 /（μmol·g⁻¹）
	SOD	POD	CAT	
DY	0.801 ± 0.052c	0.222 ± 0.018d	0.710 ± 0.047d	0.015 ± 0.007d
LZ1	1.229 ± 0.013a	0.285 ± 0.012bc	0.930 ± 0.051bc	0.022 ± 0.001c
LZ2	1.120 ± 0.072ab	0.372 ± 0.017a	1.047 ± 0.032b	0.028 ± 0.018b
LZ3	1.046 ± 0.099b	0.282 ± 0.023c	1.420 ± 0.032a	0.036 ± 0.021a

注：同行不同小写字母表示差异显著（$P < 0.05$）。

5.1.3 农艺性状

连作对各时期植株株高的影响如图 5-3 所示。从苗期到收获期的整体趋势为连作植株的株高低于 DY，且具有显著性差异（$P < 0.05$）。苗期时，与 DY 相比，LZ1、LZ2 和 LZ3 植株株高显著降低（$P < 0.05$），连作各年限间植株株高无显著性差异；花期时，DY 株高仍显著高于各连作年限处理（$P < 0.05$），LZ1 植株株高与 LZ2、LZ3 之间差异显著（$P < 0.05$），LZ2 与 LZ3 之间无显著性差异（$P > 0.05$）。根膨大期时，LZ1 植株株高与 LZ2 无显著性差异，LZ2 植株株高与 LZ3 无显著性差异；收获期时，各处理地上部分高度下降，DY 株高仍显著高于 LZ1、LZ2 和 LZ3（$P < 0.05$）。

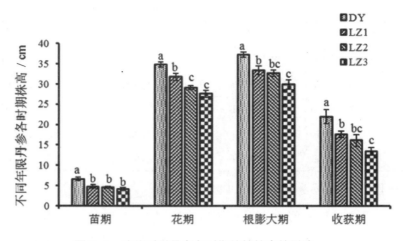

图 5-3　连作对川丹参各时期植株株高的影响

连作对川丹参根条的影响结果见图 5-4 和表 5-4。根膨大期时，LZ1、LZ2 和 LZ3 与 DY 相比主根根长均值显著缩短（$P < 0.05$）；收获期时，DY 主根长度均值为 25.10 cm，与 DY 相比，LZ1、LZ2 和 LZ3 主根长度分别下降了 16%、23% 和 36%。根膨大期时，LZ1、LZ2 和 LZ3 与 DY 相比主根直径均值显著下降（$P < 0.05$）；收获期时，DY 主根直径均值为 21.07 cm，与 DY 相比，LZ1、LZ2 和 LZ3 主根直径分别降低了 46%、61% 和 58%。根膨大期时，LZ1、LZ2 和 LZ3 与 DY 相比根数量均值显著减少（$P < 0.05$）；收获期时，DY 的根数量均值为 13，与 DY 相比，LZ1 的根数量增加了 15%，LZ2 和 LZ3 根数量均降低了 46%。

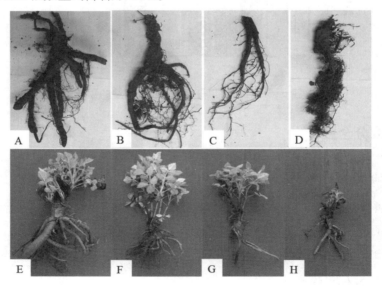

根膨大期（A～D）：A，DY；B，LZ1；C，LZ2；D，LZ3。收获期（E～H）：E，DY；F，LZ1；G，LZ2；H，LZ3

图 5-4　连作对川丹参根膨大期和收获期根条的影响

表 5-4　连作对川丹参根膨大期和收获期根条的影响

处理	根膨大期			收获期		
	主根长度 /cm	主根直径 /cm	根数量	主根长度 /cm	主根直径 /cm	根数量
DY	15.50 ± 0.87a	9.45 ± 0.30a	10 ± 0.88a	25.10 ± 1.27a	21.07 ± 1.28a	13 ± 0.88b
LZ1	12.83 ± 0.73b	7.60 ± 0.54b	7 ± 1.16b	21.07 ± 0.71b	11.31 ± 0.68b	15 ± 1.45a
LZ2	7.33 ± 0.88c	4.90 ± 0.50c	3 ± 0.58c	19.23 ± 0.98b	8.20 ± 0.63c	7 ± 1.20c
LZ3	7.90 ± 0.21c	4.12 ± 0.31c	3 ± 0.33c	16.10 ± 0.71c	8.76 ± 0.76c	7 ± 0.33c

注：同行不同小写字母表示差异显著（$P < 0.05$）。

连作对川丹参单株根鲜重和干重的影响见图 5-5。整体趋势为川丹参单株根鲜重和干重在连作后显著降低（$P < 0.05$），LZ2 与 LZ3 之间根鲜重和干重差异无统计学意义，但均显著低于 LZ1。DY 单株根鲜重均值为 582 g，与 DY 相比，LZ1、LZ2 和 LZ3 单株根鲜重分别下降了 21%、68% 和 70%。DY 单株根干重均值为 230 g，LZ1、LZ2 和 LZ3 与 DY 相比单株根干重分别降低了 26%、73% 和 72%。

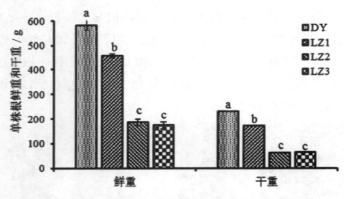

图 5-5　连作对川丹参单株根条重量的影响

5.1.4 有效成分含量

5.1.4.1 标准曲线绘制

通过 HPLC 分析，以 9 种有效成分的峰面积（y）与浓度（x，μg/mL）作图进行回归方程分析（表 5-5），结果表明各有效成分的相关系数均在 0.998 及以上，在线性范围内线性回归方程的线性较好，所拟合的线性回归方程可用于成分定量分析。

5.1.4.2 有效成分含量的测定

连作对川丹参有效成分含量的影响见表 5-6，其色谱图如图 5-6 和图 5-7 所示。结果显示：在 DY 根条中检测到的丹参素含量为 0.72%，而在连作处理的根条中均未能检测到丹参素这一成分；DY 和连作处理的川丹参根条中原儿茶醛含量分别为 0.02%、0.03%、0.02%、0.03%，差异无统计学意义（$P > 0.05$）；对咖啡酸而言，DY 根条中含量最高，为 0.30%，LZ1 和 LZ2 与 DY 相比无显著性减少，分别为 0.26%、0.23%，总体呈逐渐减少的趋势。LZ3 中检测到的咖啡酸含量为 0.14%，与 DY 和 LZ1、LZ2 相比显著减少（$P < 0.05$），较 DY 减少了 52%，较 LZ1 减少了 44%，较 LZ2 减少了 37%；阿魏酸含量在连作后降低明显（$P < 0.05$），LZ1、LZ2 和 LZ3 分别比 DY 降低了 75%、77%、84%；丹酚酸 B 是丹参根条中主要的酚酸物质，DY 中的丹酚酸 B 含量最高，为 8.64%，随着连作年限增加丹酚酸 B 含量逐渐降低，连作处理的丹酚酸 B 含量分别为 8.08%、7.03%、6.39%，与 DY 相比分别下降了 7%、19%、26%。各连作处理下二氢丹参酮含量与 DY 相比具有显著性差异（$P < 0.05$），随着连作年限的增加，呈先降低再增加的趋势，LZ3 中二氢丹参酮含量最高，为 0.09%；DY 与连作处理下的隐丹参酮含量无显著性差异（$P > 0.05$）；丹参酮 I 的含量随连作年限的增加呈先降低再增加的趋势，LZ3 中丹参酮 I 含量最高，比 DY 增加了 14%。丹参酮 II A 在 DY 和 LZ1、LZ2 之间不具有显著性差异（$P > 0.05$），LZ3 中丹参酮 II A 分别比 DY、LZ1 和 LZ2 增加了 83%、70%、73%（$P < 0.05$）。

表 5-5 川丹参有效成分线性回归方程及线性范围

成分	线性回归方程	相关系数（R^2）	线性范围 /（$\mu g \cdot mL^{-1}$）
丹参素	$Y = 0.2027X + 1.1018$	0.998	8.4 ~ 126
原儿茶醛	$Y = 4.7975X + 0.0263$	0.999	1 ~ 8
咖啡酸	$Y = 2.1147X - 0.6114$	1	10 ~ 80
阿魏酸	$Y = 3.6634X - 1.6113$	0.999	2.24 ~ 22.4
丹酚酸 B	$Y = 0.9494X + 37.61$	0.999	130 ~ 3 250
二氢丹参酮	$Y = 1.9207X - 0.0634$	1	10 ~ 150
隐丹参酮	$Y = 4.2242X - 0.3807$	1	5 ~ 50
丹参酮 I	$Y = 4.4766X - 8.5942$	0.999	8.8 ~ 132
丹参酮 II A	$Y = 5.2789X + 0.6279$	1	8 ~ 280

表 5-6 连作对川丹参有效成分含量的影响

含量 /%	DY	LZ1	LZ2	LZ3
丹参素	0.72 ± 0.022a	0.00 ± 0.000b	0.00 ± 0.000b	0.00 ± 0.000b
原儿茶醛	0.02 ± 0.011a	0.03 ± 0.012a	0.02 ± 0.003a	0.03 ± 0.029a
咖啡酸	0.30 ± 0.019a	0.26 ± 0.003a	0.23 ± 0.003ab	0.14 ± 0.05b
阿魏酸	0.17 ± 0.011a	0.04 ± 0.011b	0.04 ± 0.017b	0.03 ± 0.011c

续表

含量 /%	DY	LZ1	LZ2	LZ3
丹酚酸 B	8.64 ± 0.063a	8.08 ± 0.058b	7.03 ± 0.061c	6.39 ± 0.035d
二氢丹参酮	0.04 ± 0.003c	0.01 ± 0.005d	0.04 ± 0.003b	0.09 ± 0.006a
隐丹参酮	0.01 ± 0.060a	0.01 ± 0.015a	0.01 ± 0.001a	0.03 ± 0.006a
丹参酮 I	0.12 ± 0.060b	0.10 ± 0.060c	0.07 ± 0.030d	0.14 ± 0.030a
丹参酮 II A	0.22 ± 0.009b	0.23 ± 0.009b	0.23 ± 0.006b	0.40 ± 0.009a

注：同行不同小写字母表示差异显著（$P < 0.05$）。

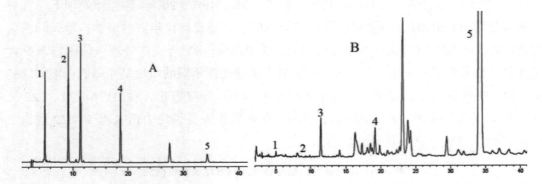

1，丹参素；2，原儿茶醛；3，咖啡酸；4，阿魏酸；5，丹酚酸 B

图 5-6　5 种酚酸标准品（A）和样品色谱图（B）

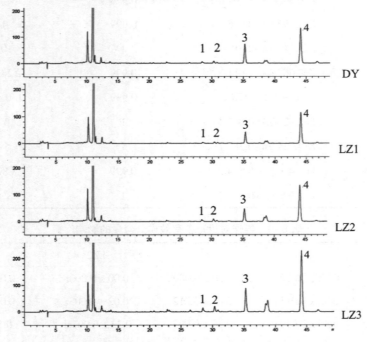

1，二氢丹参酮；2，隐丹参酮；3，丹参酮 I；4，丹参酮 II A

图 5-7　样品色谱图

5.2 连作对根际土壤的影响

田间试验设计同 5.1。测定土壤的 pH 值、有机质、含水量、速效 N、速效 P、速效 K 等理化指标；测定土壤中酸性磷酸酶（S–ACP）、多酚氧化酶（S–PPO）、过氧化氢酶（S–CAT）、脲酶（S–UE）和蔗糖酶（S–SC）的酶活性。

制备连作 1 年、2 年、3 年混合土壤的石油醚、乙酸乙酯、正丁醇、甲醇等 4 种浸提液，以山东丹参种子、小麦种子、白菜种子为受体，分析根际土壤潜在化感物质。

5.2.1 理化性质

5.2.1.1 土壤 pH 值

由图 5–8 可知，同一块地不同种植年限土壤 pH 值之间无显著性差异（$P > 0.05$），DY 和各年限连作土壤都为中性偏弱酸性，但总体呈 pH 值随着丹参连作年限增加而降低的趋势。DY 的 pH 值为 6.78，与 DY 相比，LZ1、LZ2 和 LZ3 的 pH 值分别下降了 0.7%、3% 和 3%。

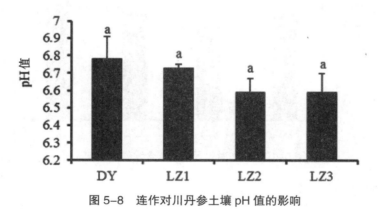

图 5–8 连作对川丹参土壤 pH 值的影响

5.2.1.2 土壤有机质含量

连作对川丹参土壤有机质的影响结果见图 5–9。结果显示，连作后川丹参土壤有机质含量显著下降（$P < 0.05$），与 DY 相比，LZ1、LZ2 和 LZ3 的土壤有机质含量分别下降了 13%、7% 和 8%。LZ1、LZ2 和 LZ3 之间土壤有机质含量差异无统计学意义（$P > 0.05$）。

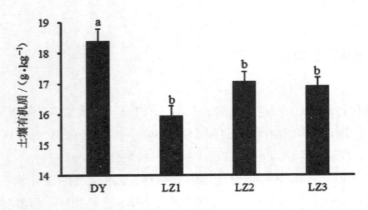

图 5-9　连作对川丹参土壤有机质的影响

5.2.1.3 土壤含水量

连作对土壤含水量的影响结果如图 5-10。DY 的土壤含水量为 17%；LZ1 和 LZ2 的土壤含水量与 DY 相比无显著性差异，LZ3 的土壤含水量与 DY 相比增加了 21%（$P < 0.05$），随着连作年限的增加，LZ1、LZ2 和 LZ3 土壤含水量逐渐增加。

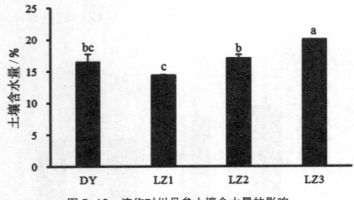

图 5-10　连作对川丹参土壤含水量的影响

5.2.1.4 土壤速效 N、P、K

连作对川丹参土壤速效 N、P、K 的影响如图 5-11。在苗期时，连作土壤中速效 N 含量显著高于 DY（$P < 0.05$）；花期时，DY 速效 N 含量与连作土壤无显著性差异；根膨大期时，DY 速效 N 含量显著低于连作土壤（$P < 0.05$）；收获期时，DY 速效 N 含量与连作土壤含量无显著性差异。各时期 DY 土壤中速效 P 含量显著低于连作土壤（$P < 0.05$）。DY 在花期至收获期时的速效 K 含量均显著低于连作土壤（$P < 0.05$），LZ2 土壤速效 K 含量在各时期均显著高于其他处理（$P < 0.05$）。

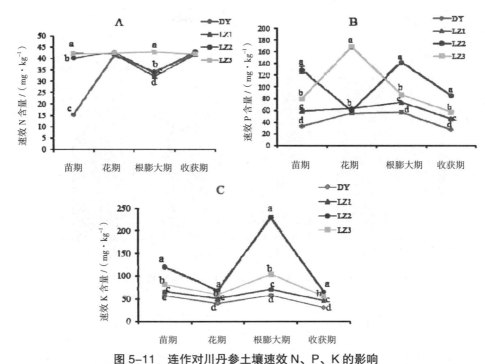

图 5-11 连作对川丹参土壤速效 N、P、K 的影响

注：不同小写字母表示同一时期不同处理下土壤速效氮、磷、钾性差异显著（$P < 0.05$）。

5.2.2 土壤酶活性

5.2.2.1 土壤酸性磷酸酶（S-ACP）

对土壤酸性磷酸酶的影响结果见图 5-12。苗期时，LZ1、LZ2、LZ3 土壤中 S-ACP 活性均显著高于 DY（$P < 0.05$），连作处理间土壤 S-ACP 活性无显著地差异（$P > 0.05$）；花期和根膨大期时，DY 与 LZ1、LZ2、LZ3 土壤 S-ACP 活性无显著性差异；收获期时，连作各土壤 S-ACP 活性均显著低于 DY（$P < 0.05$），LZ1 与 LZ2 土壤 S-ACP 活性无显著性差异，LZ3 与 LZ1、LZ2 相比，土壤中 S-ACP 活性呈显著下降趋势。

5.2.2.2 土壤多酚氧化酶（S-PPO）

连作对土壤多酚氧化酶活性影响结果见图 5-13。苗期时，LZ3 年土壤 S-PPO 活性显著高于 DY、LZ1 和 LZ2（$P < 0.05$），LZ1、LZ2 土壤 S-PPO 活性与 DY 相比，差异无统计学意义（$P > 0.05$）；花期时，各处理土壤中 S-PPO 活性均无显著差异（$P > 0.05$）；根膨大期时，LZ2、LZ3 土壤中 S-PPO 活性显著高于 DY（$P < 0.05$），LZ1 与 DY 土壤中 S-PPO 活性无显著差异（$P > 0.05$）；收获期时，连作各处理土壤 S-PPO 活性均显著高于 DY（$P < 0.05$），LZ1、LZ2 和 LZ3 土壤中 S-PPO 活性差异无统计学意义（$P > 0.05$）。

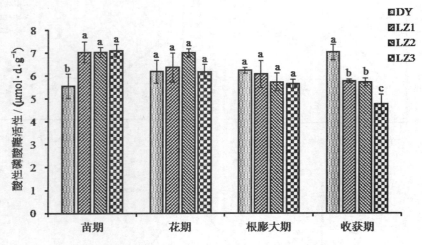

图 5-12 连作对川丹参土壤酸性磷酸酶的影响

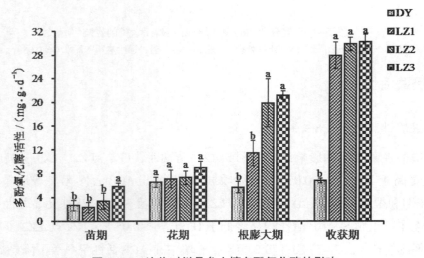

图 5-13 连作对川丹参土壤多酚氧化酶的影响

5.2.2.3 土壤过氧化氢酶（S-CAT）

连作对川丹参土壤过氧化氢酶的影响结果见图 5-14。整体情况为 DY 土壤中 S-CAT 活性在各个时期均显著高于连作处理（$P < 0.05$）。苗期时，LZ1 与 LZ3 土壤中 S-CAT 活性无显著性差异（$P > 0.05$），而 LZ2 分别高于前两者；花期和根膨大期时，连作各处理间差异不显著（$P > 0.05$）。收获期时，DY 土壤 S-CAT 活性较高，而连作土壤中 S-CAT 酶活性随着连作年限的增加活性降低。

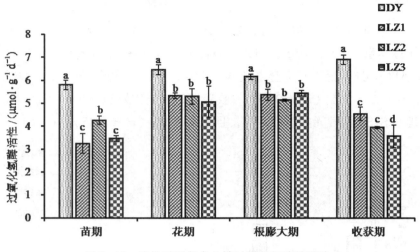

图 5-14　连作对川丹参土壤过氧化氢酶的影响

5.2.2.4 土壤脲酶（S-UE）

连作对土壤脲酶活性的影响结果如图 5-15 所示。整体上连作后的土壤中 S-UE 活性降低。苗期时，与 DY 相比，LZ1 中 S-UE 活性无显著性差异，LZ2、LZ3 中 S-UE 活性显著下降（$P < 0.05$）；花期时，DY 中 S-UE 活性显著高于连作土壤，LZ1、LZ2、LZ3 之间 S-UE 活性无显著性差异（$P < 0.05$）；根膨大期时的趋势与苗期相似；收获期时，DY 与 LZ1 土壤中 S-UE 活性无显著差异，LZ2 与 LZ3 土壤中 S-UE 活性显著低于 DY。

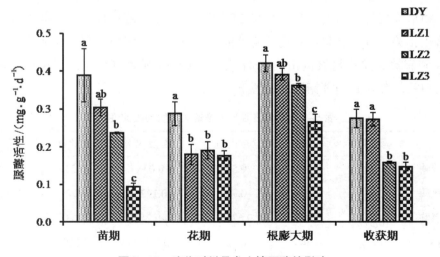

图 5-15　连作对川丹参土壤脲酶的影响

5.2.2.5 土壤蔗糖酶（S–SC）

连作对土壤蔗糖酶活性的影响如图 5–16 所示。苗期时，DY 与 LZ1 的土壤 S–SC 活性差异无统计学意义（$P > 0.05$），LZ2 与 LZ3 的土壤 S–SC 活性差异无统计学意义（$P > 0.05$）；花期时，连作处理间无显著差异（$P > 0.05$）；根膨大期时，S–SC 活性表现为 DY > LZ1 > LZ2 > LZ3（$P < 0.05$）；收获期时，连作处理中 S–SC 活性有所上升，且各连作处理间 S–SC 活性无显著性差异，且均高于 DY（$P < 0.05$）。

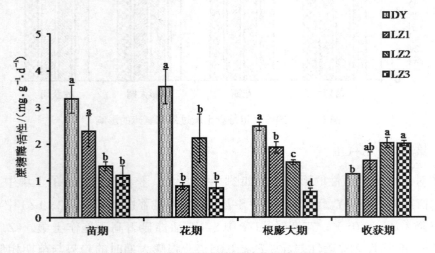

图 5–16　连作对川丹参土壤蔗糖酶的影响

5.2.2.6 土壤酶活性与土壤理化性质的相关性分析

土壤酶活性与土壤理化性质的相关性分析如表 5–7 所示。由表 5–7 可知，有机质与多酚氧化酶呈极显著负相关，有效 P 与多酚氧化酶呈极显著正相关。有机质与过氧化氢酶呈显著正相关，有效 P 与过氧化氢酶呈极显著正相关。脲酶与含水量呈显著负相关，与有效 N 和有效 K 呈极显著负相关。pH 值与蔗糖酶呈显著负相关，有效 P 与蔗糖酶呈极显著正相关，有效 K 与蔗糖酶呈显著正相关关系。

表 5–7　土壤酶活与土壤理化性质的相关性

	含水量	pH 值	有机质	有效 N	有效 P	有效 K
酸性磷酸酶	−0.391	0.381	0.509	−0.035	−0.537	−0.422
多酚氧化酶	0.211	−0.46	−0.709**	0.172	0.772**	0.561
过氧化氢酶	−0.312	0.367	0.677 8*	−0.21	0.743**	−0.611*
脲酶	−0.586*	0.344	0.124	−0.739**	0.320	−0.796**
蔗糖酶	0.472	−0.655*	−0.369	0.110	0.791**	0.664*

注：* 表示呈显著相关（$P < 0.05$），** 表示呈极显著相关（$P < 0.01$）。

5.2.3 土壤潜在化感物质分析

5.2.3.1 土壤浸提液抑制种子萌发活性的测定

4 种土壤浸提液的生物活性测定如图 5-17 所示。结果显示，4 种土壤浸提液对 3 种种子萌发有一定影响，种子萌发的抑制率表现为山东丹参＞小麦＞白菜，其中乙酸乙酯浸提液对山东丹参种子抑制率高达 40%。

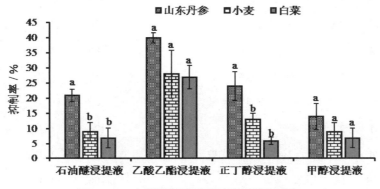

图 5-17　土壤浸提液对种子萌发的抑制率

5.2.3.2 土壤浸提液中化合物的 GC–MS 鉴定

对土壤石油醚、乙酸乙酯、正丁醇和甲醇浸提液进行 GC–MS 分析，经过质谱扫描离子峰，通过计算机数据检索库中标准离子色谱图对比分析，选择相似度较高的成分，结果分别见表 5–8、表 5–9、表 5–10 和表 5–11。

由表 5–8 可知，连作土壤的石油醚浸提液中主要为烃、醇、酯、酚类物质，一些为长链脂肪酸、苯甲酸等衍生物。含量较大的为 3，7，11– 三甲基 –1– 十二烷醇（3.5%）、1– 十八烷醇（3.66%）、（3，3– 二甲基丁基）– 苯（4.1%）、1– 十六烷醇（5.96%）、1– 二十二醇（6.65%）、正任烷（6.98%）、邻苯二甲酸（2– 乙基己基）酯（19.28%）等。

表 5–8　石油醚浸提液中化合物种类和相对含量

编号	保留时间	化合物名称	分子量	结构式	相对含量 /%
1	4.689	4– 甲基 – 庚烷	114	C_8H_{18}	0.1
2	4.85	2– 甲基 – 庚烷	114	C_8H_{18}	0.81
3	5.162	1，4– 二甲基环己烷	112	C_8H_{16}	0.67
4	5.573	顺式 1– 乙基 –2– 甲基环戊烷	112	C_8H_{16}	0.19

续表

编号	保留时间	化合物名称	分子量	结构式	相对含量 /%
5	5.952	正辛烷	114	C_8H_{18}	1.54
6	6.903	（Z）–7– 甲基 –2– 癸烯	154	$C_{11}H_{22}$	0.09
7	7.197	2，6– 二甲基 – 庚烷	128	C_9H_{20}	1.32
8	7.47	1，1，3– 三甲基环己烷	126	C_9H_{18}	2.57
9	8.098	1– 壬烯	126	C_9H_{18}	0.6
10	8.694	2，3– 二甲基庚烷	128	C_9H_{20}	1.1
11	8.844	乙苯	106	C_8H_{10}	0.45
12	8.977	7– 甲基 –1– 十一碳烯	168	$C_{12}H_{24}$	0.24
13	9.4	（3，3– 二甲基丁基）– 苯	162	$C_{12}H_{18}$	4.1
14	9.851	2，5– 二甲基 – 庚烷	128	C_9H_{20}	2.03
15	10.74	反式 –1，2– 二乙基环戊烷	126	C_9H_{18}	2.28
16	11.069	P– 二甲苯	106	C_8H_{10}	1.02
17	11.68	7 亚甲基 – 十三烷	196	$C_{14}H_{28}$	0.47
18	12.209	正壬烷	128	C_9H_{20}	6.98
19	13.377	1–（1– 亚甲基 –2– 丙烯基）– 环戊醇	138	$C_9H_{14}O$	0.16
20	13.488	1– 甲基乙基）– 苯	120	C_9H_{12}	0.26
21	13.67	3，7，11– 三甲基 –1– 十二烷醇	228	$C_{15}H_{32}O$	3.5
22	13.872	丙基环己烷	126	C_9H_{18}	1.6
23	14.573	2，6– 二甲基辛烷	142	$C_{10}H_{22}$	2.23
24	14.834	十四烷基环氧乙烷	240	$C_{16}H_{32}O$	0.42
25	15.012	3– 乙基 –2– 甲基庚烷	142	$C_{10}H_{32}$	1.34
26	15.574	1，1，2，3– 四甲基环己烷	140	$C_{10}H_{20}$	1.1
27	15.591	2– 丁基，1– 辛醇	186	$C_{12}H_{26}O$	3.6
28	16.291	1– 乙基 –4– 甲基苯	120	C_9H_{12}	1.22
29	16.848	（1，1，3– 三甲基壬基）– 亚麻基苯	246	$C_{18}H_{30}$	1.43
30	17.02	草酸环己基甲基苯甲酯	298	$C_{17}H_{30}O_4$	0.43
31	17.947	1– 甲基 –3–（2– 甲基丙基）– 环戊烷	140	$C_{10}H_{20}$	0.39

续表

编号	保留时间	化合物名称	分子量	结构式	相对含量 /%
32	18.516	三甲苯	120	C_9H_{12}	1.17
33	19.495	癸烷	142	$C_{10}H_{22}$	2.62
34	20.43	1- 乙基 -3- 甲基苯	120	C_9H_{12}	0.63
35	20.602	对伞花烃	134	$C_{10}H_{14}$	0.19
36	20.741	O 型伞花烃	139	$C_{10}H_{14}$	0.2
37	22.582	（1- 甲基丙基）- 苯	134	$C_{10}H_{14}$	0.15
38	26.008	十一烷	156	$C_{11}H_{24}$	0.52
39	28.908	1- 十二烯	168	$C_{12}H_{24}$	0.73
40	29.206	2，6，10- 三甲基十二烷	212	$C_{12}H_{32}$	0.1
41	29.407	2，6- 二甲基 - 十一烷	184	$C_{13}H_{28}$	0.11
42	30.252	7- 甲基十三烷	198	$C_{14}H_{30}$	0.1
43	30.425	十四烷	198	$C_{14}H_{30}$	0.19
44	30.73	2，6，11 三甲基十二烷	212	$C_{15}H_{32}$	0.31
45	30.875	十五烷	212	$C_{15}H_{32}$	0.09
46	32.594	1- 十四碳烯	196	$C_{14}H_{28}$	1.34
47	33.851	3- 乙基 -2，6，10- 三甲基十一烷	226	$C_{16}H_{34}$	0.14
48	34.429	十七烷	240	$C_{17}H_{36}$	0.12
49	34.613	十九烷	268	$C_{19}H_{40}$	0.12
50	34.919	2，4- 二 - 叔丁基苯酚	206	$C_{14}H_{22}O$	2.29
51	36.292	1- 十六烷醇	242	$C_{16}H_{34}O$	5.96
52	37.566	十六氢芘	218	$C_{16}H_{26}$	0.1
53	38.011	2，6，11，15 四甲基十六烷	282	$C_{20}H_{42}$	0.36
54	39.101	E-15-Heptadecenal	252	$C_{17}H_{32}O$	2.04
55	39.157	十八烷	254	$C_{18}H_{38}$	0.32
56	39.735	二十烷	282	$C_{20}H_{42}$	1.35
57	40.225	二十一烷	296	$C_{21}H_{44}$	0.17
58	41.037	2- 甲基二十烷	296	$C_{21}H_{44}$	0.3

续表

编号	保留时间	化合物名称	分子量	结构式	相对含量 /%
59	41.343	1-十九碳烯	266	$C_{19}H_{38}$	1.87
60	42.216	1-十八烷醇	270	$C_{18}H_{38}O$	3.66
61	42.305	3-乙基-5-（2-乙基丁基）-十八烷	366	$C_{26}H_{54}$	0.2
62	43.128	二十五烷	352	$C_{25}H_{52}$	0.12
63	43.267	1-二十二醇	326	$C_{22}H_{46}O$	6.65
64	46.338	邻苯二甲酸二（2-乙基己基）酯	390	$C_{24}H_{38}O$	19.28

乙酸乙酯样品中的化合物，主要为酸类、烃类、醇类、酯类、酮类、酚类、醛类物质，种类见表 5-9。含量较高的为 9.10 蒽二酮（2.32%）、乙酰柠檬酸三丁酯（3.02%）、丁酸乙酯（3.32%）、异辛醇（3.51%）、乙酸丁酯（4.03%）、异癸基二苯酯磷酸（4.32%）、2，4-二-叔丁基苯酚（4.45%）、丙酸乙酯（4.99%）、邻苯二甲酸（2-乙基己基）酯（18.78%）、邻苯二甲酸丁基十四烷基酯（20.87%）等。

表 5-9 乙酸乙酯浸提液中化合物种类和相对含量

编号	保留时间	化合物名称	分子量	结构式	相对含量 /%
1	4.227	丙酸乙酯	102	$C_5H_{10}O_2$	4.99
2	4.444	甲酸丁酯	102	$C_5H_{10}O_2$	5.2
3	4.578	环丙烷十四烷酸 2-辛基，甲酯	394	$C_{26}H_{50}O_2$	1.03
4	4.794	1-甲基烯丙基乙酸酯	114	$C_6H_{10}O_2$	0.68
5	5.167	丙酸，2-甲基-乙基酯	116	$C_6H_{12}O_2$	2.89
6	5.568	乙酸异丁酯	116	$C_6H_{12}O_2$	2.36
7	6.463	丁酸乙酯	116	$C_6H_{12}O_2$	3.32
8	7.175	乙酸丁酯	116	$C_6H_{12}O_2$	4.03
9	7.286	2，4-二甲基庚烷	128	C_9H_{20}	2.2
10	9.572	4-甲基辛烷	128	C_9H_{20}	1.3
11	12.448	戊酸乙酯	130	$C_9H_{14}O_2$	0.45
12	19.384	癸烷	142	$C_{10}H_{22}$	0.69
13	20.936	2，6-二甲基壬烷	156	$C_{11}H_{24}$	0.44
14	21.453	异辛醇	130	$C_8H_{18}O$	3.51
15	23.388	2，6，10-三甲基十二烷	212	$C_{15}H_{32}$	0.34

续表

编号	保留时间	化合物名称	分子量	结构式	相对含量/%
16	28.878	1-十二烯	168	$C_{12}H_{24}$	1.42
17	29.078	十二烷	170	$C_{12}H_{26}$	2.11
18	29.323	2，5-二甲基苯甲醛	134	$C_{21}H_{44}$	2.2
19	31.509	2，6，10，15-四甲基十七烷	296	$C_{14}H_{28}$	0.33
20	32.555	1-十四烷	196	$C_{14}H_{28}$	0.23
21	32.688	十四烷	198	$C_{14}H_{30}$	0.44
22	34.863	2，4-二-叔丁基苯酚	206	$C_{14}H_{22}O$	4.45
23	36.237	1-十六碳烯	224	$C_{16}H_{32}$	0.44
24	39.046	1-二十四烯	336	$C_{24}H_{48}$	2.09
25	41.02	邻苯二甲酸丁基十四烷基酯	418	$C_{26}H_{42}O_4$	20.87
26	41.198	9，10蒽二酮	208	$C_{14}H_8O_2$	2.32
27	41.287	1-二十碳烯	280	$C_{20}H_{40}$	2.33
29	43.879	乙酰柠檬酸三丁酯	402	$C_{20}H_{34}O_8$	3.02
30	45.353	异癸基二苯酯磷酸	390	$C_{22}H_{31}O_4P$	4.32
31	46.343	邻苯二甲酸（2-乙基己基）酯	390	$C_{24}H_{33}O_4$	18.78

正丁醇化合物种类见表 5-10，主要为烃类、醇类、酯类物质，其中含量较高的为乙基-3，5-二异丙基苯（4.48%）、丁酸丁酯（6.66%）及邻苯二甲酸（2-乙基己基）酯（79.01%）等。

表 5-10　正丁醇浸提液中化合物种类和相对含量

编号	保留时间	化合物名称	分子量	结构式	相对含量/%
1	15.813	1-丁醇	74	$C_4H_{10}O$	1.34
2	20.697	丁酸丁酯	144	$C_8H_{16}O_2$	6.66
3	19.095	丁酸2-甲酯	144	$C_8H_{16}O_2$	2.28
4	25.786	1-乙基-3，5-二异丙基苯	190	$C_{14}H_{22}$	4.48
5	28.595	1-丁氧基-1-异丁氧基丁烷	202	$C_{12}H_{26}O_2$	1.59
6	28.945	5，8，12，15-Tetraoxanonadecane	304	$C_{17}H_{36}O_4$	3.2
7	42.249	邻苯二甲酸（2-乙基己基）酯	390	$C_{20}H_{40}O_2$	79.01
8	43.078	顺式-9-十六碳烯酸庚酯	352	$C_{23}H_{44}O_2$	0.3
9	43.156	棕榈酸丁酯	312	$C_{20}H_{40}O_2$	1.1

　　甲醇样品中的化合物种类见表 5-11，主要为酸类、醇类、酯类物质。其中含量较高的为胞壁酸（2.95%）、甲基丙醇二酸（4.51%）、乙醇酸（7.17%）、1- 丁醇（7.33%）、邻苯二甲酸（2- 乙基己基）酯（76.47%）。

表 5-11　甲醇浸提液中化合物种类和相对含量

编号	保留时间	化合物名称	分子量	结构式	相对含量 /%
1	3.165	甲基丙醇二酸	134	$C_4H_6O_5$	4.51
2	3.226	胞壁酸	251	$C_9H_{17}NO_7$	2.95
3	3.293	乙醇酸	76	$C_2H_4O_3$	7.17
4	4.111	1- 丁醇	74	$C_4H_{10}O$	7.33
5	40.464	（Z）- 甲基十六碳 -11- 烯酸酯	268	$C_{17}H_{32}O_2$	0.57
6	40.575	十六烷酸甲酯	270	$C_{17}H_{34}O_2$	0.95
7	46.243	邻苯二甲酸（2- 乙基己基）酯	390	$C_{24}H_{33}O_4$	76.47

　　不同溶剂浸提的化学物质类别及相对含量见表 5-12。结果显示，石油醚浸提液中烃类物质为主要成分，相对含量占 52.11%，其次为醇类物质，占 23.53%，酯类物质占 19.71%；乙酸乙酯浸提液中酯类物质占 67.62%，烃类物质，占 14.36%；正丁醇浸提液中酯类物质占 89.35%；甲醇浸提液中主要为酸类物质，占 74.63%。在 4 种浸提液中，3，7，11- 三甲基 -1- 十二烷醇、1- 十八烷醇、1- 十六烷醇、1- 二十二醇、1- 丁醇等直链醇及 2，4- 二 – 叔丁基苯酚、胞壁酸、甲基丙醇二酸、乙醇酸等酚酸类物质和棕榈酸丁酯、邻苯二甲酸丁基十四烷基酯、邻苯二甲酸（2- 乙基己基）酯等化感物质通过毒害作用在川丹参连作障碍中起化感毒害效应。

表 5-12　化学物质种类和相对含量

浸提液	化学物质类别	酸类	烃类	醇类	酯类	酮类	酚类	醛类	杂环类
石油醚	数量	0	54	6	2	0	1	0	1
	相对含量 /%	0	52.11	23.53	19.71	0	2.29	0	0.1
乙酸乙酯	数量	1	13	1	12	1	1	1	0
	相对含量 /%	4.32	14.36	3.51	67.62	2.32	4.45	2.2	0
正丁醇	数量	0	3	1	5	0	0	0	0
	相对含量 /%	0	9.27	1.34	89.35	0	0	0	0
甲醇	数量	3	0	1	3	0	0	0	0
	相对含量 /%	17.99	0	7.33	74.63	0	0	0	0

6

丹参化感物质及其化感作用研究

化感作用是澳大利亚植物生理学家 Hans Mlisch 在解释乙烯对果实成熟的影响时提出的，他将化感作用定义为所有类型植物（含微生物）之间相互促进或抑制的现象。E.L.Rice 将化感作用定义为：一种植物包括微生物通过向环境释放一些化合物而对其他植物产生直接或者间接的有害作用。Rice 进一步完善了植物化感作用的定义，将有益作用和自毒作用补充到植物化感作用的定义中。

中药材的药用成分多为植物的次生代谢产物，这些次生代谢产物同时也是植物的化感物质，这些小分子物质，很容易在栽培过程中释放到周围的环境中去，从而对植物自身的生长造成较大的毒害作用。有研究表明，在同一块地连续栽培丹参后，所产的丹参出现褐变，根腐病发病率升高，导致丹参的产量严重下降，并且丹参的品质也得不到保障。

模拟不同途径丹参产生的化感物质制备水浸提液，使用浸提液影响受体，测定丹参生长及生理活性指标，评价丹参化感物质的作用，探讨丹参化感作用产生的规律和主要成分，将为丹参的合理化栽培、耕作、施肥等提供科学研究数据，并为丹参的优质高效生产提供理论基础。

6.1 丹参化感物质对受体植物的化感作用评价

以丹参为植物供体，分别制备其根腐液（GF）、茎腐液（JF）、茎提液（JT）、根提液（GT）的原液，并分别配制 4 个浓度从高到低（0.2 g/mL、0.1 g/mL、0.05 g/mL 和 0.02 g/mL，分别用 1、2、3 和 4 表示）的水浸提液；以萝卜、小麦及丹参为植物受体，运用生物测试法（测定种子萌发及幼苗生物量）来评价丹参化感物质的化感作用。

6.1.1 不同浓度的 4 种丹参水浸提液对受试植物种子发芽率的影响

6.1.1.1 对萝卜种子发芽率的影响

不同浓度的丹参 GF、JF、JT、GT 对萝卜种子发芽率的影响如图 6-1 所示。处理之后萝卜种子发芽率的变化主要取决于丹参浸提液的浓度，当 4 种水浸提液浓度小于等于 0.2 g/mL 时，提取液对种子发芽率呈现出促进或者无化感作用；而当浓度大于 0.2 g/mL 时，提取液对萝卜种子发芽率产生抑制或者无化感作用。

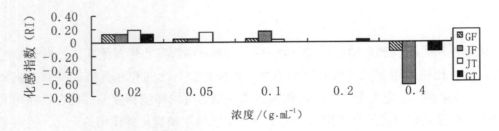

图 6-1 不同丹参水浸提液对萝卜种子发芽率的影响

注：图中每一个浓度处理分别对应有 4 种提取液的 RI 值。当 RI > 0 时，表现为促进作用；当 RI < 0 时，表现为抑制作用；当 RI=0 时，无化感作用，图中柱形图无显示。下同。

6.1.1.2 对小麦种子发芽率的影响

不同浓度的丹参 GF、JF、JT、GT 对小麦种子发芽率的影响如图 6-2 所示。4 种浸提液对小麦种子发芽率的化感作用同样主要取决于浓度的变化，当浓度小于等于 0.05 g/mL 时，对小麦种子发芽率的影响有促进、抑制或者无化感作用；但当浓度大于 0.05 g/mL 时，则 4 种浸提液对萝卜种子的发芽率的影响均呈现抑制作用，且随着浓度的增加抑制作用增强。

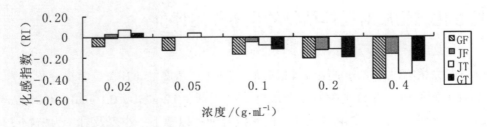

图 6-2 不同丹参水浸提液对小麦种子发芽率的影响

6.1.1.3 对丹参种子发芽率的影响

不同浓度的丹参 GF、JF、JT、GT 对丹参种子发芽率的影响如图 6-3 所示。当 4 种丹参浸提液浓度小于或等于 0.1 g/mL 时，4 种浸提液对丹参种子发芽率的影响表现为促进或者无化感作用；浓度大于 0.1 g/mL 时表现为促进、抑制或者无化感作用，且随着浓度增大，抑制作用逐渐增加而促进作用逐渐减少。

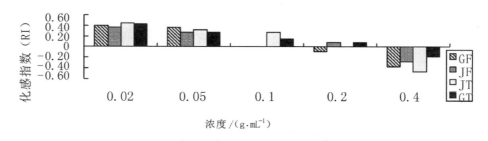

图 6-3　不同丹参水浸提液对丹参种子发芽率的影响

6.1.2 不同浓度的 4 种丹参水浸提液对受试植物幼苗伸长的影响

6.1.2.1 对萝卜幼苗伸长的影响

不同浓度的丹参 GF、JF、JT、GT 对萝卜根长和苗长的影响主要表现为对浓度的依赖（图 6-4）。

对根长的影响：当 4 种浸提液的浓度小于等于 0.1 g/mL 时，对萝卜根长表现为促进或者抑制作用；而当 4 种浸提液浓度大于 0.1 g/mL 时则表现为一致的抑制作用，且随着浸提液浓度的加大，其促进作用减少，而抑制作用加大。

对苗长的影响：当 4 种浸提液的浓度小于等于 0.1 g/mL 时，对萝卜苗长的影响分别表现为促进或者抑制作用；而当 4 种浸提液浓度大于 0.1 g/mL 时则表现为抑制作用。除 GF 外，其余 3 种浸提液则表现为随着浸提液浓度的加大，其促进作用减少，而抑制作用加大。

6.1.2.2 对小麦幼苗伸长的影响

丹参 GF、JF、JT、GT 对小麦幼苗伸长的影响如图 6-5 所示，其对小麦幼苗伸长的影响主要表现为对浓度的依赖。

对小麦根长的影响：当浓度小于等于 0.1 g/mL 时，表现为促进或者无化感作用；而大于 0.1 g/mL 时，则表现为促进或者抑制作用，且浓度越大，促进作用越小而抑制作用越大。

丹参化感物质对萝卜幼苗根长的影响

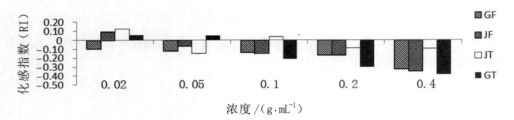

丹参化感物质对萝卜幼苗苗长的影响

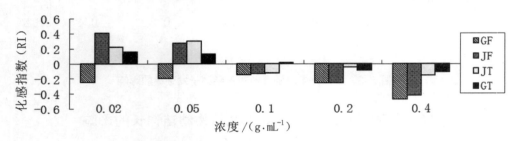

图 6-4 不同丹参水浸提液对萝卜幼苗伸长的影响

丹参化感物质对小麦幼苗根长的影响

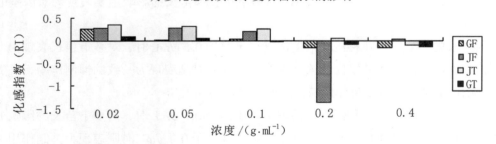

丹参化感物质对小麦幼苗苗长的影响

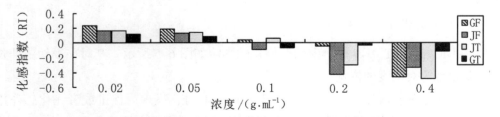

图 6-5 不同丹参水浸提液对小麦幼苗伸长的影响

对小麦苗长的影响：当浓度小于等于 0.05 g/mL 时，表现为一致的促进作用；而大于等于 0.2 g/mL 时，则表现为抑制作用，且浓度越大，促进作用越小而抑制作用越大。

6.1.2.3 对丹参幼苗伸长的影响

丹参 GF、JF、JT、GT 对丹参幼苗伸长的影响如图 6-6 所示。不同浸提液及不同浓度对丹参幼苗伸长的影响不完全相同，丹参的 GF、JT、GT 对丹参幼苗表现为对浓度的依赖，而 JF 则随着浓度的变化无明显趋势。

丹参 GF、JT、GT 对丹参根长的影响：当这 3 种浸提液浓度小于等于 0.05 g/mL 时，对丹参苗长的影响主要表现为促进作用，当这 3 种浸提液浓度大于 0.05 g/mL 时，对丹参苗长的影响则为抑制作用。

丹参 GF、JT、GT 对丹参苗长的影响：当这 3 种浸提液浓度小于等于 0.05 g/mL 时，对丹参苗长的影响主要表现为促进作用，当这 3 种浸提液浓度大于 0.05 g/mL 时，对丹参苗长的影响则为抑制作用。

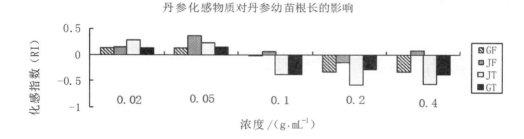

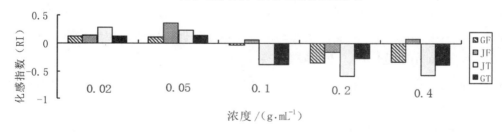

图 6-6　不同丹参水浸提液对丹参幼苗伸长的影响

6.1.3 4 种丹参水浸提液的化感作用评价

6.1.3.1 4 种丹参水浸提液对不同受体植物化感作用的综合效应评价

不同植物对化感物质的敏感程度是不同的，在化感作用研究中往往选择不同受体植物作为研究对象,从而探究化感物质对植物化感作用。为了比较同一因素不同层次或水平间的化感作用强弱,往往采用计算综合效应指数来评价化感物质对植物化感作用的大小,从而筛选或者甄别具有化感活性的植物。

丹参 GF、JF、JT、GT 对受体植物化感作用的综合效应评价如表 6–1 所示。对萝卜的影响:对萝卜的根长、苗长和种子发芽指数表现为抑制作用,而从发芽率的角度来看,4 种丹参浸提液对种子萌发起到促进作用。对小麦的影响:抑制作用表现在影响小麦根长和发芽率,促进作用则表现在对苗长和种子发芽指数上。对丹参的影响:对幼苗根长与苗长起到抑制作用,对发芽率和发芽指数表现出促进作用。总体来说,4 种丹参浸提液的化感综合效应指数表明,对此 3 种受体植物均起到抑制作用,化感抑制作用从小到大为:丹参<小麦<萝卜。

表 6–1　4 种丹参水浸提液对受体植物化感作用的综合效应评价

受体植物	RI				
	根长	苗长	发芽率	发芽指数	综合效应指数
萝卜	−0.128	−0.141	0.008	−0.081	−0.086
小麦	−0.055	0.014	−0.111	0.041	−0.028
丹参	−0.173	−0.086	0.102	0.064	−0.023

注:表中数据为丹参 4 种浸提液 4 个浓度对植物化感指数 RI 值的平均数。

6.1.3.2 不同浓度的 4 种丹参水浸提液的化感作用评价

6.1.3.2.1 对幼苗的化感作用评价

不同浓度的 4 种浸提液对受体植物幼苗的影响如表 6–2 所示,综合效应指数表明,4 种浸提液对受体植物的影响总体表现为对浓度大小的依赖,对于萝卜和丹参,当浓度小于或等于 0.05 g/mL 时,对受体植物幼苗的影响起到促进作用;大于 0.05 g/mL 则起到抑制作用。而对小麦的作用,小于或等于 0.1 g/mL 时起促进作用;大于 0.1 g/mL 时起抑制作用。同时,随着浓度的增加对受体植物幼苗的生长促进作用程度减小,而抑制作用程度逐渐增加。

6.1.3.2.2 对种子发芽化感作用评价

不同浓度的 4 种浸提液对受体植物种子的化感作用如表 6–3 所示,综合效应指数表明,4 种浸提液对受体植物种子发芽的化感作用主要依赖于浓度的变化。对萝卜和丹参种子萌发的影响,当浓度为 0.4 g/mL 时表现为抑制作用,小于此浓度时则表现为促进作用;对小麦种子萌发的影响,当浓度为 0.02 g/mL 时表现为促进作用,大于此浓度时则变为抑制作用。综合效应指数说明,丹参水浸提液对种子萌发的化感作用是依赖于浓度变化的,且随着浓度的增加,促进作用逐渐减小而抑制作用逐渐增大。

表 6-2　不同浓度丹参水浸提液对受体植物幼苗综合效应评价

受体植物	RI				
	0.02/($g \cdot mL^{-1}$)	0.05/($g \cdot mL^{-1}$)	0.10/($g \cdot mL^{-1}$)	0.20/($g \cdot mL^{-1}$)	0.40/($g \cdot mL^{-1}$)
萝卜	0.091	0.028	−0.105	−0.168	−0.285
小麦	0.206	0.149	0.053	−0.290	−0.221
丹参	0.239	0.127	−0.186	−0.403	−0.424
综合效应指数	0.179	0.101	−0.080	−0.287	−0.310

表 6-3　不同浓度丹参水浸提液对种子发芽综合效应评价

受体植物	RI				
	0.02/($g \cdot mL^{-1}$)	0.05/($g \cdot mL^{-1}$)	0.10/($g \cdot mL^{-1}$)	0.20/($g \cdot mL^{-1}$)	0.40/($g \cdot mL^{-1}$)
萝卜	0.136	0.060	0.060	0.011	−0.227
小麦	0.018	−0.020	−0.100	−0.160	−0.290
丹参	0.403	0.300	0.105	0.019	−0.318
综合效应指数	0.186	0.113	0.022	−0.043	−0.278

6.1.4　4 种丹参水浸提液分别对受体植物的化感作用评价

丹参 GF、JF、JT、GT 对受体植物的化感作用评价如表 6-4 所示，从综合效应指数来看，4 种浸提液对受体植物大体呈现抑制作用，但不同的化感物质对不同受试植物的影响不尽相同，丹参的 JF 对丹参种子和幼苗及丹参 JT 对小麦种子和幼苗呈现促进作用，其余则起到抑制作用。丹参 GF、JF、JT、GT 的化感作用从小到大依次为：JF < JT < GT < GF。

表 6-4　不同丹参水浸提液对不同受体植物的化感作用评价

受体植物	RI			
	GF	JF	JT	GT
萝卜	−0.132	−0.101	−0.016	−0.093
小麦	−0.072	−0.042	0.015	−0.011
丹参	−0.039	0.067	−0.087	−0.035
综合效应指数	−0.081	−0.025	−0.029	−0.046

注：表中所计算的 RI 值为各个浸提液 4 个浓度的平均值；表中综合效应指数表示的是每一种浸提液对植物化感作用的综合效应，即对受体的平均化感作用程度。

6.2 丹参化感物质对丹参愈伤组织生长及内源激素含量的影响

4 种丹参水浸提液的制备方法同 6.1，对照为正常情况下生长的丹参愈伤组织。参照杨婕等（2010）和黄靖等（2011）的内源激素的提取与纯化方法（略加修改），提取和纯化丹参愈伤组织的内源 GA_3、IAA 和 ABA；选取对数期及平稳期（15 d、18 d、21 d、27 d）的愈伤组织进行内源激素 GA_3、ABA、IAA 含量的测定，每个处理重复 3 次。

6.2.1 4 种丹参水浸提液对丹参愈伤组织生长时期的影响

不同丹参水浸提液对 30 d 内丹参愈伤组织生长重量的影响如图 6-7 所示，正常生长情况下，丹参愈伤组织的生长时期可以这样划分：0 ～ 18 d 是丹参愈伤组织生长的一个延滞期，这一时期愈伤组织的重量增长并不明显；18 ～ 27 d 是丹参愈伤组织生长的对数期，这一时期是丹参愈伤组织重量增加的高峰期，细胞分化速度较快，重量生长呈对数型；27 d 之后是丹参愈伤组织生长的一个平稳期，这一时期丹参愈伤组织重量稳定增加，细胞代谢平稳。

从丹参 GF 对丹参愈伤组织的影响可以看出，加入不同浓度的丹参 GF，丹参愈伤组织的重量远远低于正常生长情况下丹参愈伤组织的重量，丹参愈伤组织的延滞期由正常情况下的 0 ～ 18 d 延长至 24 d。经过 GF3 处理过的丹参愈伤组织，只经历了短暂的对数生长时期，未进入稳定生长期，便进入了细胞衰减期；而 GF1、GF2 对丹参愈伤组织的生长，只起到了抑制作用，在 30 d 内没有进入对数生长期；经过 GF4 处理过的丹参愈伤组织，在经过延滞期后进入对数生长期，但 30 d 内，没有进入丹参生长的平稳时期。

丹参 JF 对丹参愈伤组织的影响：加入不同浓度的丹参 JF，丹参愈伤组织的重量远远低于正常生长情况下的丹参愈伤组织的重量，经过不同浓度丹参 JF 处理的丹参愈伤组织，也出现了延滞期增长的情况，丹参自 24 d 开始才进入丹参的对数生长期，在 30 d 内也未达到丹参愈伤组织生长的稳定期，同时在 30 d 内丹参的愈伤组织没有经历衰减期这一细胞凋亡的时期。

丹参 JT 与 GT 对丹参愈伤组织的影响：经过不同浓度的丹参 JT 与丹参 GT 处理之后的丹参愈伤组织的生长情况如图 6-7 所示，在用这两种化感物质对丹参愈伤组织进行处理之后，丹参的重量远远低于正常生长情况下丹参愈伤组织的重量，丹参愈伤组织的生长情况同样出现了延滞期增加的情况，在用 JT1、JT3、JT4、GT1、GT2、GT4 处理之后，丹参愈伤组织经过短暂的对数生长期后（24 ～ 27 d），未进入平稳期就直接进入了衰退期。而用 JT2、GT3 处理愈伤组织后，24 ～ 30 d 一直处于对数生长期。

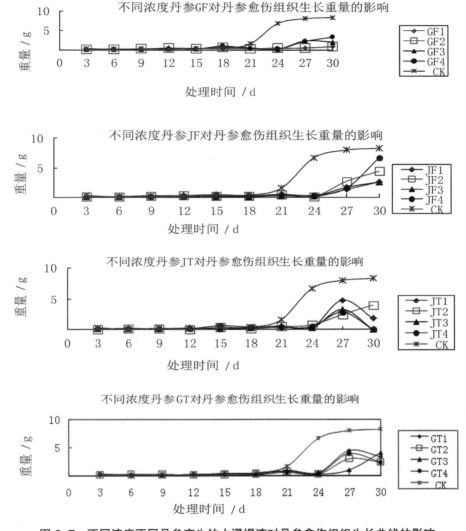

图 6-7　不同浓度不同丹参产生的水浸提液对丹参愈伤组织生长曲线的影响

6.2.2 4 种丹参水浸提液对丹参愈伤组织内源激素含量的影响

6.2.2.1 对丹参愈伤组织内源 GA_3 含量的影响

正常情况下，丹参愈伤组织内源 GA_3 含量是呈倒 "S" 型变化的，第 15 d 含量高于第 18 d，到第 21 d 时达到最高含量，随后又降低至第 18 d 的水平。不同浓度不同种类的丹参水浸提液对丹参愈伤组织内源 GA_3 含量的影响也不尽相同。丹参水浸提液对丹参愈伤组织内源 GA_3 含量的影响如表 6-5 所示。

表 6-5　丹参化感物质对丹参愈伤组织内源 GA$_3$ 含量的影响

处理时间	含量 /（μg·mL^{-1}）			
	第 15 d	第 18 d	第 21 d	第 27 d
GF1	35.12a	17.14a	27.15b	9.17b
GF2	1.29e	16.00a	24.06c	10.95b
GF3	5.06d	14.41b	1.83d	3.62d
GF4	20.42b	16.99a	38.87a	24.24a
CK	16.06c	4.94c	25.76bc	7.91c
JF1	25.13b	2.80e	10.78c	30.41b
JF2	7.62d	6.72c	8.39d	32.19a
JF3	60.49a	32.94a	22.37b	7.73c
JF4	29.17b	23.72b	10.27c	8.69c
CK	16.06c	4.94d	25.76a	7.91c
JT1	35.37a	8.05b	25.50c	0.28e
JT2	33.33a	14.21a	28.49b	14.82b
JT3	2.20c	0.85d	9.55d	1.02d
JT4	17.04b	13.05a	56.15a	47.42a
CK	16.06b	4.94c	25.76c	7.91c
GT1	7.90c	9.58b	16.64c	14.86b
GT2	3.00d	49.06a	9.70d	36.36a
GT3	62.23a	7.85c	38.85a	11.77c
GT4	2.27d	7.11c	17.21c	10.70c
CK	16.06b	4.94d	25.76b	7.91d

注：数据后同列不同小写字母表示进行多重比较（Duncan 法）时在 0.05 水平上有差异。

　　丹参 GF 对丹参愈伤组织内源 GA$_3$ 含量的影响如图 6-8 所示。对于激素随着天数的变化规律而言，当浓度为 0.02 g/mL 时，愈伤组织内源 GA$_3$ 含量也是呈倒"S"型变化，第 18 d 含量较第 15 d 时有所下降，随后在第 21 d 时升高，到第 27 d 时含量最低；当浓度为 0.05 g/mL 时，GA$_3$ 含量则是呈抛物线型变化，第 15 d 时含量最低，随后随着时间变化逐渐升高，到第 21 d 时，达到最高，到第 27 d 时含量逐渐下降；而当浓度为 0.1 g/mL 时，GA$_3$ 含量在第 15 d 到 18 d 时增高，在第 21 d 和 27 d 时所测得的 GA$_3$ 含量又都降低；当浓度为 0.2 g/mL 时，第 18 d GA$_3$ 含量相比于第 15 d 降低，在第 21 d 时增加到最高，第 27 d 又降低。

与正常生长所含内源 GA_3 含量相比，在第 15 d 时用 0.02 g/mL、0.2 g/mL 的丹参 GF 处理后的丹参愈伤组织内源 GA_3 含量显著高于对照，而经过 0.05 g/mL、0.1 g/mL 的丹参 GF 处理后的丹参愈伤组织的内源 GA_3 含量明显低于对照。第 18 d 时，不同浓度 GF 处理后的丹参愈伤组织内源 GA_3 含量都明显高于对照。第 21 d 时，0.02 g/mL、0.05 g/mL 的丹参 GF 处理后的丹参愈伤组织内源 GA_3 含量与对照无显著差别，0.1 g/mL 处理组内源 GA_3 含量低于对照，而 0.2 g/mL 处理组内源 GA_3 含量显著高于对照。第 27 d 时，除 0.1 g/mL 的丹参 GF 处理之后的丹参愈伤组织内源 GA_3 含量显著低于对照外，其余各处理组 的内源 GA_3 含量均显著高于对照。

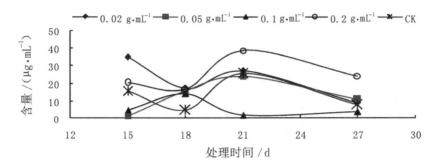

图 6-8　丹参 GF 对丹参愈伤组织内源 GA_3 含量的影响

丹参 JF 对丹参愈伤组织内源 GA_3 含量的影响如图 6-9 所示。对于激素随着天数的 变化规律而言，当浓度为 0.02 g/mL 时，第 18 d 时 GA_3 含量降到最低，在第 21 d 和第 27 d 内源 GA_3 含量逐渐升高；当浓度为 0.05 g/mL 时，在第 21 d 前 GA_3 含量稳定，第 21 d 后呈持续升高的趋势；当浓度为 0.1 g/mL、0.2 g/mL 时，激素含量是随着时间逐渐 减少。

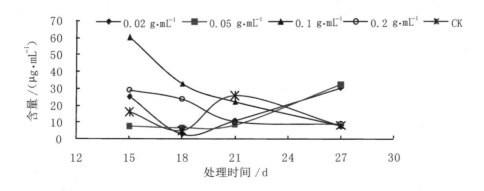

图 6-9　丹参 JF 对丹参愈伤组织内源 GA_3 含量的影响

同比正常生长丹参所含 GA_3 含量而言，第 15 d，除经过 0.05 g/mL 丹参 JF 处理后的丹参愈伤组织内源 GA_3 含量显著低于对照，其余各组高于对照。第 18 d 时，除经 0.02 g/mL 时，JF 处理后的丹参愈伤组织内源 GA_3 含量显著低于对照，其余各组高于对照；第 21 d 时，经各浓度丹参 JF 处理后的愈伤组织内源 GA_3 含量都显著低于对照；第 27 d 时，经 0.02 g/mL 和 0.05 g/mL 丹参 JF 处理后的愈伤组织内源 GA_3 含量显著高于对照，其余各组则与对照无显著性差异。

丹参 JT 对丹参愈伤组织内源 GA_3 含量的影响如图 6-10 所示，对于激素随着天数的变化规律而言，当用 0.02 g/mL、0.05 g/mL、0.1 g/mL、0.2 g/mL 浓度的 JT 处理时，GA_3 含量随时间均呈倒 "S" 型变化，第 15 d 时含量高于第 18 d，到第 21 d 时增长到最高，随后又降低至延滞期的水平。

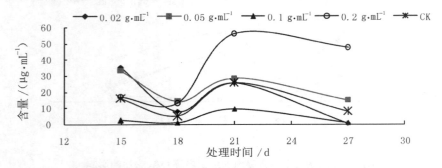

图 6-10　丹参 JT 对丹参愈伤组织内源 GA_3 含量的影响

同比正常生长丹参所含 GA_3 含量而言，经过丹参 JT 处理的第 15 d，当浓度分别为 0.02 g/mL 和 0.05 g/mL 时丹参愈伤组织内源 GA_3 含量显著高于对照，而 0.1 g/mL 的丹参 JT 处理后丹参愈伤组织内源 GA_3 含量显著低于对照；第 18 d，经 0.02 g/mL、0.05 g/mL 和 0.2 g/mL 丹参 JT 处理过后的丹参愈伤组织内源 GA_3 含量显著高于对照，而 0.1 g/mL 丹参 JT 处理后丹参愈伤组织内源 GA_3 含量显著低于对照；第 21 d 时，由 0.2 g/mL 丹参 JT 处理后的丹参愈伤组织内源 GA_3 含量高于对照，而由 0.05 g/mL、0.2 g/mL 丹参 JT 处理后丹参愈伤组织内源 GA_3 含量高于对照，而 0.1 g/mL 丹参 JT 处理后丹参愈伤组织内源 GA_3 含量显著低于对照。第 27 d，经 0.02 g/mL 和 0.1 g/mL 丹参 JT 处理后的丹参愈伤组织内源 GA_3 含量显著低于对照，其余各处理组愈伤组织的内源 GA_3 含量显著高于对照。

丹参 GT 对丹参愈伤组织内源 GA_3 含量的影响如图 6-11 所示。对于激素随着天数的变化规律而言，当丹参 GT 浓度为 0.02 g/mL 时，随着时间的变化 GA_3 含量逐渐增加，但是增加的幅度不大；当丹参 GT 浓度为 0.05 g/mL 时，第 15 d 时 GA_3 含量最低，到第 18 d 时 GA_3 含量上升到最高，随后的两个时间点呈先降低后升高的趋势；当浓度为 0.1 g/mL 时，第 15 d 时内源 GA_3 含量最高，到第 18 d 时下降至最低，第 21 d 时较第 18 d 时有所升高，第 27 d 时降低至 18 d 水平。当丹参 GT 浓度为 0.2 g/mL，第 18 d 浓度最低，随后第 21 d、27 d 浓度先升高到最大，随后又降低。

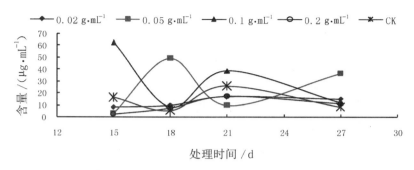

图 6-11　丹参 GT 对丹参愈伤组织内源 GA₃ 含量的影响

同比正常生长丹参所含激素含量而言，第 15 d，由 0.1 g/mL 丹参 GT 处理后的丹参愈伤组织内源 GA₃ 明显高于对照，而其余浓度的丹参 GT 处理后的丹参愈伤组织内源 GA₃ 含量则明显低于对照；第 18 d，经过不同浓度丹参 GT 处理后的丹参愈伤组织内源 GA₃ 含量全部高于对照；第 21 d，由 0.1 g/mL 丹参 GT 处理后的丹参愈伤组织内源 GA₃ 含量显著高于对照，其余处理组则显著低于对照。第 27 d，4 种浓度丹参 GT 处理后 GA₃ 含量均显著高于对照。

6.2.2.2 丹参化感物质对丹参愈伤组织内源 IAA 含量的影响

正常情况下，丹参愈伤组织内源 IAA 含量在第 15 d、18 d、21 d 时无显著变化，而在第 27 d 时达到最高。

丹参化感物质对丹参愈伤组织内源 IAA 含量的影响如表 6-6 所示。正常生长情况下，丹参愈伤组织内源 IAA 含量的变化是随着天数的增加而逐渐增加，但是第 15 ~ 21 d 的增加速度不显著，而第 27 d 则相比 15 ~ 21 d 内的增加速度显著。

表 6-6　丹参化感物质对丹参愈伤组织内源 IAA 含量的影响

处理时间	含量 / (μg · mL^{-1})			
	第 15 d	第 18 d	第 21 d	第 27 d
GF1	0.58a	0.33b	2.32a	0.36c
GF2	0.48a	0.35b	1.10b	0.72b
GF3	0.31b	0.68a	1.06b	0.35c
GF4	0.38b	0.67a	0.99b	0.39c
CK	0.34b	0.31b	0.32c	0.92a
JF1	0.58a	0.82b	0.68b	0.75c
JF2	0.60a	1.08a	0.88a	0.43d
JF3	0.61a	1.02a	0.36c	0.66cd
JF4	0.49b	0.34c	0.74ab	4.53a

续表

处理时间	含量 / (μg · mL⁻¹)			
	第 15 d	第 18 d	第 21 d	第 27 d
CK	0.34c	0.31c	0.32c	0.92b
JT1	0.63c	0.42c	1.13b	0.36d
JT2	3.48a	1.25b	2.37a	0.51c
JT3	0.82b	3.35a	1.21b	0.78b
JT4	0.35d	0.36c	1.61b	0.67bc
CK	0.34d	0.31c	0.32c	0.92a
GT1	0.31c	0.75a	1.36a	0.89b
GT2	0.67a	0.49b	0.31c	0.35c
GT3	0.45b	0.52b	0.96b	1.44a
GT4	0.38c	0.41bc	0.39c	1.66a
CK	0.34c	0.31c	0.32c	0.92b

注：数据后同列不同小写字母表示进行多重比较（Duncan 法）时在 0.05 水平上有差异。

丹参 GF 对丹参愈伤组织内源 IAA 含量的影响如图 6-12 所示。对于激素随着天数的变化规律而言，当丹参 GF 浓度为 0.02 g/mL 时，丹参内源 IAA 含量从第 15 d 到第 18 d 呈下降趋势，第 21 d 又升高到最大值，第 27 d IAA 含量又下降；当丹参 GF 浓度为 0.05 g/mL 时，丹参内源 IAA 含量在第 15 d 时较第 18 d 高，第 21 d 的内源 IAA 含量升至最高，到第 27 d 又降低。当丹参 GF 浓度为 0.1 g/mL、0.2 g/mL 时 IAA 含量呈先升高后降低的趋势，在第 21 d 时内源 IAA 含量达到最高，后内源 IAA 含量逐渐降低。同比正常生长丹参的 IAA 含量而言，第 15 d 0.02 g/mL 和 0.05 g/mL 丹参 GF 处理后的丹参愈伤组织内源 IAA 含量明显高于对照，而其他处理组丹参愈伤组织内源 IAA 含量与对照相比并无显著性差异。第 18 d，经 0.1 g/mL 和 0.2 g/mL 丹参 GF 处理后，丹参愈伤组织内源 IAA 含量明显高于对照，其余处理组的内源 IAA 含量与对照无显著性差异。第 21 d，

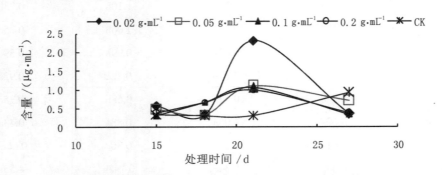

图 6-12　丹参 GF 对丹参愈伤组织内源 IAA 含量的影响

4 种浓度 GF 处理后丹参愈伤组织内源 IAA 含量显著高于对照。第 27 d，4 种浓度 GF 处理后丹参愈伤组织内源 IAA 含量显著低于对照。

丹参 JF 对丹参愈伤组织内源 IAA 含量的影响如图 6-13 所示。对于激素随着天数的变化规律而言，经 0.02 g/mL 和 0.1 g/mL 丹参 JF 处理后，IAA 含量从第 15 d 到第 18 d 增加到最大，到第 21 d 时有所下降，当第 27 d 时 IAA 含量又增加；当 0.05 g/mL 丹参 JF 处理后，IAA 含量表现出先增加后降低的趋势，第 18 d 时达到最大值；当 0.2 g/mL 丹参 JF 处理后，IAA 含量在第 15 d 和第 18 d 时变化不大，后随着时间的变化呈上升趋势。同比正常生长含量而言，第 15 d 经过不同浓度丹参 JF 处理后，丹参愈伤组织内源 IAA 含量均显著高于对照；第 18 d，经过 0.02 g/mL、0.05 g/mL 和 0.1 g/mL 丹参 JF 处理后的内源 IAA 含量明显高于对照，而经过 0.2 g/mL 丹参 JF 处理后的内源 IAA 含量无明显差异；第 21 d 经 0.05 g/mL、0.02 g/mL 和 0.2 g/mL 丹参 JF 处理后的丹参愈伤组织内源 IAA 含量明显高于对照。而 0.1 g/mL 丹参 JF 处理后的丹参愈伤组织内源 IAA 含量与对照无明显差异；第 27 d，经 0.2 g/mL 丹参 JF 处理后的丹参愈伤组织的内源 IAA 含量显著高于对照，而其余处理组则显著低于对照。

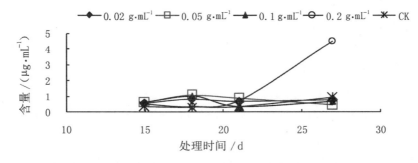

图 6-13 丹参 JF 对丹参愈伤组织内源 IAA 含量的影响

丹参 JT 对丹参愈伤组织内源 IAA 含量的影响如图 6-14 所示。对于激素随着天数的变化规律而言，当丹参 JT 浓度为 0.02 g/mL 时，IAA 第 15 d 到 18 d 降低而后在第 21 d 时升到最高，第 27 d 时含量逐渐下降；当丹参 JT 浓度为 0.05 g/mL 时，丹参内源激素含量在 15 d 最高，随后降低，在 21 d 时又升高，但 27 d 时降至最低；当丹参 JT 浓度为 0.1 g/mL 时，丹参愈伤组织内源 IAA 含量随着时间的变化先增加后降低，在第 18 d 时最高；当丹参 JT 浓度为 0.2 g/mL 时，愈伤组织内源 IAA 含量先增加后降低，在第 21 d 时达到最高。同比正常生长所含激素含量而言，第 15 d，用不同浓度丹参 JT 处理丹参愈伤组织后，除 0.2 g/mL 处理组的丹参愈伤组织内源 IAA 含量与对照无明显差异，其他几个处理组的丹参愈伤组织内源 IAA 含量均高于对照组；第 18 d，用 0.05 g/mL 和 0.1 g/mL 丹参 JT 处理后的丹参愈伤组织内源 IAA 含量显著高于对照，其余处理组的内源 IAA 含量与对照无显著性差异；第 21 d，4 种浓度丹参 JT 处理后丹参愈伤组织内源 IAA 含量都显著高于对照；第 27 d 时，4 种不同浓度丹参 JT 处理后丹参愈伤组织的内源 IAA 含量都显著低于对照。

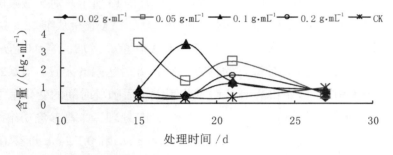

图 6-14 丹参 JT 液对丹参愈伤组织内源 IAA 含量的影响

丹参 GT 对丹参愈伤组织内源 IAA 含量的影响如图 6-15 所示。对于激素随着天数的变化规律而言，当丹参 GT 浓度为 0.02 g/mL 时，内源 IAA 含量呈先升高后降低的趋势，第 21 d 时到达最大；当丹参 GT 浓度为 0.05 g/mL 时，愈伤组织内源 IAA 含量则呈逐渐下降的趋势，第 21 d 和 27 d 时变化较小；当丹参 GT 浓度为 0.1 g/mL 时，随着时间的变化，内源 IAA 含量呈逐渐升高的趋势。当丹参 GT 浓度为 0.2 g/mL 时，内源激素含量从第 27 d 时逐渐升高至最高。同比正常生长所含激素含量而言，第 15 d，用 0.05 g/mL 和 0.1 g/mL 丹参 GT 处理后丹参愈伤组织的内源 IAA 含量显著高于对照，而用 0.02 g/mL 和 0.2 g/mL 丹参 GT 处理后丹参愈伤组织的内源 IAA 含量与对照无显著性差异；第 18 d，用 0.02 g/mL、0.05 g/mL 和 0.1 g/mL 丹参 GT 处理后丹参愈伤组织的内源 IAA 含量显著高于对照，而用 2 g/mL 丹参 GT 处理后丹参愈伤组织的内源 IAA 含量与对照无显著性差异。第 21 d，用 0.02 g/mL 和 0.1 g/mL 丹参 GT 处理后丹参愈伤组织内源 IAA 含量显著高于对照，而 0.05 g/mL 和 0.2 g/mL 丹参 GT 处理后丹参愈伤组织的内源 IAA 含量与对照无显著性差异。第 27 d，经 0.1 g/mL 和 0.2 g/mL 丹参 GT 处理后丹参愈伤组织的内源 IAA 含量显著高于对照组，用 0.05 g/mL 丹参 GT 处理后的丹参愈伤组织的内源 IAA 含量低于对照，而用 0.02 g/mL 丹参 GT 处理后丹参愈伤组织的内源 IAA 含量与对照无显著性差异。

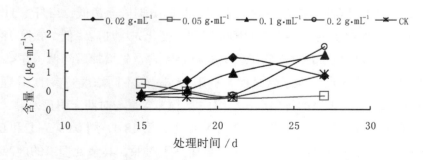

图 6-15 丹参 GT 对丹参愈伤组织内源 IAA 含量的影响

6.2.2.3 丹参化感物质对丹参愈伤组织内源 ABA 含量的影响

正常情况下，丹参内源 ABA 含量随着时间的变化在第 15 d 到 18 d 时呈对数型升高，第 18 d 后随着时间无显著变化，始终维持在同一个含量水平。

丹参愈伤组织在正常条件下，内源 ABA 含量的变化是随时间变化的，在第 15 d（延滞期）时丹参内源 ABA 含量仅为对数生长期含量的 1/10 左右。进入稳定期后，丹参愈伤组织内源 ABA 含量有所减少，但减少幅度并不显著。丹参化感物质对丹参愈伤组织内源 ABA 含量的影响如表 6-7 所示。

表 6-7　丹参化感物质对丹参愈伤组织内源 ABA 含量的影响

处理时间	含量 / ($\mu g \cdot mL^{-1}$)			
	第 15 d	第 18 d	第 21 d	第 27 d
GF1	3.02c	2.40d	3.59b	3.63b
GF2	9.84b	9.94b	1.08d	1.18c
GF3	14.40a	0.51e	1.64c	1.31c
GF4	4.67c	4.89c	1.78c	1.39c
CK	4.67c	41.45a	42.63a	39.93a
JF1	3.96b	3.29d	3.38b	3.60b
JF2	4.38ab	4.05d	3.37b	3.44b
JF3	1.84c	6.36c	1.19c	3.83b
JF4	1.17c	7.32b	1.78c	3.86b
CK	4.67a	41.45a	42.63a	39.93a
JT1	3.76b	2.90c	3.49b	2.03c
JT2	3.29b	2.11c	2.85c	3.60b
JT3	3.42b	3.99b	3.59b	0.58d
JT4	3.65b	1.07d	3.93b	0.61d
CK	4.67a	41.45a	42.63a	39.93a
GT1	40.52b	39.35b	41.26b	1.24d
GT2	55.71a	1.10d	15.45c	14.87c
GT3	19.42c	3.25c	12.96c	1.06d
GT4	16.23c	0.49d	9.93d	29.37b
CK	4.67d	41.45a	42.63a	39.93a

注：数据后同列不同小写字母表示进行多重比较（Duncan 法）时在 0.05 水平上有差异。

丹参 GF 对丹参愈伤组织内源 ABA 含量的影响如图 6-16 所示。对于激素随着天数的变化规律而言，丹参 GF 浓度为 0.02 g/mL 和 0.2 g/mL 时，其随着天数的变化 ABA 含量无明显变化；丹参 GF 浓度为 0.05 g/mL 时，第 15 d 和 18 d ABA 含量基本不变，到第 21 d 时 ABA 含量下降，随后基本保持稳定的含量；丹参 GF 浓度为 0.1 g/mL 时，第 15 d 时 ABA 含量最高，随后逐渐降低，从 18 d 开始 ABA 含量基本不变。同比正常生长丹参所含激素含量而言，第 15 d 时 0.1 g/mL 和 0.05 g/mL 丹参 GF 处理后 ABA 含量显著高于对照，其余处理组无显著性差异；第 18 d、21 d 和 27 d 各浓度丹参 GF 处理后愈伤组织内源 ABA 含量均显著低于对照。

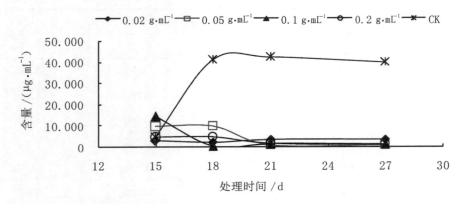

图 6-16　丹参 GF 对丹参愈伤组织内源 ABA 含量的影响

丹参 JF 和 JT 对丹参愈伤组织内源 ABA 含量的影响分别如图 6-17 和 6-18 所示。对于激素随着天数的变化规律而言，这两种化感物质对丹参愈伤组织内源 ABA 含量的影响呈统一趋势，即不同浓度不同的化感物质处理后丹参愈伤组织内源 ABA 含量随时间的变化没有明显的高低趋势。同比正常生长丹参所含激素含量而言，除 0.05 g/mL 丹参 JF 第 15 d 时 ABA 含量与对照无显著性差异外，其余各浓度和各时间的 ABA 含量都显著小于对照。

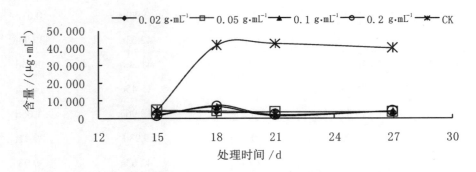

图 6-17　丹参 JF 对丹参愈伤组织内源 ABA 含量的影响

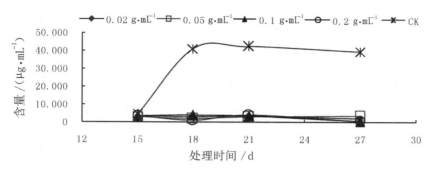

图 6-18　丹参 JT 对丹参愈伤组织内源 ABA 含量的影响

丹参 GT 对丹参愈伤组织内源 ABA 含量的影响如图 6-19 所示。对于激素随着天数的变化规律而言，用 0.02 g/mL 丹参 GT 处理后丹参愈伤组织 ABA 含量在第 21 d 之前无明显升高或者降低的趋势，而到第 27 d 时降至最低；当处理浓度为 0.05 g/mL 时，丹参愈伤组织内源 ABA 含量在第 15 d 时最大，18 d 时下降至最低，后随着时间的变化逐渐升高。当用 0.1 g/mL 的丹参 GT 处理后的丹参愈伤组织内源 ABA 含量 15 d 时最大，随后呈现小幅度的先降低再升高后降低的趋势；当浓度为 0.2 g/mL 时，ABA 含量随着时间的变化先降低后逐渐升高，第 18 d 时内源 ABA 含量降至最低。同比正常生长所含激素含量而言，经过不同浓度的丹参 GT 处理后的丹参愈伤组织，在第 15 d 时经过不同浓度的丹参 GT 处理后的丹参愈伤组织内源 ABA 含量均显著高于对照含量，而在第 18 d、21 d、27 d 时内源 ABA 含量均显著低于对照。

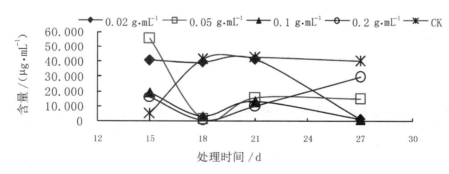

图 6-19　丹参 GT 对丹参愈伤组织内源 ABA 含量的影响

6.2.3 4 种丹参水浸提液对其愈伤组织内源激素含量影响的化感作用评价

6.2.3.1 丹参化感物质对丹参愈伤组织内源 GA_3 含量影响的化感作用

不同浓度的不同丹参浸提液对丹参愈伤组织内源 GA_3 含量的化感作用综合评价如表 6-8 所示。

用不同浓度的丹参 GF 处理丹参愈伤组织后，其促进作用为 0.2 g/mL > 0.02 g/mL，抑制作用为 0.05 g/mL < 0.1 g/mL。丹参 JF 处理后对愈伤组织内源 GA_3 含量的化感作用为：当 JF 浓度为 0.05 g/mL 时，对丹参愈伤组织内源 GA_3 含量起抑制作用，其余浓度对丹参愈伤组织内源 GA_3 含量起促进作用，其促进作用大小为 0.02 g/mL < 0.2 g/mL < 0.1 g/mL；丹参 JT 对丹参愈伤组织内源 GA_3 含量的抑制作用大小为 0.02 g/mL < 0.1 g/mL，促进作用大小为 0.05 g/mL < 0.1 g/mL；丹参 GT 对丹参愈伤组织内源 GA_3 含量主要表现为促进作用，但当 GT 浓度为 0.2 g/mL 时，表现为抑制作用。

综合效应指数的结果表明，各个化感物质浓度对丹参愈伤组织内源 GA_3 含量的影响在 0.02 g/mL、0.05 g/mL 和 0.2 g/mL 时为促进作用，大小为 0.02 g/mL < 0.05 g/mL < 0.2 g/mL；当浓度为 0.1 g/mL 时为抑制作用。

表 6-8　不同浓度的化感物质对丹参愈伤组织内源 GA_3 含量的化感作用的综合评价

浓度 / (mg·L^{-1})	RI				
	GF	JF	JT	GT	综合效应指数
0.02	0.361	0.022	− 0.011	0.022	0.098
0.05	− 0.004	− 0.045	0.433	0.061	0.111
0.1	− 0.375	0.357	− 0.798	0.444	− 0.093
0.2	0.483	0.182	0.513	− 0.156	0.256

注：表中所计算的 RI 值为各个浸提液各个浓度所计算的平均值；表中综合效应指数表示的是每一种浸提液对植物化感作用的综合效应，即对受体的平均化感作用程度。表中当 RI > 0 时，供试化感物质对受试植物生长表现为促进作用；当 RI < 0，供试化感物质对受试植物生长表现为抑制作用；数值的大小代表化感作用程度的大小。

6.2.3.2 丹参化感物质对其愈伤组织内源激素 IAA 含量影响的化感作用

不同浓度的化感物质对丹参愈伤组织内源 IAA 含量的化感作用综合评价如表 6-9 所示。

表 6-9　不同浓度的化感物质对丹参愈伤组织内源 IAA 含量的化感作用的综合评价

浓度 / (mg·L^{-1})	RI				
	GF	JF	JT	GT	综合效应指数
0.02	0.365	− 0.026	0.084	0.302	0.181
0.05	0.330	0.064	0.487	0.057	0.234
0.1	0.385	0.089	0.561	0.417	0.363
0.2	0.303	0.148	− 0.003	0.235	0.171

注：同表 6-8。

不同浓度的 GF 对内源 IAA 含量的影响均表现为促进作用，大小为 0.1 g/mL > 0.02 g/mL > 0.05 g/mL > 0.2 g/mL；0.02 g/mL 丹参 JF 对内源 IAA 含量产生抑制作用，其余所选的 3 个浓度为促进作用，大小为 0.2 g/mL ＞ 0.1 g/mL ＞ 0.05 g/mL；0.2 g/mL 的丹参 JT 对愈伤组织内源 IAA 含量产生了抑制作用，而其余 3 个浓度为促进作用，大小为 0.02 g/mL ＜ 0.05 g/mL ＜ 0.1 g/mL；不同浓度丹参 GT 处理后对内源 IAA 均起促进作用，大小为 0.1 g/mL ＞ 0.02 g/mL ＞ 0.2 g/mL ＞ 0.05 g/mL。

从综合效应指数的结果可以看出，不同浓度的丹参化感物质对丹参愈伤组织内源 IAA 含量整体起促进作用，大小为：0.2 g/mL ＜ 0.02 g/mL ＜ 0.05 g/mL ＜ 0.1 g/mL。

6.2.3.3 丹参化感物质对其愈伤组织内源 ABA 含量影响的化感作用

不同浓度的化感物质对其愈伤组织内源 ABA 含量变化的影响全部呈抑制作用（表6–10），丹参 GF 对内源 ABA 含量的抑制作用大小为 0.02 g/mL ＞ 0.2 g/mL ＞ 0.1 g/mL ＞ 0.05 g/mL；丹参 JF 对内源 ABA 含量的抑制作用大小为 0.2 g/mL ＞ 0.1 g/mL ＞ 0.02 g/mL ＞ 0.05 g/mL；丹参 JT 对内源 ABA 含量的抑制作用大小为 0.05 g/mL ＞ 0.2 g/mL ＞ 0.1 g/mL ＞ 0.02 g/mL；丹参 GT 对内源 ABA 含量的抑制作用大小为 0.1 g/mL ＞ 0.05 g/mL ＞ 0.2 g/mL ＞ 0.02 g/mL。

综合效应指数评价表明，不同浓度丹参化感物质的抑制作用大小依次为 0.02 g/mL ＜ 0.05 g/mL ＜ 0.1 g/mL ＜ 0.2 g/mL。

表 6–10　不同浓度的化感物质对丹参愈伤组织内源 ABA 含量的化感作用的综合评价

浓度 / (mg · L⁻¹)	RI				
	GF	JF	JT	GT	综合效应指数
0.02	－ 0.780	－ 0.726	－ 0.748	－ 0.042	－ 0.574
0.05	－ 0.545	－ 0.700	－ 0.772	－ 0.330	－ 0.587
0.1	－ 0.560	－ 0.832	－ 0.768	－ 0.458	－ 0.655
0.2	－ 0.702	－ 0.859	－ 0.771	－ 0.327	－ 0.665

注：同表 6–8。

6.2.3.4 不同化感物质对丹参愈伤组织内源激素含量影响的化感作用的综合评价

4 种化感物质对丹参愈伤组织 3 种内源激素含量的影响的综合评价如表 6–11 所示。4 种化感物质对愈伤组织内源 GA_3、IAA 含量的影响均起促进作用，而对愈伤组织内源 ABA 含量均起抑制作用。就综合效应指数 2 的结果来看，化感物质对愈伤组织内源 GA_3 和 IAA 的促进作用大小为 GA_3 ＜ IAA；就综合效应指数 1 的结果来看，4 种化感物质中，GT 对内源激素起促进作用，其余 3 种物质对丹参愈伤组织内源激素含量均呈抑制作用，其抑制作用大小依次为：GF ＜ JT ＜ JF。

表 6-11　不同丹参化感物质对丹参内源激素的影响的综合评价

	RI				
	GF	JF	JT	GT	综合效应指数 2
GA3	0.116	0.129	0.034	0.093	0.093
IAA	0.346	0.069	0.282	0.253	0.237
ABA	− 0.647	− 0.779	− 0.765	− 0.289	− 0.620
综合效应指数 1	− 0.062	−0.194	− 0.149	0.019	− 0.096

注：同表 6-8。

6.3 丹参化感物质对丹参幼苗抗氧化酶体系的作用评价

　　4 种丹参水浸提液的制备方法同 6.1，各种丹参水浸提液进一步萃取和分离方法如图 6-20 所示。分离后获得根腐液酚类物质、根腐液有机酸类物质、根腐液生物碱类物质、根腐液中性物质，茎腐液酚类物质、茎腐液有机酸类物质、茎腐液生物碱类物质、茎腐液中性物质，茎提液酚类物质、茎提液有机酸类物质、茎提液生物碱类物质、茎提液中性物质、根提液酚类物质、根提液有机酸类物质、根提液生物碱类物质、根提液中性物质，这 16 种物质分别标记为 GF-F、GF-Y、GF-S、GF-Z、JF-F、JF-Y、JF-S、JF-Z、JT-F、JT-Y、JT-S、JT-Z、GT-F、GT-Y、GT-S、GT-Z。以下将这 16 种混合物的水提液统称为有机提取液。

　　采用氮蓝四唑（NBT）法测定 SOD 活性；采用愈创木酚法测定 POD 活性；采用紫外吸收法测定 CAT 活性；每个样品做 3 个重复。

　　SOD 总活性 $[U/g]=(ACK-AE) \cdot VT/(0.5 \cdot ACK \cdot W \cdot Vs)$

　　式中：ACK 代表照光下对照管吸光度；AE 代表样品管吸光度；VT 代表样品液总体积（mL）；Vs 代表测定时样品用量（mL）；W 代表样品鲜重（g）。

　　POD 活性（U/g）$=\Delta A470 \cdot VT/(0.01 \cdot W \cdot Vs \cdot t)$

　　式中：$\Delta A470$ 代表反应时间内吸光度的变化；W 代表植物鲜重（g）；VT 代表提取酶液总体积（mL）；Vs 代表测定时取用酶液体积（mL）；t 代表反应时间（min）。U 代表每分钟内 A470 变化 0.01 为 1 个过氧化物酶活性单位。

　　CAT 活性 $[U/(g \cdot FW \cdot min)]=\Delta A240 \cdot Vt/(0.1 \cdot Vs \cdot t \cdot FW)$

　　式中：$\Delta A240=As0-(As1+As2)/2$，$As0$ 代表煮死酶液对照管吸光度；$As1$、$As2$ 代表样品测定管吸光度；Vt 代表酶提取液总体积（mL）；Vs 代表测定时取用粗酶液体积（mL）；FW 代表样品鲜重（g）。

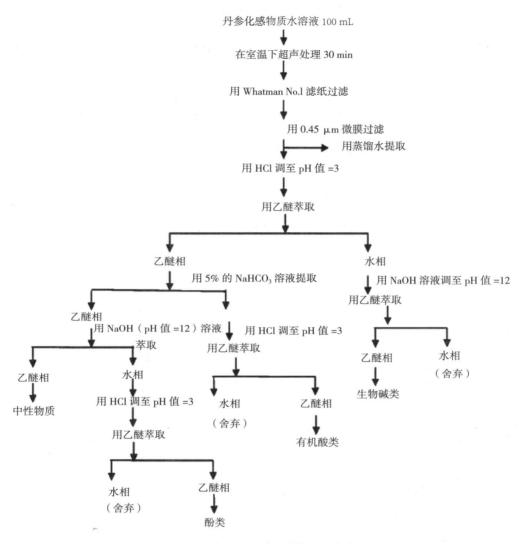

图 6-20 丹参不同化感物质提取分离方法

6.3.1 丹参化感物质对丹参幼苗抗氧化酶活性作用评价

6.3.1.1 对丹参幼苗 SOD 活性的作用评价

不同丹参化感物质的有机提取液对丹参幼苗 SOD 活性的作用评价如表 6-12 所示。不同有机提取液对丹参幼苗 SOD 活性均起抑制作用，从大到小依次为：JF-Y、JT-Z、JT-S、JF-S、GF-F、JT-F、GT-Z、GT-Y、JF-Z、GT-F、GF-S、GF-Y、JF-F、JT-Y、GF-Z、GT-S。

表 6-12　不同种类的化感物质对丹参幼苗抗氧化酶体系化感作用的化感作用

化感物质	RI			
	SOD 活性	POD 活性	CAT 活性	综合效应指数 2
GF-F	−0.206	0.357	0.149	0.100
GF-Y	−0.151	0.256	0.097	0.067
GF-S	−0.156	0.246	0.129	0.073
GF-Z	−0.093	0.162	0.024	0.031
JF-F	−0.142	0.023	0.055	−0.021
JF-Y	−0.219	0.274	0.159	0.072
JF-S	−0.210	0.187	−0.337	−0.120
JF-Z	−0.176	0.349	0.037	0.070
JT-F	−0.203	0.470	−0.001	0.088
JT-Y	−0.138	0.131	0.149	0.047
JT-S	−0.214	0.066	−0.020	−0.056
JT-Z	−0.216	0.107	−0.062	−0.057
GT-F	−0.170	0.273	0.073	0.059
GT-Y	−0.190	0.147	−0.270	−0.105
GT-S	−0.092	0.177	0.059	0.048
GT-Z	−0.191	0.329	−0.002	0.045
综合效应指数 1	−0.173	0.222	0.015	0.021

　　注：表中综合效应指数 1 表示的是抗氧化酶对不同种类的有机提取物化感作用指数，综合效应指数 2 是不同的有机提取液对丹参幼苗抗氧化酶的化感作用指数。表中所有的数值均是通过计算不同浓度同一种有机提取液对抗氧化酶化感作用的 RI 值的平均数所得。

6.3.1.2 对丹参 POD 活性的作用评价

　　不同丹参化感物质的有机提取液对丹参幼苗 POD 活性的化感作用评价如表 6-12 所示。不同有机提取液对丹参幼苗 POD 活性均起促进作用，从大到小依次为：JT-F、GF-F、JF-Z、GT-Z、JF-Y、GT-F、GF-Y、GF-S、JF-S、GT-S、GF-Z、GT-Y、JT-Y、JT-Z、JT-S、JF-F。

6.3.1.3 对丹参 CAT 活性的化感作用评价

　　不同丹参化感物质的有机提取液对丹参幼苗 CAT 活性的化感作用评价如表 6-12 所示。不同有机提取液对丹参幼苗 CAT 酶活性有促进或者抑制作用，促进作用按照从大到小的顺序依次为：JF-Y、GF-F、JT-Y、GF-S、GF-Y、GT-F、GT-S、JF-F、JF-Z、

GF-Z；抑制作用按照从大到小的顺序依次为：JF-S、GT-Y、JT-Z、JT-S、GT-Z、JT-F。

6.3.1.4 对抗氧化酶综合效应评价

抗氧化酶对化感物质的化感作用综合效应指数结果表明（表 6-12，综合效应指数 1），有机提取液对丹参的 SOD 活性起抑制作用，而对 POD 和 CAT 活性起到促进作用，且对 POD 的促进作用高于 CAT。

不同有机提取液对丹参幼苗抗氧化酶的化感作用指数如表 6-12 的综合效应指数 2 所示。这些有机提取液中有 5 种有机提取液对丹参幼苗的抗氧化酶活性起到了抑制作用，从大到小依次为：JF-S、GT-Y、JT-Z、JT-S、JF-F；有 11 种有机提取液对丹参的化感作用起促进作用，按照从大到小的顺序依次为：GF-F、JT-F、GF-S、JF-Y、JF-Z、GF-Y、GT-F、GT-S、JT-Y、GT-Z、GF-Z。

6.3.2 浸提液中 4 类有机提取物对丹参抗氧化酶化感作用的评价

6.3.2.1 对丹参 SOD 活性的化感作用评价

比较分析 4 大类有机提取液对丹参 SOD 活性化感作用的评价（表 6-13），4 大类化感物质对丹参 SOD 活性均起抑制作用，按照从大到小的顺序依次为：酚类物质、有机酸类物质、中性物质、生物碱类物质。

6.3.2.2 对丹参 POD 活性的化感作用评价

4 大类有机提取液对丹参 POD 活性的化感作用评价如表 6-13 所示。4 大类有机提取液对丹参 POD 活性起促进作用，从大到小依次为：酚类物质、中性物质、有机酸类物质、生物碱类物质。

表 6-13　4 大类化感物质对丹参幼苗抗氧化酶体系的化感作用

化感物质	RI			
	SOD 活性	POD 活性	CAT 活性	综合效应指数 2
酚类物质	−0.181	0.281	0.069	0.056
有机酸类物质	−0.174	0.202	0.034	0.020
生物碱类物质	−0.168	0.169	−0.042	−0.014
中性物质	−0.169	0.237	−0.001	0.022
综合效应指数 1	−0.173	0.222	0.015	0.021

注：表中综合效应指数 1 是不同的抗氧化酶对不同种类的有机提取物化感作用指数，综合效应指数 2 不同种类的有机提取物对抗氧化酶化感作用指数。表中所有 RI 值是通过计算不同浓度不同水浸提液的同一种类的有机提取液对抗氧化酶化感作用的 RI 值的平均数所得。

6.3.2.3 对丹参 CAT 活性的化感作用评价

4 大类有机提取液对丹参 CAT 活性的化感作用评价如表 6-13 所示。4 大类有机提取液对丹参 CAT 活性有促进作用也有抑制作用，抑制作用的大小为生物碱类物质＞中性物质；促进作用大小为酚类物质＞有机酸类物质。

6.3.3 不同浓度的有机提取液对丹参抗氧化酶活性化感作用的评价

6.3.3.1 对丹参幼苗 SOD 活性的化感作用评价

不同浓度的有机提取液对丹参幼苗 SOD 活性均起抑制作用（表 6-14），从大到小依次为：0.4 g/mL、0.1 g/mL、0.05 g/mL、0.2 g/mL、0.02 g/mL。

6.3.3.2 对丹参幼苗 POD 活性的化感作用评价

不同浓度的有机提取液对丹参幼苗 POD 活性均起促进作用（表 6-14），从大到小依次为：0.2 g/mL、0.05 g/mL、0.1 g/mL、0.4 g/mL、0.02 g/mL。

6.3.3.3 对丹参幼苗 CAT 活性的化感作用评价

不同浓度的有机提取液对丹参幼苗 CAT 活性的化感作用如表 6-14 所示，除浓度为 0.1 g/mL 的有机提取液对丹参幼苗 CAT 活性起到抑制作用外，其余浓度的化感物质对丹参幼苗 CAT 活性均起促进作用，从大到小依次为 0.05 g/mL、0.2 g/mL、0.02 g/mL、0.4 g/mL。

表 6-14　不同浓度的有机提取液对丹参幼苗抗氧化酶活性化感作用的化感作用

浓度 / （g·mL⁻¹）	RI			
	SOD 活性	POD 活性	CAT 活性	综合效应指数
0.02	−0.129	0.105	0.040	0.005
0.05	−0.177	0.260	0.073	0.052
0.1	−0.187	0.278	−0.120	−0.010
0.2	−0.172	0.365	0.055	0.083
0.4	−0.200	0.104	0.026	−0.023

注：表中综合效应指数是不同浓度的有机提取物对抗氧化酶的化感作用指数。表中所有的 RI 值是通过计算同一浓度不同有机提取液对抗氧化酶 RI 值的平均数所得。

7

丹参药渣多糖生物活性和安全性评价

丹参药渣主要为丹参脂溶性物质提取后的废弃物，其主要以堆放和焚烧等方式被直接处理。而丹参药渣富含多糖，丹参多糖具有较高的药用价值，是丹参的重要有效活性成分之一。对丹参多糖的结构、性质、生物活性及安全性等进行系统深入的研究，可促进丹参多糖类产品的开发。

前期通过响应面优化法结合均匀设计获得了超声波辅助复合酶法提取丹参药渣多糖的工艺条件，得到了丹参药渣粗多糖（C–SMWP–U&E）。利用红外光谱技术、核磁共振技术、电子扫描电镜等现代检测手段，分析所提取丹参药渣多糖的结构；对丹参药渣中多糖的生物活性和安全性进行系统评价；分别以小鼠和断奶仔猪为动物模型，为丹参药渣中多糖产品的开发，特别是饲料添加剂的开发，提供科学理论依据，促进丹参药渣的高值化利用。

7.1 丹参药渣多糖的理化性质

7.1.1 基本性质

将丹参药渣粗多糖 C–SMWP–U&E 经 DEAE–Sepharose CL–6B（图 7–1 A）和 Sephadex G–100（图 7–1 B）纯化，得到一个主要洗脱峰（图 7–1 B），合并主要洗脱峰组分，得到纯化组分 SMWP–U&E。SMWP–U&E 为灰白色粉末，溶于水和二甲基亚砜（DMSO），不溶于乙醇、丙酮、乙酸乙酯和氯仿，与 I_2–KI 溶液、菲林试剂和三氯化铁反应均呈阴性，说明 SMWP–U&E 不含淀粉、还原糖和多酚类物质；茚三酮反应结果呈阳性，说明 SMWP–U&E 中含有结合蛋白。定量分析结果表明，SMWP–U&E 中总糖含量为 91.40%，蛋白质含量为 3.90%，分子质量为 5.07×10^5 Da，比旋度 $[\alpha]_D^{20}$ 为 +50.30°。

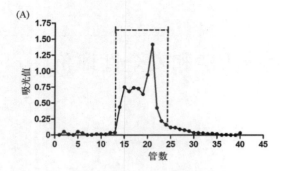
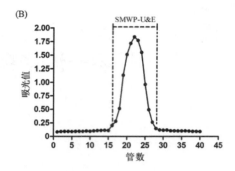

A，DEAE–Sepharose CL–6B；B， Sephadex G–100（B）

图 7–1　C–SMWP–U&E 的洗脱曲线

7.1.2 黏度性质

采用乌贝路德黏度计测定样品黏度，浓度和温度对 SMWP–U&E 黏度的影响结果如图 7–2 所示。在测定浓度范围内，SMWP–U&E 的黏度随溶液浓度的增加而增大，且与多糖浓度呈线性相关（图 7–2 A）；随着温度的逐渐升高，SMWP–U&E 溶液的黏度值显著降低（图 7–2 B）。测定结果符合高分子聚合物溶液的黏度性质，因为随着溶液浓度的增加，多糖分子的聚合度和交联度会增大，分子间作用力更强，导致溶液黏度增加。而随着温度的升高，多糖分子热运动速度加快，分子间距离增加，导致分子之间的黏滞阻力下降。

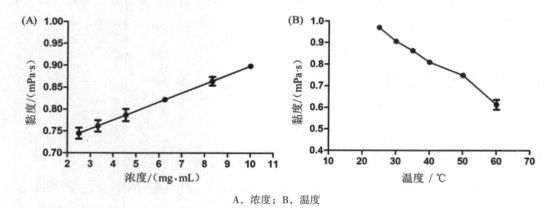

A，浓度；B，温度

图 7–2　浓度和温度对 SMWP–U&E 溶液黏度的影响

高分子聚合物溶液黏度与溶液的关系常用 Huggins 方程和 Kraemer 方程表示，Huggins 方程：$\eta_{sp}/C=[\eta]+K_H[\eta]^2C$；Kraemer 方程：$\ln\eta_r/C=[\eta]+K'[\eta]^2C$；其中 K_H 和 K' 均为常数，为高分子聚合物的特性黏度，分别用 η_{sp}/C（比浓黏度）和 $\ln\eta_r/C$（比浓对数黏度）对 C（溶液浓度）作图，外推至 $C=0$，截距应重合于一点，即 $[\eta]$ 值（以 Huggins 方程为先）。SMWP–U&E 的 Huggins 方程和 Kraemer 方程分别为 $y=0.007\,4x+0.286\,7$，

y=–0.027x+0.285 2，两者的截距分别为 0.286 7 和 0.285 2，两者接近，以 Huggins 方程为先，因此取 [η]=0.286 7 dL/g（图 7–3）。

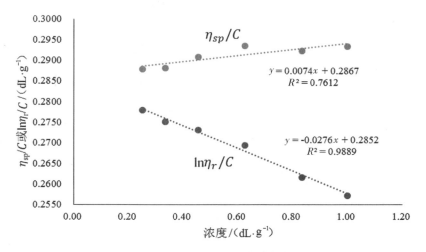

图 7–3　SMWP–U&E 特性黏度的测定

7.1.3 单糖组成

将 SWMP–U&E 乙酰化后，使用 HP–5MS 柱（30 m×250 μm×0.25 μm）通过气相色谱 – 质谱（GC–MS）分析其单糖组成（图 7–4）。SMWP–U&E 由阿拉伯糖（Ara）、果糖（Fru）、甘露糖（Man）、葡萄糖（Glc）和半乳糖（Gal）组成，它们的摩尔百分比分别为 3.72%、4.11%、6.18%、32.08% 和 53.91%。比较已有研究结果发现，果糖是首次在丹参（残渣）多糖中检测到，而甘露糖、葡萄糖和半乳糖在不同组成的丹参多糖中已有报道。

7.1.4 结构特点

7.1.4.1 红外光谱（FTIR）分析

SMWP–U&E 的红外光谱图如图 7–5 所示。红外光谱图显示，SWMP–U&E 具有多糖的特征吸收峰（3 370 cm^{-1}，2 925 cm^{-1} 和 1 420 cm^{-1}）。3 370 cm^{-1} 的吸收峰是 O–H 的伸缩振动峰；2 925 cm^{-1} 的吸收峰是由于 C–H 的伸缩振动引起的吸收峰；1 420 cm^{-1} 的吸收峰是 –CH（O–CH$_2$）弯曲振动引起的吸收峰。1 647 cm^{-1} 的吸收峰是 –OH 的弯曲振动峰；1 000～1 200 cm^{-1} 的吸收峰是吡喃环的醚键 C–O–C 和 C–O–H 的变角振动吸收峰，证明 SMWP–U&E 中存在吡喃环。877 cm^{-1} 和 800 cm^{-1} 的吸收峰说明 SMWP–U&E 中可能同时存在 β – 和 α – 糖苷键。

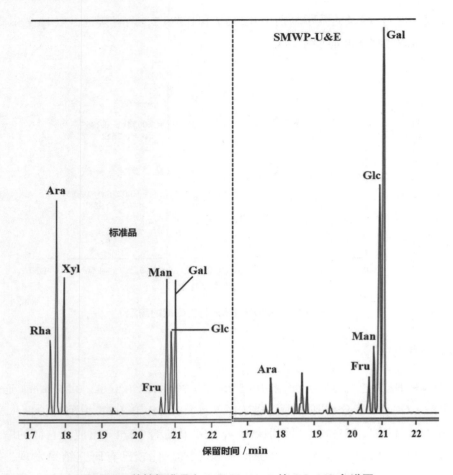

图 7-4　单糖标准品和 SWMP-U&E 的 GC-MS 色谱图

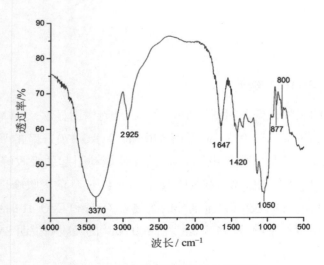

图 7-5　SMWP-U&E 的红外光谱图

7.1.4.2 核磁共振（NMR）分析

SWMP-U&E 的 ^{1}H NMR 谱和 ^{13}C NMR 谱如图 7-6 所示。SMWP-U&E 的 ^{1}H NMR 谱（图 7-6 A）表明，SMWP-U&E 的化学位移在 δ 3.2 ～ 5.5 ppm 范围内。每种单糖的异头质子可以根据 α - 或 β - 构型产生可识别的信号。^{1}H NMR 谱中 δ 5.26 ～ 5.27 ppm 和 δ 4.82 ～ 4.83 ppm 范围内的信号表明 SMWP-U&E 包含 α - 和 β - 糖苷构型。5.65 ppm 附近没有出现化学位移，表明 SMWP-U&E 中不存在糖醛酸。在 ^{13}C 谱中，δ 90 ～ 105 ppm 处信号为异头碳区域，而 δ 60 ～ 85 ppm 处的信号为非异头碳区域。δ 103.75 ～ 103.47 ppm 处的信号（图 7-6 B）应为 β -D 或 α -L 糖苷键，

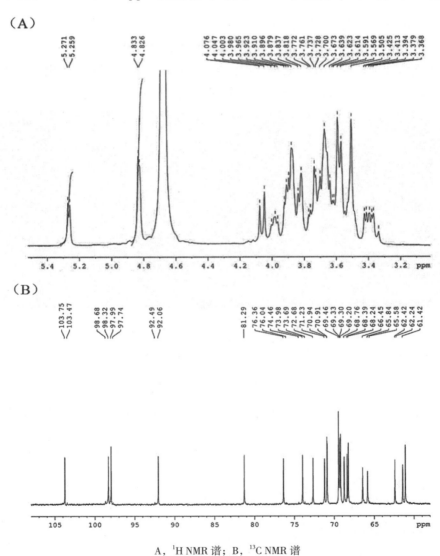

A，^{1}H NMR 谱；B，^{13}C NMR 谱

图 7-6 SMWP-U&E 的核磁共振谱

δ 92.06 ～ 98.68 ppm 处的信号应为 α –D 或 β –L 糖苷键。在异头碳区域, δ 103.75 ppm、δ 103.4 ppm、δ 98.68 ppm、δ 98.32 ppm、δ 97.99 ppm 和 δ 97.74 ppm（δ 92.06 ～ 92.49 ppm）处的信号归因于 β –D–Fruf、β –D–Glcp、α –D–Galp、β –L–Xylp、α –D–manp、α –D–Glcp。结果也与单糖组成的测定一致。然而, 由于位置和异头糖基连接的不同, 同一单糖的碳信号不同, 尤其是异头碳信号。这些信号, 连同在 δ 61.10 ～ 66.45 ppm 范围内检测到的 5 个信号, 证实了 SMWP–U&E 中存在果糖。δ 170 ～ 180 ppm 范围内没有碳原子信号证明 SMWP–U&E 不含糖醛酸。

7.1.4.3 扫描电镜（SEM）分析

SMWP–U&E 的扫描电镜图谱如图 7–7 所示。通过放大 1 000 倍（图 7–7 A）、3 000 倍（图 7–7 B）和 5 000 倍（图 7–7 C）, 可以观察到, SMWP–U&E 表面光滑但不平整, 呈现严密的絮状纤维结构, 分布排列整齐。与已报道的丹参多糖的扫描电镜图谱相比, SMWP–U&E 的表面结构与其他丹参多糖组分存在较大差异。

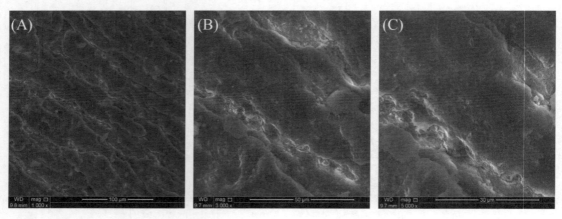

A, 放大 1 000 倍; B, 放大 3 000 倍; C, 放大 5 000 倍

图 7–7　SMWP–U&E 的扫描电镜图谱

7.2 丹参药渣多糖的抑菌、抗氧化和抗肿瘤细胞增殖活性研究

7.2.1 抑菌活性

7.2.1.1 对细菌生长曲线的影响

不同浓度 SMWP–U&E 对 4 种细菌（大肠杆菌、克雷伯氏菌、枯草芽孢杆菌和金黄色葡萄球菌）生长曲线的影响结果如图 7–8 所示。0.5 mg/mL SMWP–U&E 在一定程度上

促进了大肠杆菌的生长（$P < 0.05$）；2.0 mg/mL SMWP-U&E 在 2～5.5 h 时间段内（对数期），显著促进大肠杆菌的生长（$P < 0.05$），而随即进入稳定期后，大肠杆菌的生长开始受到抑制（$P < 0.05$）；1.0 mg/mL SMWP-U&E 在进入对数生长期时开始抑制大肠杆菌的生长（图 7-8 A）。0.5 mg/mL SMWP-U&E 对克雷伯氏菌的生长曲线无显著影响（$P > 0.05$）；1.0 mg/mL 和 2.0 mg/mL SMWP-U&E 在对数生长期开始时促进克雷伯氏菌的生长（$P > 0.05$），但随后，促使细菌提前进入稳定期（图 7-8 B）。0.5 mg/mL SMWP-U&E 对枯草芽孢杆菌的生长曲线没有显著影响（$P > 0.05$）；1.0 mg/mL 和 2.0 mg/mL SMWP-U&E 与枯草芽孢杆菌共培养后缩短了细菌对数生长期，促使细菌提前进入稳定期（图 7-8，C）。0.5 mg/mL SMWP-U&E 显著促进了金黄色葡萄球菌的生长（对数期）（$P < 0.05$）；1.0 mg/mL SMWP-U&E 对金黄色葡萄球菌对数生长期具有显著抑制作用（$P < 0.05$）；2.0 mg/mL SMWP-U&E 对金黄色葡萄球菌对数生长期没有显著影响（$P > 0.05$）（图 7-8 D）。

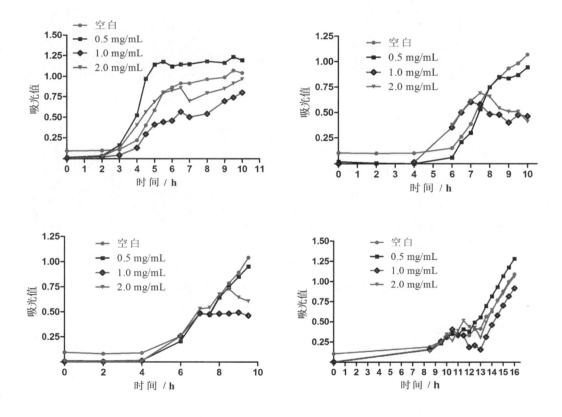

A，大肠杆菌；B，克雷伯氏菌；C，枯草芽孢杆菌；D，金黄色葡萄球菌

图 7-8　SMWP-U&E 对 4 种细菌生长曲线的影响

7.2.1.2 对真菌菌丝生长的影响

不同浓度 SMWP–U&E 对 4 种真菌（串珠镰刀菌、黑曲霉、白地霉和灰霉菌）菌丝生长的影响结果如图 7–9 所示。1.0 mg/mL 和 2.0 mg/mL SMWP–U&E 显著抑制了串珠镰刀菌菌丝的生长（$P < 0.05$）（图 7–9 A）。培养 5 d 以后，0.5 mg/mL SMWP–U&E 开始显著抑制黑曲霉菌丝的生长（$P < 0.05$）；培养 3 d 以后，1.0 mg/mL SMWP–U&E 开始显著抑制黑曲霉菌丝的生长（$P < 0.05$）；培养 1 d 以后，2.0 mg/mL SMWP–U&E 显著抑制黑曲霉菌丝的生长（$P < 0.05$）（图 7–9 B）。培养 3 d 以后，0.5 mg/mL、1.0 mg/mL 和 2.0 mg/mL SMWP–U&E 均开始显著抑制白地霉菌丝的生长（$P < 0.05$）（图 7–9 C）。0.5 mg/mL、1.0 mg/mL 和 2.0 mg/mL SMWP–U&E 均对灰霉菌菌丝的生长没有显著抑制作用（$P > 0.05$）（图 7–9 D）。

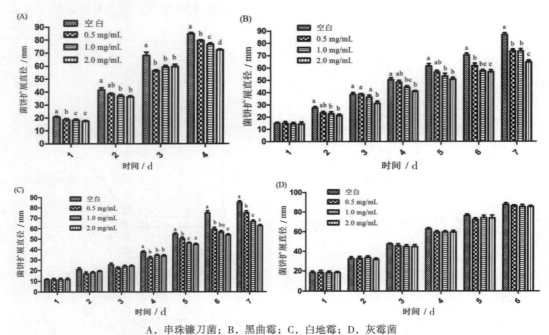

A，串珠镰刀菌；B，黑曲霉；C，白地霉；D，灰霉菌

图 7–9　SMWP–U&E 对 4 种真菌菌丝生长的影响

注：不同小写字母表示差异在 $P < 0.05$ 水平显著。

7.2.2 抗氧化活性

7.2.2.1 还原力

SMWP–U&E 的还原力测定结果如图 7–10 所示。随着 SMWP–U&E 浓度的增加，700 nm 吸光值逐渐升高。当 SMWP–U&E 浓度为 0.5 mg/mL 时，吸光值达到 1.287。但是，在测定浓度范围内，SMWP–U&E 的吸光值要低于维生素（VC），即 SMWP–U&E 的还原能力要弱于 VC。

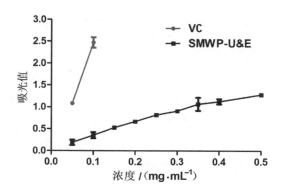

图 7-10   SMWP-U&E 的还原力测定结果

7.2.2.2 清除自由基能力

　　SMWP-U&E 清除自由基的能力研究结果如图 7-11 所示。0.01 ～ 0.20 mg/mL 浓度范围内，随着浓度的增加，SMWP-U&E 清除 DPPH 自由基的能力逐渐增强。当浓度为 0.15 mg/mL 时，SMWP-U&E 对 DPPH 自由基的清除能力达到 85.49%；当浓度超过 0.15 mg/mL 时，

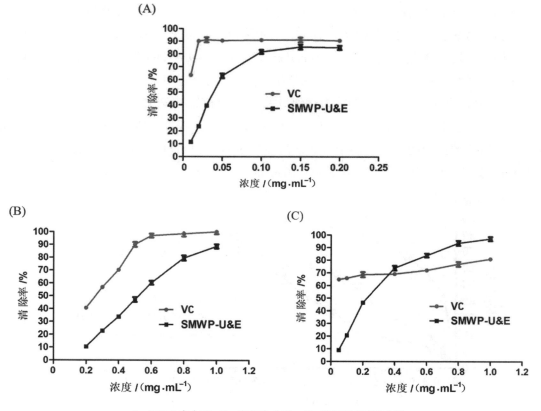

A，DPPH 自由基；B，羟基自由基；C，超氧阴离子自由基

图 7-11   SMWP-U&E 清除自由基的能力

SMWP-U&E 对 DPPH 自由基的清除能力出现下降趋势，但变化不显著（$P > 0.05$），即达到稳定状态（图 7-11 A）。当浓度在 $0.20 \sim 1.00$ mg/mL 范围时，随着浓度的增加，SMWP-U&E 对羟基自由基的清除能力增强；当浓度为 1.00 mg/mL 时，SMWP-U&E 对羟基自由基的清除率达到 88.73%（图 7-11 B）。当多糖浓度在 $0.05 \sim 1.00$ mg/mL 范围时，随着浓度的增加，SMWP-U&E 对超氧阴离子自由基的清除能力显著增加，且当浓度高于 0.40 mg/mL 时，SMWP-U&E 对超氧阴离子自由基的清除能力强于 VC；当浓度为 1.00 mg/mL 时，多糖对超氧阴离子自由基的清除率达到 97.03%（图 7-11 C）。SMWP-U&E 清除 DPPH 自由基、羟基自由基和超氧阴离子的 IC_{50} 分别为 0.04 mg/mL、0.53 mg/mL 和 0.24 mg/mL。

7.2.2.3 抑制脂质过氧化能力

硫氰酸铁（FTC）法测定 SMWP-U&E 抑制亚油酸过氧化能力，硫代巴比妥酸（TBA）法测定 SMWP-U&E 抑制 $FeSO_4-H_2O_2$ 诱导的小鼠肝脏脂质过氧化和小鼠肝脏自发性脂质过氧化能力的研究结果如图 7-12 所示。由图 7-12 可知，SMWP-U&E 具有体外抑制脂质过氧化的能力。对于亚油酸过氧化及 $FeSO_4-H_2O_2$ 诱导的小鼠肝脏脂质过氧化，随着浓度的增加，SMWP-U&E 抑制脂质过氧化的能力随之增强。对于肝脏自发性脂质过氧化，当浓度从 0.05 mg/mL 增加到 1.0 mg/mL 时，SMWP-U&E 抑制脂质过氧化的能力随之增强；当浓度为 1.0 mg/mL 时，SMWP-U&E 的脂质过氧化抑制率达到 83.09%；当浓度高于 1.0 mg/mL 时，SMWP-U&E 的脂质过氧化抑制率变化不显著，即 SMWP-U&E 抑制脂质过氧化的能力达到最大值，且保持动态平衡。

此外，在测定浓度范围内（$0.05 \sim 2.00$ mg/mL），SMWP-U&E 对小鼠肝脏自发性脂质过氧化的抑制能力均要高于对亚油酸体外过氧化和 $FeSO_4-H_2O_2$ 诱导的小鼠肝脏脂质过氧化的抑制能力，其 IC_{50} 分别为 0.16 mg/mL、1.26 mg/mL 和 0.88 mg/mL。

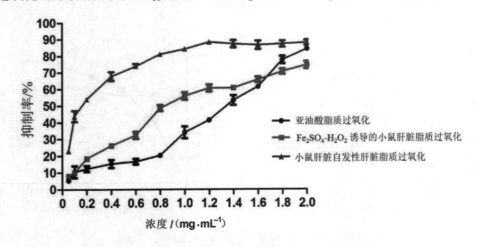

图 7-12　SMWP-U&E 抑制脂质过氧化的能力

7.2.3 抗癌细胞增殖活性

采用 CCK-8 法研究丹参药渣多糖 SMWP-U&E 对人乳腺癌细胞 Bcap-37、人食管癌细胞 Eca-109、人肺癌细胞 A549 及人子宫颈癌细胞 Hela 增殖能力的抑制作用，研究结果如图 7-13 所示，50 ～ 400 μg/mL 测定浓度范围内，相同多糖浓度条件下，SMWP-U&E 对 Bcap-37 和 Eca-109 细胞增殖能力的抑制作用强于对 A549 和 Hela 细胞增殖能力的抑制作用，且呈现量效关系。当浓度为 400 μg/mL 时，SMWP-U&E 对 Bcap-37 细胞增殖能力的抑制作用为 50% 左右，对 Eca-109 细胞增殖能力的抑制作用超过 50%。

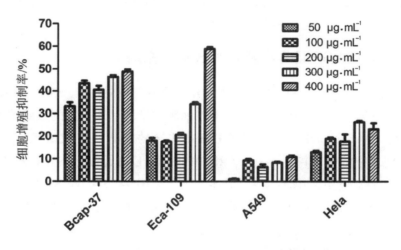

图 7-13　SMWP-U&E 的抗癌细胞增殖活性

7.3 丹参药渣多糖的免疫活性

7.3.1 对体外培养巨噬细胞分泌细胞因子的影响

SMWP-U&E 对体外培养巨噬细胞 RAW264.7 分泌细胞因子的影响结果如图 7-14 所示。与空白组相比，SMWP-U&E 处理组均显著促进 RAW264.7 细胞分泌细胞因子 IL-2 和 IL-12（$P < 0.05$）。

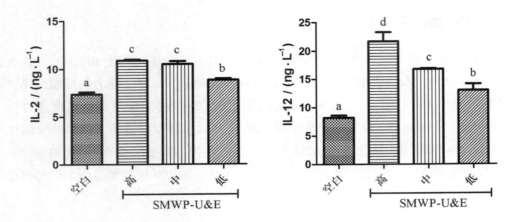

图 7–14　SMWP–U&E 对体外培养巨噬细胞 RAW264.7 分泌细胞因子的影响
注：不同小写字母表示差异在 $P < 0.05$ 水平显著。

7.3.2 对 Con A 和 LSP 诱导小鼠脾淋巴细胞增殖的影响

　　SMWP–U&E 对脾淋巴细胞增殖的影响结果如图 7–15 所示。SMWP–U&E 对 Con A 诱导的 T 淋巴细胞增殖和 LSP 诱导的 B 淋巴细胞增殖均呈现一定的量效关系。SMWP–U&E– 高浓度（34.5 μg/mL）显著促进 Con A 诱导的 T 淋巴细胞增殖（$P < 0.05$），而 SMWP–U&E– 中浓度（17.2 μg/mL）和 SMWP–U&E– 低浓度（8.6 μg/mL）对 Con A 诱导的 T 淋巴细胞增殖影响不显著（$P > 0.05$）（图 7–15 A）。SMWP–U&E– 高浓度（34.5 μg/mL）和 SMWP–U&E– 中浓度（17.2 μg/mL）均显著促进了 LSP 诱导的 B 淋巴细胞增殖（$P < 0.05$），而低浓度（8.6 μg/mL）对 LSP 诱导的 B 淋巴细胞增殖影响不显著（$P > 0.05$）（图 7–15 B）。

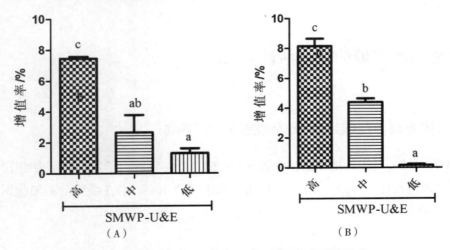

图 7–15　SMWP–U&E 对小鼠脾淋巴细胞增殖的影响
注：A，Con A 诱导的 T 淋巴细胞；B，LSP 诱导的 B 淋巴细胞。不同小写字母表明差异在 P < 0.05 水平显著。

7.3.3 对正常小鼠免疫功能的影响

7.3.3.1 体重和脏器指数

不同浓度 SMWP–U&E 灌胃对正常小鼠体重和脏器指数的影响结果如表 7–1 所示。SMWP–U&E– 高浓度［400 mg/（kg 体重·d）］处理组小鼠胸腺指数显著低于空白组（$P <$ 0.05）；SMWP–U&E– 中浓度［200 mg/（kg 体重·d）］和 SMWP–U&E– 低浓度［100 mg/（kg 体重·d）］处理组小鼠胸腺指数与空白组无显著性差异（$P > 0.05$）。试验结束时，所有处理组小鼠体重和脾脏指数与空白组无显著性差异（$P > 0.05$）。

表 7–1　不同剂量 SMWP–U&E 灌胃对正常小鼠体重和脏器指数的影响

	空白	SMWP–U&E		
		400 mg·kg⁻¹ 体重·d⁻¹	200 mg·kg⁻¹ 体重·d⁻¹	100 mg·kg⁻¹ 体重·d⁻¹
体重 /g	26.62 ± 2.00	29.89 ± 0.51	29.28 ± 1.94	29.41 ± 4.18
胸腺指数 /（mg·g⁻¹）	4.38 ± 1.26b	2.66 ± 0.44a	3.51 ± 0.68b	3.72 ± 0.71b
脾脏指数 /（mg·g⁻¹）	3.54 ± 1.24	2.77 ± 0.70	2.53 ± 0.67	2.43 ± 0.50

注：同行不同小写字母表示差异显著（$P < 0.05$）。

7.3.3.2 对正常小鼠血清和脾脏细胞因子水平的影响

不同浓度 SMWP–U&E 灌胃对正常小鼠血清和脾脏细胞因子 IL–2、IL–6、IL–12、TNF–α 和 IFN–γ 水平的影响结果分别如表 7–2 和表 7–3 所示。由表 7–2 可知，灌胃 400 mg/（kg 体重·d）剂量的 SMWP–U&E 可提高正常小鼠血清中 IL–6 的水平（$P < 0.05$），但对血清中 IL–2、IL–12、TNF–α 和 IFN–γ 水平无显著影响（$P > 0.05$）。由表 7–3 可知，灌胃不同剂量的 SMWP–U&E 可提高正常小鼠脾脏 IL–2 和 IL–12 的水平，但是差异不显著（$P > 0.05$）。但与空白组相比，灌胃 400 mg/（kg 体重·d）剂量的 SMWP–U&E 可显著提高正常小鼠脾脏 IFN–γ 的水平（$P < 0.05$）。

表 7–2　不同剂量 SMWP–U&E 灌胃对正常小鼠血清中细胞因子水平的影响　单位：ng·L⁻¹

	空白	SMWP–U&E		
		400 mg·kg⁻¹ 体重·d⁻¹	200 mg·kg⁻¹ 体重·d⁻¹	100 mg·kg⁻¹ 体重·d⁻¹
IL–2	12.02 ± 0.66	12.76 ± 0.52	12.76 ± 0.30	11.20 ± 0.58
IL–6	38.34 ± 1.53a	47.46 ± 0.37b	44.28 ± 3.94a	42.42 ± 1.11a
IL–12	6.96 ± 1.40	8.65 ± 0.68	7.18 ± 0.49	6.73 ± 0.25
TNF–α	186.72 ± 8.96b	178.11 ± 16.98ab	150.16 ± 6.97a	149.62 ± 5.94a
IFN–γ	89.07 ± 9.84	111.73 ± 12.30	93.07 ± 4.99	90.40 ± 5.89

注：同行不同小写字母表示差异显著（$P < 0.05$）。

表 7-3　灌胃不同剂量 SMWP-U&E 对正常小鼠脾脏细胞因子的影响　　单位：ng·L⁻¹

	空白	SMWP-U&E		
		400 mg·kg⁻¹体重·d⁻¹	200 mg·kg⁻¹体重·d⁻¹	100 mg·kg⁻¹体重·d⁻¹
IL-2	13.52 ± 0.84	15.36 ± 0.29	14.93 ± 0.24	13.72 ± 0.91
IL-6	70.02 ± 3.13	67.80 ± 6.03	68.95 ± 1.52	68.29 ± 4.26
IL-12	12.46 ± 0.68	16.95 ± 1.37	14.55 ± 2.57	12.87 ± 0.23
TNF-α	282.02 ± 14.19ab	255.10 ± 38.66a	290.89 ± 5.43ab	310.65 ± 13.22b
IFN-γ	168.40 ± 1.63a	197.85 ± 8.99b	172.4 ± 5.89a	166.40 ± 6.53a

注：同行不同小写字母表示差异显著（$P < 0.05$）。

7.3.4 对环磷酰胺（CPA）诱导的免疫抑制小鼠免疫功能的影响

7.3.4.1 体重和脏器指数

　　不同浓度 SMWP-U&E 灌胃对 CPA 诱导的免疫抑制小鼠体重和脏器指数的影响结果如表 7-4 所示。SMWP-U&E- 高浓度［400 mg/（kg 体重·d）］处理组小鼠试验结束时体重显著高于模型对照组（$P < 0.05$），但与正常对照组相比无显著性差异（$P > 0.05$）。SMWP-U&E- 中浓度［200 mg/（kg 体重·d）］和 SMWP-U&E- 低浓度［100 mg/（kg 体重·d）］处理组小鼠体重与空白组无显著性差异（$P > 0.05$）。所有处理组小鼠胸腺指数均显著低于模型对照组（$P < 0.05$），但与正常对照组相比无显著性差异（$P > 0.05$）。模型对照组、正常对照组和处理组小鼠脾脏指数均无显著性差异（$P > 0.05$）。

表 7-4　不同剂量 SMWP-U&E 灌胃对免疫抑制小鼠体重和脏器指数的影响

	正常对照组	模型对照组	SMWP-U&E		
			400 mg·kg⁻¹体重·d⁻¹	200 mg·kg⁻¹体重·d⁻¹	100 mg·kg⁻¹体重·d⁻¹
体重 /g	28.79 ± 0.68b	22.00 ± 3.11a	28.52 ± 3.86b	24.35 ± 3.08a	24.95 ± 3.08a
胸腺指数 /（mg·g⁻¹）	3.80 ± 1.12a	6.37 ± 1.48b	3.11 ± 1.04a	3.71 ± 0.81a	3.33 ± 0.79a
脾脏指数 /（mg·g⁻¹）	2.72 ± 0.63	3.82 ± 1.26	2.28 ± 0.72	3.30 ± 1.40	2.85 ± 1.62

注：同行不同小写字母表示差异显著（$P < 0.05$）。

7.3.4.2 SMWP–U&E 对免疫抑制小鼠血清免疫球蛋白和细胞因子水平的影响

SMWP–U&E 对 CPA 诱导的免疫抑制小鼠血清 IgA 和 IgG 的影响结果如图 7–16 所示。CPA 模型对照组小鼠血清中 IgA 和 IgG 水平显著低于正常对照（$P < 0.05$）。而灌胃不同剂量的 SMWP–U&E 显著提高了免疫抑制小鼠血清中的 IgA 和 IgG 水平（$P < 0.05$）。

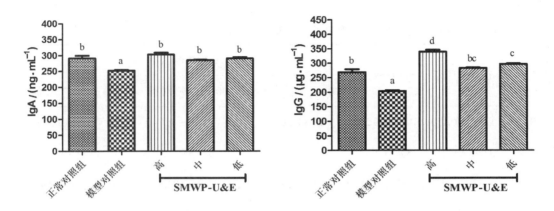

图 7–16　不同剂量 SMWP–U&E 灌胃对环磷酰胺诱导的免疫抑制小鼠血清中 IgA 和 IgG 水平的影响

注：不同小写字母表示差异在 $P < 0.05$ 水平显著。

不同剂量 SMWP–U&E 灌胃对 CPA 诱导的免疫抑制小鼠血清细胞因子 IL–2、IL–6、IL–12、TNF–α 和 IFN–γ 的影响结果如表 7–5 所示。CPA 诱导的模型对照组与正常对照组相比，小鼠血清中 IL–2、IL–12 和 IFN–γ 水平显著降低（$P < 0.05$）；IL–6 含量有降低趋势，但差异不显著（$P > 0.05$）；TNF–α 水平显著升高（$P < 0.05$）。与模型对照组相比，SMWP–U&E 400 mg/（kg 体重·d）剂量组小鼠血清中 IL–2、IL–6 和 IFN–γ 水平显著上升（$P < 0.05$）；SMWP–U&E 200 mg/（kg 体重·d）剂量组显著提高了小鼠血清中 IL–6 和 IFN–γ 水平（$P < 0.05$）；SMWP–U&E 100 mg/（kg 体重·d）剂量组显著提高了小鼠血清中 IFN–γ 水平（$P < 0.05$）。不同剂量的 SMWP–U&E 处理组小鼠血清中 IL–12 水平与模型对照组相比有上升趋势，但是差异不显著（$P > 0.05$），且与正常对照组相比也无显著差异（$P > 0.05$），说明 SMWP–U&E 处理后，可促进免疫抑制小鼠血清中 IL–12 水平恢复至正常水平。与正常对照组相比，模型对照组小鼠血清中 TNF–α 水平显著升高（$P < 0.05$），但 SMWP–U&E 处理后，免疫抑制小鼠血清中 TNF–α 水平显著降低（$P < 0.05$），且显著低于正常对照组（$P < 0.05$）。

7.3.4.3 SMWP–U&E 对免疫抑制小鼠巨噬细胞分泌细胞因子水平的影响

不同剂量 SMWP–U&E 灌胃对 CPA 诱导的免疫抑制小鼠巨噬细胞分泌细胞因子 IL–2、IL–6、IL–12、TNF–α 和 IFN–γ 的影响结果如表 7–6 所示。与正常空白组相比，CPA 诱导的模型对照组小鼠巨噬细胞分泌的 IL-2、IL-6、IL-12 和 IFN-γ 水平显著降低（$P < 0.05$），而 TNF-α 水平与正常对照组无显著差异（$P > 0.05$）。与模型对照组相比，SMWP-U&E 处理显著提高了免疫抑制小鼠巨噬细胞分泌 IL-6、IL-12 和 IFN-γ 水平（$P < 0.05$）；IL-2 水平有上升趋势，但差异不显著（$P > 0.05$）。同时，SMWP-U&E 处理组免疫抑制小鼠巨噬细胞分泌 IL-2 水平与正常对照组相比差异不显著（$P > 0.05$）。

表 7-5　不同剂量 SMWP-U&E 灌胃对免疫抑制小鼠血清中细胞因子水平的影响　单位：ng·L^{-1}

	正常对照组	模型对照组	SMWP-U&E		
			400 mg·kg^{-1} 体重·d^{-1}	200 mg·kg^{-1} 体重·d^{-1}	100 mg·kg^{-1} 体重·d^{-1}
IL-2	12.47 ± 0.19b	10.58 ± 0.23a	12.43 ± 0.35b	11.32 ± 0.71ab	10.54 ± 0.22a
IL-6	37.48 ± 0.91a	35.87 ± 1.47a	45.02 ± 1.93c	42.08 ± 1.72bc	39.33 ± 0.18ab
IL-12	6.53 ± 0.75b	4.80 ± 0.29a	6.07 ± 0.68ab	5.95 ± 0.23ab	5.36 ± 0.45ab
TNF-α	183.85 ± 6.89b	210.38 ± 6.50c	161.99 ± 3.04a	161.18 ± 3.23a	156.08 ± 7.22a
IFN-γ	82.75 ± 5.78b	63.34 ± 4.08a	95.80 ± 8.31b	92.74 ± 5.44b	89.08 ± 3.82b

注：同行不同小写字母表示差异显著（$P < 0.05$）。

表 7-6　不同剂量 SMWP-U&E 灌胃对免疫抑制小鼠巨噬细胞分泌细胞因子水平的影响　单位：ng·L^{-1}

	正常对照组	模型对照组	SMWP-U&E		
			400 mg·kg^{-1} 体重·d^{-1}	200 mg·kg^{-1} 体重·d^{-1}	100 mg·kg^{-1} 体重·d^{-1}
IL-2	10.70 ± 0.80b	8.16 ± 0.22a	10.18 ± 1.00ab	9.43 ± 0.35ab	9.37 ± 0.95ab
IL-6	62.52 ± 0.78d	54.32 ± 0.99a	61.63 ± 0.51cd	59.77 ± 0.56bc	58.99 ± 0.80b
IL-12	5.07 ± 0.11c	3.72 ± 0.25a	5.49 ± 0.23d	5.12 ± 0.20c	4.78 ± 0.14bc
TNF-α	152.49 ± 0.48a	170.32 ± 7.24ab	175.51 ± 4.05b	165.92 ± 5.15ab	152.60 ± 8.74ab
IFN-γ	92.26 ± 2.30bc	80.32 ± 0.54a	97.25 ± 2.77c	94.99 ± 2.04bc	89.72 ± 2.72b

注：同行不同小写字母表示差异显著（$P < 0.05$）。

7.3.4.4 对免疫抑制小鼠脾脏组织细胞因子水平的影响

不同剂量 SMWP-U&E 灌胃对 CPA 诱导的免疫抑制小鼠脾脏细胞因子 IL-2、IL-6、

IL–12、TNF–α 和 IFN–γ 的影响结果如表 7–7 所示。与正常对照组相比，CPA 模型对照组小鼠脾脏 IL–6 水平显著降低（$P < 0.05$），IL–2、IL–12 和 IFN–γ 水平有降低趋势，但差异不显著（$P > 0.05$），而 TNF–α 水平有上升趋势，但差异不显著（$P > 0.05$）。与模型对照组相比，灌胃不同剂量 SMWP–U&E 均显著提高了免疫抑制小鼠脾脏 IL–2、IL–6 和 IFN–γ 水平（$P < 0.05$）；同时 IL–12 水平有上升趋势，但差异不显著（$P > 0.05$）；而 TNF–α 水平有降低趋势，但是差异不显著（$P > 0.05$）。SMWP–U&E 400 mg/（kg 体重·d）剂量和 200 mg/（kg 体重·d）剂量组小鼠脾脏 IL–2、IL–6、IL–12 和 TNF–α 水平与正常对照组无显著差异（$P > 0.05$），而 IFN–γ 水平显著高于正常对照组（$P < 0.05$）；SMWP–U&E 100 mg/（kg 体重·d）剂量组小鼠脾脏 IL–2、IL–6、IL–12、TNF–α 和 IFN–γ 水平与正常对照组无显著差异（$P > 0.05$）。

表 7–7　不同剂量 SMWP–U&E 灌胃对免疫抑制小鼠脾脏组织细胞因子水平的影响　单位：ng·L^{-1}

	正常对照组	模型对照组	SMWP–U&E		
			400 mg·kg^{-1} 体重·d^{-1}	200 mg·kg^{-1} 体重·d^{-1}	100 mg·kg^{-1} 体重·d^{-1}
IL–2	14.59 ± 0.24abc	11.49 ± 1.05a	17.38 ± 0.22c	17.22 ± 1.53c	16.66 ± 1.43bc
IL–6	71.37 ± 1.68b	56.76 ± 7.05a	70.12 ± 1.82b	70.04 ± 1.81b	72.25 ± 5.56b
IL–12	12.46 ± 0.68	10.45 ± 1.06	15.07 ± 3.03	13.72 ± 0.15	13.52 ± 1.11
TNF–α	271.13 ± 13.17	310.91 ± 14.9	258.23 ± 28.88	284.76 ± 20.05	288.06 ± 1.98
IFN–γ	166.32 ± 5.56ab	145.88 ± 5.32a	223.90 ± 14.04d	210.40 ± 12.96cd	186.71 ± 7.90bc

注：同行不同小写字母表示差异显著（$P < 0.05$）。

7.3.4.5 外周血 T 淋巴细胞亚群的检测

不同剂量 SMWP–U&E 灌胃对 CPA 诱导的免疫抑制小鼠外周血 T 淋巴细胞亚群的影响如图 7–17 所示。由图 7–17 A 和图 7–17 B 可知，与空白对照组相比，CPA 模型对照组和不同剂量 SMWP–U&E 处理组小鼠外周血中 CD3+T 淋巴细胞和 CD3+CD4+T 淋巴细胞水平均无显著性差异（$P > 0.05$）。由图 7–17 C 和图 7–17 D 可知，与空白对照组相比，模型对照组小鼠外周血中 CD3+CD8+T 淋巴细胞水平显著上升（$P < 0.05$），CD3+CD4+T/CD3+CD8+T 比值显著降低（$P < 0.05$）。与模型对照组相比，SMWP–U&E ［400 mg/（kg 体重·d）和 200 mg/（kg 体重·d）］灌胃可显著降低免疫抑制小鼠外周血中 CD3+CD8+ 水平（$P < 0.05$），同时提高 CD3+CD4+T/CD3+CD8+T 比值（$P < 0.05$）。

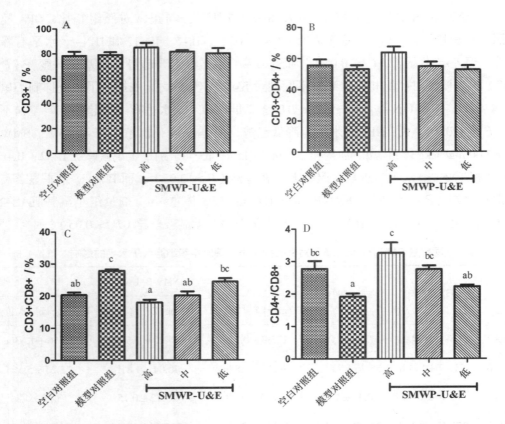

图 7-17　不同剂量 SMWP–U&E 灌胃对环磷酰胺诱导的免疫抑制小鼠外周血 T 淋巴细胞亚群的影响

注：不同小写字母表示差异在 $P < 0.05$ 水平显著。

7.4 日粮中添加丹参药渣多糖对断奶仔猪的影响

7.4.1 生长性能

日粮中添加不同水平的 SMWP–U&E 对断奶仔猪生长性能的影响如表 7-8 所示。试验结束时，SMWP–U&E–1.5 处理组和 SMWP–U&E–0.5 处理组断奶仔猪体重较空白组有所增加，但差异不显著（$P > 0.05$）。1 ～ 7 d，所有处理组断奶仔猪平均日采食量和平均日增重量均与空白组无显著性差异（$P > 0.05$）；SMWP–U&E–1.5 处理组显著降低了断奶仔猪的料重比（$P < 0.05$）。8 ～ 14 d，SMWP–U&E–1.5 处理组与空白组相比，断奶仔猪平均日采食量显著增加（$P < 0.05$）；所有处理组断奶仔猪平均日增重量均与空白组无显著性差异（$P > 0.05$）；除 SMWP–U&E–0.5 处理组外，其他处理组断奶仔猪料重比均与空白组无显著性差异（$P > 0.05$）。15～21 d，SMWP–U&E–1.5 和 SMWP–U&E–0.5 处理组与空白组相比，断奶仔猪平均日采食量显著增加（$P < 0.05$）；所有处理组断奶仔猪平均日增重量均与空白组无显著性差异（$P > 0.05$）；SMWP–U&E–1.5 和 SMWP–U&E–1.0 处理组与空白组相比，断奶仔猪料重比无显著差异（$P > 0.05$），但 SMWP–U&E–0.5 处理组与空白组相比，断奶仔猪料重比显著性增加（$P < 0.05$）。22～28 d，与空白组相比，所有处理组断奶仔猪平均日采食量和料重比有显著增加（$P < 0.05$）；所有处理组断奶仔猪平均日增重量均与空白组无显著性差异（$P > 0.05$）。

表 7-8　日粮中添加不同水平 SMWP–U&E 对断奶仔猪生长性能的影响

| | 空白 | SMWP–U&E | | |
		1.5/（g·kg^{-1}）	1.0/（g·kg^{-1}）	0.5/（g·kg^{-1}）
初重 /kg	8.63 ± 0.45	8.65 ± 0.53	8.64 ± 0.52	8.63 ± 0.47
末重 /kg	21.78 ± 0.97	23.20 ± 1.88	21.2 ± 1.31	23.16 ± 1.76
1～7 d				
平均日采食量 /kg	0.49 ± 0.013	0.53 ± 0.007 1	0.48 ± 0.009 0	0.52 ± 0.016
平均日增重量 /kg	0.24 ± 0.065	0.33 ± 0.076	0.25 ± 0.074	0.31 ± 0.067
料重比	2.03 ± 0.054b	1.50 ± 0.020a	1.95 ± 0.037c	1.70 ± 0.054b
8～14 d				
平均日采食量 /kg	0.83 ± 0.008 6b	0.86 ± 0.005 6c	0.70 ± 0.004 6a	0.83 ± 0.009 6b
平均日增重量 /kg	0.44 ± 0.076	0.42 ± 0.11	0.36 ± 0.079	0.48 ± 0.091
料重比	1.89 ± 0.019b	1.90 ± 0.012b	1.92 ± 0.013b	1.73 ± 0.020a
1～21 d				
平均日采食量 /kg	1.03 ± 0.002 7a	1.13 ± 0.008 0b	1.02 ± 0.009 9a	1.15 ± 0.000 7b
平均日增重量 /kg	0.58 ± 0.079	0.63 ± 0.15	0.58 ± 0.16	0.61 ± 0.17
料重比	1.78 ± 0.004 6a	1.78 ± 0.013a	1.76 ± 0.017a	1.88 ± 0.001 1b
22～28 d				
平均日采食量 /kg	1.10 ± 0.006 9a	1.23 ± 0.011b	1.28 ± 0.004 6c	1.33 ± 0.006 9d
平均日增重量 /kg	0.61 ± 0.12	0.64 ± 0.24	0.61 ± 0.20	0.68 ± 0.21
料重比	1.79 ± 0.011a	1.93 ± 0.017b	2.12 ± 0.007 6c	1.95 ± 0.010b
1～28 d				
平均日采食量 /kg	0.86 ± 0.004 4a	0.94 ± 0.007 7b	0.87 ± 0.002 5a	0.96 ± 0.003 3c
平均日增重量 /kg	0.47 ± 0.016a	0.52 ± 0.019b	0.45 ± 0.019a	0.52 ± 0.017b
料重比	1.84 ± 0.009 3b	1.81 ± 0.015a	1.94 ± 0.005 7c	1.84 ± 0.006 3b

注：同行不同小写字母表示差异显著（$P < 0.05$）。

整个饲养阶段（1～28 d），SMWP–U&E–1.5 处理组和 SMWP–U&E–0.5 处理组与空白组相比，显著增加了断奶仔猪平均日采食量和平均日增重量（$P < 0.05$）；同时，与空白组相比，SMWP–U&E–1.5 处理组显著降低了断奶仔猪的料重比（$P < 0.05$）。因此，与空白组相比，饲料中添加 1.5 g/kg SMWP–U&E 显著提高了断奶仔猪生长性能。

7.4.2 腹泻情况和皮毛情况

日粮中添加不同水平的 SMWP–U&E 对断奶仔猪腹泻情况和皮毛情况的影响如表 7–9 所示。1～7 d，8～14 d 和 15～22 d，处理组与空白组断奶仔猪腹泻率和腹泻指数均无显著性差异（$P > 0.05$）。22～28 d，与空白组相比仅 SMWP–U&E–1.5 处理组显著降低了断奶仔猪腹泻率（$P < 0.05$），SMWP–U&E–1.0 和 SMWP–U&E–0.5 处理组与空白组相比断奶仔猪腹泻率无显著性差异（$P > 0.05$）。因此，整个试验阶段（1～28 d），仅 SMWP–U&E–1.5 处理组与空白组相比，显著降低了断奶仔猪腹泻率（$P < 0.05$）。此外，SMWP–U&E–1.5 处理组断奶仔猪皮毛得分显著高于空白组（$P < 0.05$）；SMWP–U&E–1.0 和 SMWP–U&E–0.5 处理组断奶仔猪皮毛得分与空白组相比差异不显著（$P > 0.05$）。因此，与空白组相比，饲料中添加 1.5 g/kg SMWP–U&E 显著改善了断奶仔猪的腹泻情况和皮毛情况。

表 7–9　日粮中添加不同水平 SMWP–U&E 对断奶仔猪腹泻情况和皮毛情况的影响

	空白	SMWP–U&E		
		1.5/（g·kg^{-1}）	1.0/（g·kg^{-1}）	0.5/（g·kg^{-1}）
腹泻率 /%				
1～7 d	29.76 ± 4.45	14.29 ± 5.05	20.24 ± 4.45	27.38 ± 7.34
8～14 d	20.24 ± 3.37	13.10 ± 1.68	20.24 ± 3.37	21.43 ± 5.83
15～21 d	17.86 ± 5.05	7.14 ± 5.05	16.67 ± 9.37	15.48 ± 8.91
22～28 d	16.67 ± 3.37b	4.76 ± 3.37a	19.05 ± 3.37b	15.48 ± 1.68b
1～28 d	21.13 ± 1.52b	9.82 ± 0.73a	19.05 ± 1.83b	19.94 ± 1.11b
腹泻指数				
1～7 d	2.67 ± 0.51	1.41 ± 0.59	2.17 ± 0.42	2.75 ± 1.02
8～14 d	2.58 ± 0.47	1.17 ± 0.42	2.00 ± 0.61	2.00 ± 0.74
15～21 d	6.00 ± 2.16	2.00 ± 1.41	6.33 ± 3.77	5.33 ± 3.09
22～28 d	1.75 ± 0.20b	0.33 ± 0.24a	2.00 ± 0.35b	1.67 ± 0.12b
1～28 d	8.50 ± 0.54b	3.41 ± 0.42a	7.75 ± 0.54b	7.42 ± 0.24b
皮毛得分	7.69 ± 0.72a	8.88 ± 0.15b	7.63 ± 0.41a	8.41 ± 0.10ab

注：同行不同小写字母表示差异显著（$P < 0.05$）。

7.4.3 脏器指数

日粮中添加不同水平 SMWP–U&E 对断奶仔猪脏器指数的影响如表 7–10 所示。与空白组相比，SMWP–U&E–1.5 和 SMWP–U&E–1.0 处理组断奶仔猪肝脏指数无显著性差异（$P > 0.05$），而 SMWP–U&E–0.5 处理组肝脏指数显著增加（$P < 0.05$）。与空白组相比，所有处理组断奶仔猪胰脏和脾脏指数无显著差异（$P < 0.05$），而肾脏指数显著增加（$P < 0.05$）。

表 7–10　日粮中添加不同水平 SMWP–U&E 对断奶仔猪脏器指数的影响

	空白	SMWP–U&E		
		1.5/（g·kg⁻¹）	1.0/（g·kg⁻¹）	0.5/（g·kg⁻¹）
肝脏	23.97 ± 2.80a	24.87 ± 2.20a	26.14 ± 1.74a	29.40 ± 2.36b
胰脏	1.78 ± 0.13ab	1.69 ± 0.19a	2.04 ± 0.37b	1.98 ± 0.21b
肾脏	4.89 ± 0.50a	5.51 ± 0.61b	5.62 ± 0.36b	5.60 ± 0.69b
脾脏	2.04 ± 0.20	1.77 ± 0.17	1.92 ± 0.27	2.04 ± 0.63

注：同行不同小写字母表示差异显著（$P < 0.05$）。

7.4.4 肠道内容物中消化酶活力

日粮中添加不同水平 SMWP–U&E 对断奶仔猪肠道内容物中消化酶活力的影响如表 7–11 所示。与空白组相比，SMWP–U&E–1.5 处理组显著增加了空肠和回肠内容物中胰蛋白酶、淀粉酶和脂肪酶活性（$P < 0.05$）；SMWP–U&E–1.0 处理组显著增加了空肠

表 7–11　日粮中添加不同水平 SMWP–U&E 对断奶仔猪肠道内容物中消化酶活力的影响

		空白	SMWP–U&E		
			1.5/（g·kg⁻¹）	1.0/（g·kg⁻¹）	0.5/（g·kg⁻¹）
空肠	胰蛋白酶（U/mg prot）	24 441.06 ± 366.5a	65 007.96 ± 379.1d	53 144.16 ± 759.1c	51 095.31 ± 441.8b
	淀粉酶（U/mg prot）	0.97 ± 0.004 5b	3.03 ± 0.014d	0.82 ± 0.003 4a	1.41 ± 0.008 8c
	脂肪酶（U/g prot）	167.36 ± 15.07a	313.21 ± 7.26b	443.53 ± 18.08c	278.14 ± 10.09b
回肠	胰蛋白酶（U/mg prot）	4 277.18 ± 271.8a	23 407.58 ± 658.5c	7 641.33 ± 650.8b	3 999.8 ± 226.27a
	淀粉酶（U/mg prot）	0.76 ± 0.009 4a	3.25 ± 0.032d	1.47 ± 0.004 9b	2.41 ± 0.050c
	脂肪酶（U/g prot）	314.38 ± 8.58b	472.91 ± 28.60c	223.37 ± 12.80a	451.14 ± 27.06c

注：同行不同小写字母表示差异显著（$P < 0.05$）。

内容物中胰蛋白酶和脂肪酶活性及回肠内容物中胰蛋白酶和淀粉酶活性（$P < 0.05$）；SMWP–U&E–0.5 处理组显著增加了空肠肠道内容物中胰蛋白酶、淀粉酶和脂肪酶活性及回肠内容物中淀粉酶和脂肪酶活性（$P < 0.05$）。

7.4.5 小肠组织形态

日粮中添加不同水平 SMWP–U&E 对断奶仔猪小肠形态的影响如表 7–12 所示。与空白组相比，SMWP–U&E–1.5 处理组显著增加了断奶仔猪空肠和回肠绒毛高度（$P < 0.05$），降低了回肠隐窝深度（$P < 0.05$），增加了回肠绒毛高度与隐窝深度的比值（$P < 0.05$）；SMWP–U&E–1.0 处理组显著增加了断奶仔猪空肠绒毛高度和回肠绒毛高度与隐窝深度的比值（$P < 0.05$）；SMWP–U&E–0.5 处理组显著增加了断奶仔猪空肠绒毛高度，但对隐窝深度和绒毛高度与隐窝深度的比值无显著影响（$P > 0.05$）。与空白组相比，所有处理组断奶仔猪十二指肠绒毛高度、隐窝深度和绒毛高度与隐窝深度的比值均无显著性差异（$P > 0.05$）。

表 7–12　日粮中添加不同水平 SMWP–U&E 对断奶仔猪小肠形态的影响

		空白	SMWP–U&E		
			1.5/（g·kg^{-1}）	1.0/（g·kg^{-1}）	0.5/（g·kg^{-1}）
十二指肠	绒毛高度/μm	249.20 ± 29.77	218.18 ± 34.07	221.20 ± 38.39	245.16 ± 47.09
	隐窝深度/μm	160.22 ± 33.24	168.72 ± 31.34	146.14 ± 24.26	129.81 ± 34.82
	绒毛高度/隐窝深度	1.62 ± 0.41ab	1.32 ± 0.26a	1.58 ± 0.47ab	1.95 ± 0.36b
空肠	绒毛高度/μm	173.42 ± 36.28a	270.09 ± 45.00c	232.16 ± 32.49b	218.46 ± 18.13b
	隐窝深度/μm	105.10 ± 13.14	126.60 ± 30.51	111.00 ± 14.08	130.23 ± 28.00
	绒毛高度/隐窝深度	1.70 ± 0.46	2.21 ± 0.44	2.13 ± 0.41	1.75 ± 0.32
回肠	绒毛高度/μm	174.73 ± 18.31a	236.14 ± 36.98b	212.36 ± 35.59ab	191.56 ± 31.90a
	隐窝深度/μm	92.10 ± 9.66b	71.24 ± 11.74a	83.67 ± 20.09ab	79.20 ± 12.07ab
	绒毛高度/隐窝深度	1.92 ± 0.34a	3.46 ± 0.98c	2.71 ± 0.82b	2.46 ± 0.47ab

注：同行不同小写字母表示差异显著（$P < 0.05$）。

7.4.6 肠道微生物

7.4.6.1 PCR–DGGE 分析

断奶仔猪空肠、回肠、盲肠和结肠肠道微生物 PCR–DGGE 图谱如图 7–18 所示。通过分析 PCR–DGGE 图谱，日粮中添加不同水平 SMWP–U&E 对断奶仔猪肠道微生物多样性指数、丰富度和均匀度的影响如表 7–13 所示。与空白组相比，SMWP–U&E–1.5 处理组显著增加了断奶仔猪空肠、回肠、盲肠和结肠肠道微生物的多样性（H'）、丰富度（S）和均匀度（E）（$P < 0.05$），SMWP–U&E–1.0 处理组显著增加了断奶仔猪回肠、盲肠和结肠肠道微生物的 H'、S 和 E（$P < 0.05$），而空肠肠道微生物的 H'、S 和 E 与空白组无显著性差异（$P > 0.05$）。SMWP–U&E–0.5 处理组断奶仔猪空肠、回肠、盲肠和结肠肠道微生物的 H'、S 和 E 与空白组均无显著性差异（$P > 0.05$）。

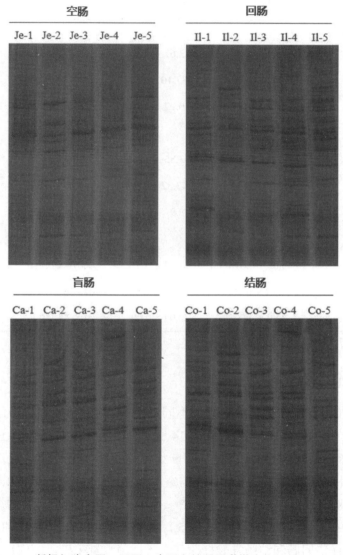

图 7–18　断奶仔猪空肠、回肠、盲肠和结肠肠道微生物 PCR–DGGE 图谱

表 7-13　日粮中添加 SMWP-U&E 对断奶仔猪肠道微生物多样性指数、丰富度和均匀度的影响

	空白	SMWP-U&E		
		1.5/（g·kg⁻¹）	0.5/（g·kg⁻¹）	1.0/（g·kg⁻¹）
空肠				
多样性指数（H'）	3.30 ± 0.03a	3.44 ± 0.01b	3.28 ± 0.02a	3.23 ± 0.02a
丰富度（S）	27.00 ± 0.82a	31.21 ± 0.57c	26.77 ± 0.37a	25.62 ± 0.22a
均匀度（E）	0.84 ± 0.01a	0.88 ± 0.00b	0.84 ± 0.00a	0.83 ± 0.00a
回肠				
多样性指数（H'）	3.42 ± 0.02a	3.61 ± 0.02c	3.51 ± 0.01b	3.46 ± 0.01ab
丰富度（S）	30.87 ± 0.40a	37.10 ± 0.42c	33.33 ± 0.31b	31.67 ± 0.15ab
均匀度（E）	0.87 ± 0.00a	0.92 ± 0.01c	0.89 ± 0.00b	0.88 ± 0.00ab
盲肠				
多样性指数（H'）	3.82 ± 0.01a	3.86 ± 0.01b	3.86 ± 0.01b	3.84 ± 0.01ab
丰富度（S）	45.55 ± 0.11a	47.32 ± 0.56b	47.69 ± 0.89b	46.76 ± 0.53ab
均匀度（E）	0.93 ± 0.00a	0.94 ± 0.00b	0.94 ± 0.00b	0.94 ± 0.00ab
结肠				
多样性指数（H'）	3.65 ± 0.01a	3.83 ± 0.01c	3.78 ± 0.01b	3.68 ± 0.01a
丰富度（S）	38.91 ± 0.13a	46.32 ± 0.51c	43.56 ± 0.16b	39.87 ± 0.25a
均匀度（E）	0.89 ± 0.00a	0.93 ± 0.00c	0.92 ± 0.00b	0.90 ± 0.00a

注：同行不同小写字母表示差异显著（$P < 0.05$）。

7.4.6.2 qRT-PCR 定量分析

通过 qRT-PCR 定量分析日粮中添加不同水平 SMWP-U&E 对断奶仔猪肠道微乳酸杆菌和大肠杆菌的影响，引物设计如表 7-14 所示，测定结果如表 7-15 所示。与空白组相比，SMWP-U&E-1.5 处理组显著增加了断奶仔猪空肠乳酸杆菌数量，降低了空肠、回肠和盲肠大肠杆菌数量（$P < 0.05$）。与空白组相比，SMWP-U&E-1.0 处理组显著增加了断奶仔猪盲肠和结肠乳酸杆菌数量（$P < 0.05$），但同时也显著增加了断奶仔猪空肠、盲肠和结肠的大肠杆菌数量（$P < 0.05$）。与空白组相比，SMWP-U&E-0.5 处理组显著增加了断奶仔猪回肠和结肠乳酸杆菌和大肠杆菌数量（$P < 0.05$），显著降低了断奶仔猪盲肠大肠杆菌数量（$P < 0.05$）。

表 7-14   引物序列

细菌	引物和探针序列（5′ –3′）
乳酸杆菌	F: GGCTGAAACTCAAAGGAATTGAC
	R: ATTTGCATAGTATGTCAAGACCTGG
	Probe: FAM–CACAAGCGGTGGAGCATGTGGTTTA–BHQ
大肠杆菌	F: GACGATCCCTAGCTGGTCTGAGAG
	R: GCTGCCTCCCGTAGGAGTCTG
	Probe: FAM–ACCAGCCACACTGGAACTGAGACACG–BHQ
总细菌	F: ACTCCTACGGGAGGCAGCAG
	R: ATTACCGCGGCTGCTGG

表 7-15   日粮中添加不同水平 SMWP-U&E 对断奶仔猪肠道微乳酸杆菌和大肠杆菌的影响

		空白	SMWP–U&E		
			1.5/（g·kg⁻¹）	1.0/（g·kg⁻¹）	0.5/（g·kg⁻¹）
乳酸杆菌	空肠	$1.00 \pm 0.09b$	$5.46 \pm 0.35c$	$0.22 \pm 0.07a$	$0.84 \pm 0.13b$
	回肠	$1.00 \pm 0.07b$	$0.47 \pm 0.05a$	$1.08 \pm 0.07b$	$1.49 \pm 0.26c$
	盲肠	$1.00 \pm 0.03c$	$0.13 \pm 0.01a$	$1.52 \pm 0.06d$	$0.37 \pm 0.03b$
	结肠	$1.00 \pm 0.09a$	$0.83 \pm 0.05a$	$1.33 \pm 0.13b$	$1.76 \pm 0.20c$
大肠杆菌	空肠	$1.00 \pm 0.12b$	$0.44 \pm 0.05a$	$2.35 \pm 0.82c$	$0.89 \pm 0.16b$
	回肠	$1.00 \pm 0.10b$	$0.38 \pm 0.04a$	$1.04 \pm 0.12b$	$1.75 \pm 0.10d$
	盲肠	$1.00 \pm 0.07b$	$0.18 \pm 0.01a$	$2.43 \pm 0.29c$	$0.29 \pm 0.03a$
	结肠	$1.00 \pm 0.17a$	$0.79 \pm 0.11a$	$2.47 \pm 0.12c$	$1.58 \pm 0.07b$

注：同行不同小写字母表示差异显著（$P < 0.05$）。

7.4.7 免疫功能

7.4.7.1 血清免疫球蛋白含量

日粮中添加不同水平 SMWP–U&E 对断奶仔猪血清中免疫球蛋白 IgA、IgG 和 IgM 含量的影响如图 7-19 所示。与空白组相比，SMWP–U&E–1.5 和 SMWP–U&E–1.0 处理组均显著增加了断奶仔猪血清中 IgA 含量（$P < 0.05$），而 SMWP–U&E–0.5 处理组断奶仔猪

血清中 IgA 含量无显著变化（$P > 0.05$）。与空白组相比，SMWP-U&E-1.5 和 SMWP-U&E-1.0 处理组均显著增加了断奶仔猪血清中 IgG 的含量（$P < 0.05$），而 SMWP-U&E-0.5 处理组断奶仔猪血清中 IgG 含量与空白组和其他处理组均无显著性差异（$P > 0.05$）。与空白组相比，SMWP-U&E-1.5 和 SMWP-U&E-1.0 处理组显著增加了断奶仔猪血清中 IgM 的含量（$P < 0.05$），而 SMWP-U&E-0.5 处理组断奶仔猪血清中 IgM 含量与空白组和 SMWP-U&E-1.0 处理组均无显著性差异（$P > 0.05$）。

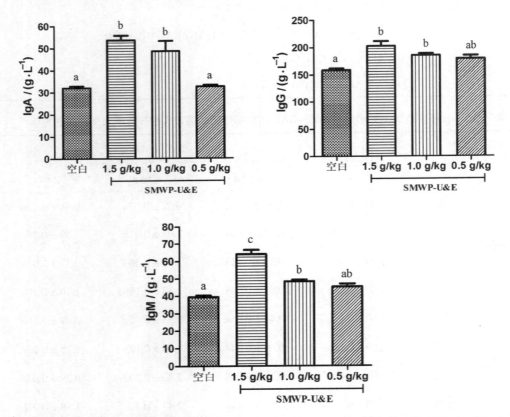

图 7-19　日粮中添加不同水平 SMWP-U&E 对断奶仔猪血清中免疫球蛋白含量的影响

注：不同小写字母表示差异在 $P < 0.05$ 水平显著。

7.4.7.2 血清细胞因子含量

日粮中添加不同水平 SMWP-U&E 对断奶仔猪血清中 IL-2、IL-8、IL-10 和 IFN-γ 含量的影响如图 7-20 所示。与空白组相比，SMWP-U&E 处理组显著增加了断奶仔猪血清中 IL-2 含量（$P < 0.05$），同时，不同浓度 SMWP-U&E 处理组断奶仔猪血清 IL-2 含量无显著性差异（$P > 0.05$）。与空白组相比，SMWP-U&E 处理组显著降低了断奶仔猪血清 IL-8 含量（$P < 0.05$），不同浓度 SMWP-U&E 处理组断奶仔猪血清 IL-8 含

量无显著性差异（$P > 0.05$）。与空白组相比，SMWP–U&E–1.5 和 SMWP–U&E–0.5 处理组显著增加了断奶仔猪血清 IL–10 含量（$P < 0.05$），而 SMWP–U&E–1.0 处理组断奶仔猪血清中 IL–10 含量无显著变化（$P > 0.05$）。与空白组相比，SMWP–U&E–1.5 和 SMWP–U&E–1.0 处理组均显著增加了断奶仔猪血清中 IFN–γ 含量（$P < 0.05$），而 SMWP–U&E–0.5 处理组与空白组、SMWP–U&E–1.5 处理组和 SMWP–U&E–0.5 处理组相比，断奶仔猪血清 IFN–γ 含量无显著性差异（$P > 0.05$）。

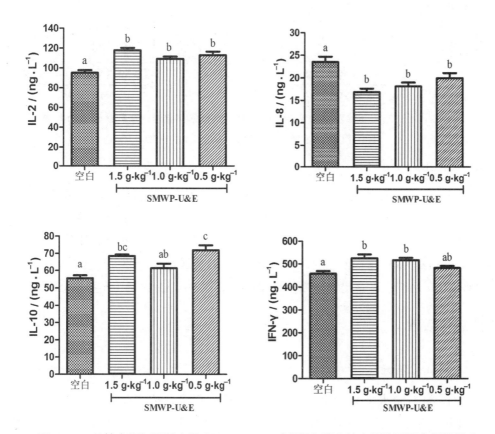

图 7–20　日粮中添加不同水平 SMWP–U&E 对断奶仔猪血清中细胞因子含量的影响

注：不同小写字母表示差异在 $P < 0.05$ 水平显著。

7.4.7.3 血清中补体含量

日粮中添加不同水平 SMWP–U&E 对断奶仔猪血清中补体 C3 和 C4 含量的影响如图 7–21 所示。SMWP–U&E–1.5 和 SMWP–U&E–1.0 处理组断奶仔猪血清中补体 C3 的含量无显著性差异（$P > 0.05$），且与空白组相比，均显著增加了断奶仔猪血清中补体 C3 的含量（$P < 0.05$）。SMWP–U&E–0.5 处理组断奶仔猪血清中补体 C3 的含量与空白组

无显著性差异（$P > 0.05$）。与空白组相比，SMWP–U&E 处理组显著增加了断奶仔猪血清中补体 C4 的含量（$P < 0.05$）。

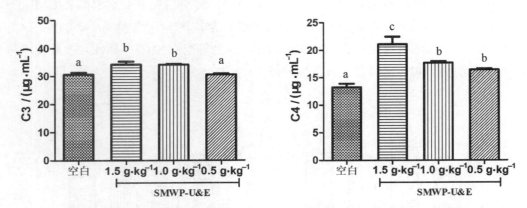

图 7-21 日粮中添加不同水平 SMWP–U&E 对断奶仔猪血清中补体含量的影响

注：不同小写字母表示差异在 $P < 0.05$ 水平显著。

7.4.7.4 黏膜中 sIgA 含量

日粮中添加不同水平 SMWP–U&E 对断奶仔猪肠黏膜分泌性 sIgA 含量的影响如表 7-16 所示。与空白组相比，SMWP–U&E–1.5 处理组显著增加了断奶仔猪十二指肠、空肠和回肠黏膜中 sIgA 含量（$P < 0.05$）。SMWP–U&E–1.0 处理组断奶仔猪十二指肠、空肠和回肠黏膜中 sIgA 含量与空白组无显著性差异（$P > 0.05$）。与空白组相比，SMWP–U&E–1.0 处理组显著增加了断奶仔猪回肠黏膜中 sIgA 含量（$P < 0.05$）。

7.4.8 抗氧化活性

7.4.8.1 血清抗氧化活性

日粮中添加不同水平 SMWP–U&E 对断奶仔猪血清总抗氧化能力（T-AOC）、超氧化物歧化酶（SOD）活力和丙二醛（MDA）含量的影响如图 7-22 所示。与空白组相比，SMWP–U&E–1.5 处理组显著增加了断奶仔猪血清总抗氧化能力（$P < 0.05$），而 SMWP–U&E–1.0 和 SMWP–U&E–0.5 处理组断奶仔猪血清总抗氧化能力无显著性变化（$P > 0.05$）。与空白组相比，SMWP–U&E–1.5 和 SMWP–U&E–1.0 处理组显著提高了断奶仔猪血清 SOD 活力（$P < 0.05$），而 SMWP–U&E–0.5 处理组断奶仔猪血清 SOD 活力无显著性变化（$P > 0.05$）。与空白组相比，SMWP–U&E–1.5 和 SMWP–U&E–1.0 处理组显著降低了断奶仔猪血清中 MDA 含量（$P < 0.05$）。

表 7-16　日粮添加不同水平 SMWP-U&E 对断奶仔猪肠黏膜分泌性 sIgA 含量的影响

	空白 / ($\mu g \cdot mL^{-1}$)	AMWP-U&E/（$\mu g \cdot mL^{-1}$）		
		1.5/（$g \cdot kg^{-1}$）	1.0/（$g \cdot kg^{-1}$）	0.5/（$g \cdot kg^{-1}$）
十二指肠	27.54 ± 1.00a	38.53 ± 1.41b	26.00 ± 0.41a	27.18 ± 0.67a
空肠	25.57 ± 0.81ab	30.63 ± 0.94c	27.93 ± 0.41b	24.03 ± 0.47a
回肠	23.52 ± 0.84a	32.21 ± 0.87c	22.25 ± 1.20a	30.28 ± 1.19bc

注：同行不同小写字母表示差异显著（$P < 0.05$）。

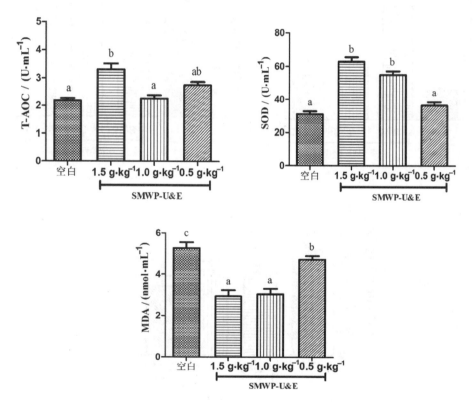

图 7-22　日粮中添加不同水平 SMWP-U&E 对断奶仔猪血清抗氧化活性的影响

注：不同小写字母表示差异在 $P < 0.05$ 水平显著。

7.4.8.2 肝脏组织抗氧化活性

日粮中添加不同水平 SMWP-U&E 对断奶仔猪肝脏组织 T-AOC、SOD 活力和 MDA 含量的影响如图 7-23 所示。与空白相比，SMWP-U&E 处理显著提高了断奶仔猪肝脏组织的 T–AOC（$P < 0.05$）。断奶仔猪肝脏组织的 T–AOC 与日粮中 SMWP–U&E 的添加量呈现浓度依耐型关系，且不同 SMWP–U&E 浓度处理组之间差异显著（$P < 0.05$）。与空白组相比，SMWP–U&E–1.0 处理组显著提高了断奶仔猪肝脏组织的 SOD 活性（$P < 0.05$），而 SMWP–U&E–1.5 和 SMWP–U&E–0.5 处理组断奶仔猪肝脏组织的 SOD 活性与空白组无显著性差异（$P > 0.05$）。与空白组相比，SMWP–U&E 处理显著降低了断奶仔猪肝脏组织中 MDA 含量（$P < 0.05$）。

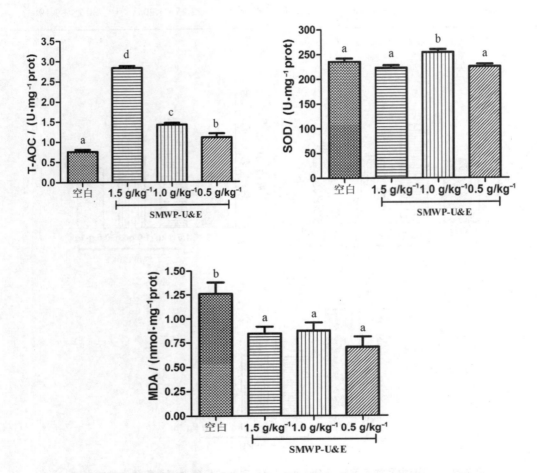

图 7–23　日粮中添加不同水平 SMWP–U&E 对断奶仔猪肝脏组织抗氧化能力的影响

注：不同小写字母表示差异在 $P < 0.05$ 水平显著。

7.5 丹参药渣多糖的安全性评价

7.5.1 急性毒性试验

预试验结束后，各试验组小鼠均存活，小鼠表征无明显变化，测不出 LD_{50}，因此改测最大耐受量（MTD）。MTD 试验期内，在最大给药浓度（24 g/kg 体重）的情况下，小鼠无死亡情况，且试验组小鼠各项表征均无异常。观察期结束后，将小鼠脱臼处死，尸体解剖未发现内脏器官有异常变化。试验结束时，雌性小鼠体重和脏器指数如表 7-17 所示。除空白组和试验组雄性小鼠体重有显著性差异外（$P < 0.05$），空白组和试验组胸腺指数、肝脏指数和脾脏指数及雌性小鼠体重均无显著性差异（$P > 0.05$）。因此，小鼠对 SMWP-U&E 的最大耐受量大于 24 g/kg 体重，根据急性毒性剂量分级标准，SMWP-U&E 为实际无毒物质。

表 7-17　MTD 测定试验结束时小鼠体重和脏器指数

性别	组别	体重 /g	脏器指数 / ($mg \cdot g^{-1}$)		
			胸腺	肝脏	脾脏
雄性	空白组	26.30 ± 1.91a	1.71 ± 0.19	42.19 ± 2.74	1.79 ± 0.14
	实验组	31.34 ± 4.92b	2.18 ± 0.31	35.98 ± 3.42	2.55 ± 0.23
雌性	空白组	24.58 ± 1.20	3.39 ± 0.25	44.41 ± 0.22	1.80 ± 0.21
	实验组	28.00 ± 1.88	2.36 ± 0.18	36.39 ± 1.29	2.75 ± 0.21

注：同行不同小写字母表示差异显著（$P < 0.05$）。

7.5.2 亚急性毒性试验

在整个试验过程中，试验组小鼠情况良好，行为活动与空白对照组相比无异常。连续给药第 10 d、第 20 d 和第 30 d，小鼠体重和脏器指数测定结果分别如表 7-18 和表 7-19 所示。由表 7-18 可知，试验结束时，与空白组小鼠相比，试验组小鼠体重显著增加（$P < 0.05$）。由表 7-19 可知，试验结束时，8 g/kg 体重剂量组雄性小鼠心脏系数显著低于空白组（$P < 0.05$），试验组雄性小鼠的胸腺指数、肺指数、肝脏指数、脾脏指数和肾脏指数与空白组小鼠无显著性差异（$P > 0.05$）；试验组雌性小鼠肺指数显著低于空白组（$P < 0.05$），而心脏指数、胸腺指数、肝脏指数、脾脏指数和肾脏指数与空白组无显著性差异（$P > 0.05$）。

表 7-18　亚急性毒性试验期间和结束时空白组和试验组小鼠体重

天数 /d	性别	空白组 /g	试验组 /g		
			2.4 g · kg⁻¹ 体重	8 g · kg⁻¹ 体重	24 g · kg⁻¹ 体重
10	雄性	26.09 ± 1.44a	27.30 ± 1.79a	27.35 ± 1.38a	29.28 ± 1.43b
	雌性	24.79 ± 0.93	25.39 ± 1.24	25.93 ± 1.07	26.68 ± 1.49
20	雄性	27.86 ± 1.30a	28.45 ± 1.47b	31.43 ± 1.60c	29.98 ± 1.92bc
	雌性	25.73 ± 0.92a	26.58 ± 0.97ab	28.16 ± 1.22b	28.21 ± 1.28b
30	雄性	28.73 ± 1.68a	33.37 ± 1.85b	37.60 ± 1.14c	33.29 ± 1.43b
	雌性	28.21 ± 1.42a	31.82 ± 1.22b	31.56 ± 1.26b	31.40 ± 1.00b

注：同行不同小写字母表示差异显著（$P < 0.05$）。

连续给药第 10 d、第 20 d 和第 30 d，小鼠血液生化测定结果如表 7-20 所示。试验结束时，除 2.4 g/kg 体重剂量雄性小鼠组外，空白组和试验组小鼠全血中葡萄糖（GLU）含量均高于参考值，且试验组低于空白组。空白组和试验组小鼠全血中谷草转氨酶（AST）、碱性磷酸酶（ALP）和总胆红素（TBIL）含量均高于参考值，且试验组小鼠全血中 AST 含量低于空白组。空白组和试验组小鼠全血中肌酐（CRE）含量均低于参考值，且试验组高于空白组。由于空白组和试验组小鼠 ASL 和 ALP 含量高于参考值，因此，比较亚急性试验开始前小鼠血液生化指标（表 7-21）发现，试验开始前小鼠全血中 AST 含量（200 ～ 240 U/L）高于参考值（8 ～ 38 U/L），而 ALP 含量正常。灌胃第 10 d、20 d 和 30 d 的测定结果均表明，灌胃不同剂量 SMWP-U&E，小鼠全血中 AST 含量（150 ～ 280 U/L）均低于空白组（280 ～ 400 U/L）。因此，小鼠血液生化指标 ASL 含量高于参考值，并不是由于 SMWP-U&E 灌胃引起的，具体原因还有待进一步验证。同时，根据早期断奶仔猪血生化参数研究结果，断奶仔猪断奶后 0 ～ 28 d，血液中 ALP 含量为 144 ～ 350 U/L，与本研究测定的断奶仔猪全血中 ALP 含量一致，进一步说明 SMWP-U&E 灌胃并未引起断奶仔猪全血中 ALP 含量的异常。

表 7-19 亚急性毒性试验期间和结束时空白组和实验组小鼠脏器指数

天数/d	脏器	雄性 空白组	雄性 试验组 2.4 g·kg⁻¹体重	雄性 试验组 8 g·kg⁻¹体重	雄性 试验组 24 g·kg⁻¹体重	雌性 空白组	雌性 试验组 2.4 g·kg⁻¹体重	雌性 试验组 8 g·kg⁻¹体重	雌性 试验组 24 g·kg⁻¹体重
10	心脏	4.22±0.16b	4.12±0.03ab	3.45±0.39a	4.57±0.19b	5.12±0.24	5.05±0.34	4.88±0.51	3.95±0.48
	胸腺	1.50±0.15a	3.05±0.20b	3.25±0.59b	3.24±0.64b	3.18±0.14	3.32±0.44	3.50±0.24	3.48±0.44
	肺	5.46±0.34	5.65±0.33	5.97±0.70	6.81±0.56	6.97±0.76	7.02±0.25	6.47±0.52	6.29±0.52
	肝脏	42.54±3.64ab	37.88±2.51a	33.97±4.60a	49.45±1.53b	44.65±4.86	41.01±2.60	36.32±1.56	38.80±0.78
	脾脏	1.52±0.27	1.84±0.16	1.71±0.21	2.43±0.48	1.54±0.17	2.26±0.57	2.25±0.11	1.77±0.09
	肾脏	10.29±0.75ab	9.18±1.09a	8.76±1.39a	12.87±0.96b	10.89±1.23	9.25±1.44	9.17±0.11	8.83±0.07
20	心脏	4.28±0.17	4.58±0.10	4.26±0.27	4.55±0.04	4.23±0.25	4.51±0.16	4.29±0.11	4.40±0.26
	胸腺	1.02±0.89	2.85±0.89	2.40±0.17	2.51±0.31	2.10±0.85	2.18±0.50	4.01±0.53	4.05±0.82
	肺	5.39±0.08	5.09±0.46	5.22±0.25	5.76±0.07	5.95±0.11	5.72±0.22	5.72±0.28	6.06±0.61
	肝脏	58.56±0.41	60.90±0.31	58.72±4.06	61.42±0.66	53.47±0.41a	53.25±0.51a	59.18±0.74b	57.46±0.72b
	脾脏	2.07±0.52	2.00±0.30	1.86±0.30	1.75±0.11	1.57±0.21a	1.56±0.26a	2.21±0.19ab	2.31±0.10b
	肾脏	10.92±0.09	11.63±0.32	11.61±1.82	12.68±0.41	9.73±0.44	8.30±0.99	8.71±0.45	11.16±1.44
30	心脏	4.79±0.34b	4.24±0.29ab	3.88±0.31a	4.14±0.28ab	4.21±0.37	4.43±0.22	4.29±0.31	4.52±0.34
	胸腺	2.89±0.35	2.65±0.49	2.48±0.72	2.06±0.24	3.81±0.13	3.80±0.53	3.64±0.46	3.36±1.24
	肺	5.68±0.16	5.90±0.34	6.00±1.91	5.47±0.13	7.05±0.28b	5.07±0.54a	5.56±0.75a	5.40±0.55a
	肝脏	54.17±0.25ab	57.54±1.75b	50.63±1.45a	52.53±2.09a	48.49±1.43	46.74±1.81	47.06±2.13	51.69±0.52
	脾脏	2.60±0.73	1.80±0.33	1.78±0.37	1.64±0.09	2.41±0.64	2.74±0.37	2.44±0.56	2.22±0.35
	肾脏	11.94±0.57	11.78±0.91	10.75±0.55	12.31±0.14	10.68±0.13	8.69±0.71	9.03±0.69	9.86±0.64

注：不同小写字母表示差异显著（$P < 0.05$）。

表7-20 亚急性毒性试验结束时空白组和试验组小鼠血液生化指标

天数/d	生化指标	参考值	雄性 空白组	雄性 试验组 2.4 g·kg⁻¹体重	雄性 试验组 8 g·kg⁻¹体重	雄性 试验组 24 g·kg⁻¹体重	雌性 空白组	雌性 试验组 2.4 g·kg⁻¹体重	雌性 试验组 8 g·kg⁻¹体重	雌性 试验组 24 g·kg⁻¹体重
10	GLU/ (mmol·L⁻¹)	3.3~6.7	8.44±0.23	5.18±1.21	7.7±0.59	8.71±1.43	8.44±1.43	5.22±0.89	5.64±1.21	7.1±1.55
	CHO/ (mmol·L⁻¹)	3.9~7.8	4.31±0.06	5.84±0.98	5.64±0.43	3.99±0.56	4.31±0.76	2.40±0.43	4.34±0.78	3.62±0.56
	ALT/ (U·L⁻¹)	4~66	80.06±3.32	54.56±4.32	162.59±3.84	53.04±2.67	80.05±2.67	54.45±1.59	60.43±2.89	46.21±3.56
	AST/ (U·L⁻¹)	8~38	284.76±20.34	246.87±22.11	262.64±28.04	245.04±22.24	284.18±17.00	276.19±19.90	280.04±16.89	276.19±20.20
	ALP/ (U·L⁻¹)	0~80	148.32±16.78	272.76±10.99	174.64±11.05	237.48±15.70	148.12±16.45	190.77±10.90	252.21±23.40	236.28±25.85
	TP/ (g·L⁻¹)	54~78	81.88±6.89	86.24±3.78	90.66±5.63	63.47±2.84	81.8±2.15	90.5±3.06	88±2.50	80.2±1.95
	ALB/ (g·L⁻¹)	24~38	41.42±5.81	42.06±6.01	44.87±4.05	31.59±2.25	41.44±2.35	40.45±1.66	42.29±2.11	37.41±2.34
	TBIL/ (μmol·L⁻¹)	2~15	40.24±2.53	39.41±3.93	74.95±2.96	35.59±2.05	40.24±3.12	46.08±3.87	45.14±1.37	20.6±0.99
	BUN/ (μmol·L⁻¹)	1.8~10.4	8.08±5.83	8.78±0.65	7.72±1.05	6.77±1.03	8.08±0.78	8.2±1.89	6.82±1.05	7.44±1.95
	CRE/ (μmol·L⁻¹)	60~110	10.04±1.21	12.43±2.19	12.04±1.08	18.93±1.53	10.11±1.22	10.98±1.38	14.12±1.79	32.45±2.56
20	GLU/ (mmol·L⁻¹)	3.3~6.7	6.48±0.37	5.79±2.06	7.52±1.15	11.66±1.11	7.81±0.27	5.36±0.05	5.84±1.01	6.66±1.26
	CHO/ (mmol·L⁻¹)	3.9~7.8	3.22±0.27	3.84±0.43	4.22±0.64	3.58±0.55	3.58±0.34	3.88±0.69	3.39±1.22	2.74±0.45
	ALT/ (U·L⁻¹)	4~66	48.11±2.12	46.49±2.05	35.08±3.3	36.49±2.95	136.40±10.11	68.31±2.67	35.22±1.89	30.09±2.77
	AST/ (U·L⁻¹)	8~38	258.21±28.14	210.74±9.25	154.45±9.06	190.64±10.03	304±20.98	298±19.89	219±18.65	138±17.34
	ALP/ (U·L⁻¹)	0~80	150.19±10.32	266.20±18.27	197.59±15.04	180.65±9.05	280.12±15.32	348.54±22.98	279.13±15.44	200.07±21.09
	TP/ (g·L⁻¹)	54~78	76.85±3.34	88.64±8.69	63.78±7.07	81.99±6.67	80.60±4.33	84.42±2.71	63.33±3.17	79.05±4.33
	ALB/ (g·L⁻¹)	24~38	35.61±4.96	44.25±4.03	31.89±2.98	39.46±2.96	39.61±2.88	40.41±2.92	31.43±3.11	37.02±1.32
	TBIL/ (μmol·L⁻¹)	2~15	27.62±1.98	59.58±5.13	27.48±2.27	35.16±1.83	32.94±1.47	34.82±0.97	32.01±0.85	21.42±1.76
	BUN/ (μmol·L⁻¹)	1.8~10.4	3.18±0.23	7.98±1.09	9.16±1.05	6.42±0.93	5.32±0.59	6.97±1.21	7.84±1.65	6.48±0.11
	CRE/ (μmol·L⁻¹)	60~110	10.12±2.91	16.32±2.00	30.05±2.06	22.42±2.90	16.21±1.89	17.09±4.78	20.32±2.76	22.79±4.21

续表

天数/d	生化指标	参考值	雄性				雌性			
			空白组	试验组			空白组	试验组		
				2.4 g·kg⁻¹体重	8 g·kg⁻¹体重	24 g·kg⁻¹体重		2.4 g·kg⁻¹体重	8 g·kg⁻¹体重	24 g·kg⁻¹体重
30	GLU/ (mmol·L⁻¹)	3.3~6.7	10.43±1.87	5.62±0.48	8.24±0.76	7.31±0.49	9.99±0.12	11.01±0.05	7.42±0.56	7.79±0.23
	CHO/ (mmol·L⁻¹)	3.9~7.8	4.26±0.22	4.24±0.21	4.72±0.54	3.13±0.83	3.23±0.23	3.39±0.19	3.14±0.16	2.55±0.05
	ALT/ (U·L⁻¹)	4~66	62.42±3.33	45.50±3.43	49.45±4.09	34.63±3.02	99.57±3.67	42.00±4.00	52.00±7.00	38.50±3.50
	AST/ (U·L⁻¹)	8~38	416.45±18.93	229.00±13.24	260.99±28.01	215.38±17.58	389.45±12.65	255.50±9.50	269.00±21.00	251.00±37.00
	ALP/ (U·L⁻¹)	0~80	212.91±19.17	180.00±22.01	151.08±19.68	125.29±29.04	250.83±18.54	211.00±20.00	170.50±12.50	165.00±31.00
	TP/ (g·L⁻¹)	54~78	84.05±6.12	73.40±3.95	65.26±9.68	61.76±4.93	62.91±2.89	63.90±1.20	64.55±0.55	59.00±3.00
	ALB/ (g·L⁻¹)	24~38	40.09±2.38	34.95±1.06	30.95±3.04	29.68±8.04	31.35±1.02	31.55±0.55	31.75±0.85	28.80±1.40
	TBIL/ (μmol·L⁻¹)	2~15	40.56±3.51	24.62±1.11	27.14±1.14	24.97±4.02	29.94±0.54	34.19±0.18	31.67±4.19	29.40±7.21
	BUN/ (mmol·L⁻¹)	1.8~10.4	8.32±1.54	6.67±0.85	9.43±1.43	7.21±1.02	6.18±0.92	7.42±1.30	6.46±0.15	6.91±0.12
	CRE/ (μmol·L⁻¹)	60~110	14.03±1.11	20.50±1.54	34.07±2.10	26.44±2.04	19.37±6.77	35.00±6.45	27.00±1.89	22.00±2.00

注：不同小写字母表示差异在 $P < 0.05$ 水平显著。

表 7-21　亚急性毒性试验开始前小鼠血液生化指标

指标	参考值	测定值	
		雄性	雌性
GLU/（mmol·L⁻¹）	$3.3 \sim 6.7$	7.69 ± 1.23	8.03 ± 1.25
CHO/（mmol·L⁻¹）	$3.9 \sim 7.8$	1.67 ± 0.34	1.58 ± 0.26
ALT/（U·L⁻¹）	$4 \sim 66$	37.89 ± 5.54	29.48 ± 2.11
AST/（U·L⁻¹）	$8 \sim 38$	239.47 ± 15.79	199.22 ± 13.25
ALP/（U·L⁻¹）	$0 \sim 80$	63.58 ± 8.66	72.94 ± 4.89
TP/（g·L⁻¹）	$54 \sim 78$	63.91 ± 6.82	73.60 ± 6.72
ALB/（g·L⁻¹）	$24 \sim 38$	30.66 ± 4.25	32.61 ± 4.33
TBIL/（μmol·L⁻¹）	$2 \sim 15$	12.47 ± 1.89	22.22 ± 1.28
BUN/（μmol·L⁻¹）	$1.8 \sim 10.4$	4.56 ± 0.53	4.27 ± 1.05
CRE/（μmol·L⁻¹）	$60 \sim 110$	35.02 ± 1.22	36.11 ± 3.33

　　连续给药第 10 d、第 20 d 和第 30 d，空白组和试验组小鼠血液生理指标测定结果如表 7-22 所示。试验结束时，空白组小鼠全血中白细胞（WBC）（雄性和雌性）、红细胞（RBC）（雄性）、红细胞压积（HCT）（雄性和雌性）、红细胞平均体积（MCV）（雄性和雌性）和平均血红蛋白含量（MCH）（雄性和雌性）含量低于参考值；试验组小鼠 MCV（雄性和雌性）和 MCH（雄性和雌性）含量低于参考值，但与空白组小鼠相比无显著性差异。空白组和试验组小鼠全血中淋巴细胞比例（LY，%）均高于参考值，中性粒细胞（GRA）含量低于参考值。比较试验开始前小鼠血液生理指标测定结果（表 7-23）发现，试验开始前小鼠全血中 LY（约 80%）高于参考值（12% ～ 30%），GRA 含量 [（0.2 ～ 0.9）×10⁹/L] 低于参考值 [（3 ～ 11.8）×10⁹/L]；试验开始后，LY 和 GRA 含量与初始值相比并无异常变化。同时，根据早期断奶仔猪血生理参数研究结果，断奶仔猪断奶后 0 ～ 28 d，血液中 LY 含量为 60% 左右，GRA 含量为（0.5 ～ 1.0）×10⁹/L。试验期内，雌性试验组和空白组小鼠全血中 LY 含量在 70% ～ 90%，雄性空白组小鼠全血中 LY 含量在 40% ～ 60%，雄性试验组小鼠全血中 LY 含量在 70% ～ 90% 范围内；GRA 含量为（0.3 ～ 3.6）×10⁹/L，与已有研究相比并无异常。停药两周后，与空白组相比，试验组小鼠体重、脏器指数及小鼠血液生理和生化指标并未见明显异常（表 7-24）。

表 7-22 亚急性毒性试验期间和结束时空白组和试验组小鼠血液生理指标测定结果

天数/d	血常规指标	参考值	雄性				雌性			
			空白组	试验组			空白组	试验组		
				2.4 g·kg⁻¹体重	8 g·kg⁻¹体重	24 g·kg⁻¹体重		2.4 g·kg⁻¹体重	8 g·kg⁻¹体重	24 g·kg⁻¹体重
10	WBC/($10^9 \cdot L^{-1}$)	6～17	5.26±1.09	7.13±1.19	7.18±2.45	6.11±1.75	5.95±1.93	6.69±2.01	6.73±1.18	6.88±2.69
	RBC/($10^{12} \cdot L^{-1}$)	5.5～8.5	10.88±1.11	10.425±0.04	11.33±1.69	9.85±0.06	10.12±0.56	10.53±1.04	12.2±0.19	9.86±0.64
	HGB/($g \cdot L^{-1}$)	120～180	171.00±8.95	171±6.00	184±27.00	170.50±6.51	171±5.45	180±7.89	202.5±1.50	160.50±11.51
	HCT/%	37～55	45.55±3.87	45.405±0.13	50.99±8.14	44.30±1.00	47.33±2.77	46.32±2.11	55.465±1.16	42.96±2.54
	MCV/fL	60～77	42.00±0.67	44.00±0.00	44.00±0.50	45.00±1.00	47.00±0.11	44.00±0.06	44.00±0.00	43.00±0.50
	MCH/pg	19.5～24.5	15.70±0.36	16.40±0.50	16.25±0.05	17.35±0.55	16.90±0.43	17.10±0.76	16.65±0.15	16.30±0.10
	MCHC/($g \cdot L^{-1}$)	320～360	376.00±6.32	377.00±12.00	362.50±4.50	385.54±1.51	361.00±6.34	388.00±5.06	379.00±4.00	373.50±4.50
	PLT/($10^9 \cdot L^{-1}$)	200～900	759.00±56.85	832.50±82.50	514.50±62.50	699.00±140.80	427.00±33.54	401.00±45.32	442.50±116.50	467.01±66.01
	LY/%	12～30	63.30±2.16	78.75±6.55	83.10±3.50	71.35±3.35	89.70±0.95	70.70±0.59	77.40±0.90	82.40±0.20
	MI/%	3～10	5.50±2.05	3.70±3.10	2.20±0.31	4.15±1.5	3.40±0.32	4.60±0.28	2.30±1.20	1.75±0.55
	PCT/%	0.11～0.5	0.51±0.02	0.57±0.07	0.37±0.10	0.49±0.07	0.32±0.05	0.28±0.08	0.28±0.06	0.33±0.06
	LYM/($10^9 \cdot L^{-1}$)	1～4.8	3.33±1.02	5.69±1.40	2.05±1.72	4.30±1.05	5.33±0.49	6.15±0.46	5.20±0.85	5.68±2.23
	MID/($10^9 \cdot L^{-1}$)	0.15～1.35	0.29±0.08	0.31±0.27	0.15±0.03	0.23±0.02	0.20±0.18	0.40±0.21	0.17±0.11	0.14±0.09
	GRA/($10^9 \cdot L^{-1}$)	3～11.8	1.64±0.77	1.165±0.51	0.98±0.13	1.59±0.73	0.41±0.09	2.14±0.64	1.36±0.22	1.07±0.37

续表

天数/d	血常规指标	参考值	雄性				雌性			
			空白组	试验组 2.4 g·kg⁻¹体重	试验组 8 g·kg⁻¹体重	试验组 24 g·kg⁻¹体重	空白组	试验组 2.4 g·kg⁻¹体重	试验组 8 g·kg⁻¹体重	试验组 24 g·kg⁻¹体重
20	WBC/(10⁹·L⁻¹)	6~17	6.67±0.57	6.27±1.29	5.76±0.68	6.16±0.36	3.90±0.67	7.08±0.70	5.63±0.65	5.71±0.45
	RBC/(10¹²·L⁻¹)	5.5~8.5	9.10±1.43	9.27±0.46	9.41±0.85	7.92±0.65	9.88±1.04	9.8 075±0.31	9.51±1.02	7.36±0.76
	HGB/(g·L⁻¹)	120~180	145.00±3.23	151.33±1.89	149.00±10.69	128.00±13.00	161.00±10.09	150.50±3.64	149.00±6.98	138.00±9.67
	HCT/%	37~55	40.36±2.03	40.27±0.69	41.20±4.21	34.83±3.26	43.50±2.04	40.67±1.28	40.48±4.31	37.05±2.34
	MCV/fL	60~77	44.00±1.37	43.00±1.41	44.00±1.43	43.50±0.50	44.00±1.67	41.50±0.87	43.00±0.33	44.00±0.43
	MCH/pg	19.5~24.5	15.90±2.98	16.33±0.61	15.80±0.79	16.05±0.35	16.30±1.55	15.35±0.18	15.60±0.95	15.80±0.28
	MCHC/(g·L⁻¹)	320~360	360.00±6.09	379.00±9.80	361.00±6.48	366.50±3.50	370.00±6.58	370.50±5.55	367.00±8.02	360.00±6.24
	PLT/(10⁹·L⁻¹)	200~900	467.00±10.54	828.33±68.01	681.00±24.54	734.50±49.50	603.00±20.67	754.25±41.63	583.00±17.21	738.00±14.54
	LY/%	12~30	40.90±6.45	77.70±7.85	88.00±3.54	86.75±0.05	92.90±1.88	85.63±3.00	94.60±5.32	82.70±7.59
	MI/%	3~10	4.80±0.57	5.23±1.00	0.60±0.25	2.95±0.15	3.10±0.05	2.73±1.41	0.70±0.05	0.60±0.32
	PCT/%	0.11~0.5	0.36±0.03	0.59±0.19	0.49±0.06	0.60±0.04	0.43±0.01	0.53±0.10	0.39±0.02	0.56±0.28
	LYM/(10⁹·L⁻¹)	1~4.8	2.73±1.04	5.66±1.44	4.62±0.22	5.34±0.31	3.62±0.82	6.07±0.74	5.33±1.04	8.02±1.27
	MID/(10⁹·L⁻¹)	0.15~1.35	0.32±0.04	0.37±0.09	0.03±0.01	0.19±0.01	0.12±0.02	0.20±0.10	0.04±0.01	0.06±0.04
	GRA/(10⁹·L⁻¹)	3~11.8	3.62±0.76	1.24±0.64	0.60±0.02	0.63±0.04	0.16±0.03	0.82±0.11	0.27±0.02	1.62±0.11

续表

天数/d	血常规指标	参考值	雄性				雌性			
			空白组	试验组			空白组	试验组		
				2.4 g·kg⁻¹体重	8 g·kg⁻¹体重	24 g·kg⁻¹体重		2.4 g·kg⁻¹体重	8 g·kg⁻¹体重	24 g·kg⁻¹体重
30	WBC/(10^9·L^{-1})	6~17	3.49±1.06	5.96±1.29	5.66±2.65	7.43±1.05	2.85±0.95	5.93±0.62	5.61±1.74	6.29±0.59
	RBC/(10^{12}·L^{-1})	5.5~8.5	3.88±0.32	9.14±0.08	7.11±4.74	9.16±0.12	7.83±1.01	9.2±0.28	8.97±0.53	10.11±0.15
	HGB/(g·L^{-1})	120~180	134.00±5.43	139.00±4.00	157.50±24.5	146.00±3.00	115.50±24.50	148.50±0.50	140.50±3.50	150.50±2.50
	HCT/%	37~55	16.33±0.32	38.30±0.42	39.39±18.56	40.00±0.33	32.92±5.57	40.49±0.29	37.75±0.43	41.42±1.12
	MCV/fL	60~77	42.00±0.90	42.00±1.00	43.00±3.00	44.00±0.00	42.00±2.00	44.00±2.00	42.00±2.00	41.00±1.00
	MCH/pg	19.5~24.5	13.90±0.75	15.25±0.55	14.60±0.70	15.95±0.15	14.60±1.20	16.15±0.55	15.70±0.60	14.95±0.05
	MCHC/(g·L^{-1})	320~360	330.00±6.15	364.00±7.00	341.50±37.50	365.50±4.50	348.50±14.50	367.00±2.00	372.00±4.00	364.50±4.50
	PLT/(10^9·L^{-1})	200~900	268.00±10.03	872.00±93.00	555.00±177.00	796.00±108.00	298.50±79.50	859.00±37.00	807.50±3.50	737.00±21.94
	LY/%	12~30	59.20±3.21	87.65±1.85	77.30±4.90	87.70±0.60	78.65±1.45	82.80±2.30	81.00±9.10	92.90±4.10
	MI/%	3~10	4.60±0.95	3.45±2.85	2.80±0.70	4.25±1.65	2.50±1.10	2.60±1.30	5.35±2.05	2.65±1.15
	PCT/%	0.11~0.5	0.19±0.05	0.63±0.10	0.39±0.27	0.53±0.09	0.21±0.06	0.78±0.04	0.57±0.03	0.49±0.13
	LYM/(10^9·L^{-1})	1~4.8	2.07±0.28	5.2±1.02	2.96±2.23	6.51±0.88	2.26±0.79	4.93±0.66	4.29±1.87	5.82±0.29
	MID/(10^9·L^{-1})	0.15~1.35	0.16±0.03	0.17±0.13	0.12±0.10	0.34±0.17	0.14±0.06	0.15±0.07	0.24±0.01	0.18±0.09
	GRA/(10^9·L^{-1})	3~11.8	1.27±0.58	0.59±0.40	0.58±0.32	0.59±0.01	0.52±0.11	0.86±0.03	0.57±0.12	0.30±0.22

注：不同小写字母表示差异在 $P < 0.05$ 水平显著。

表 7-23　亚急性毒性试验开始前小鼠血液生理指标

指标	参考值	测定值	
		雄性	雌性
WBC/（$10^9 \cdot L^{-1}$）	6～17	1.36±0.44	2.64±0.92
RBC/（$10^{12} \cdot L^{-1}$）	5.5～8.5	8.43±1.32	8.95±1.80
HGB/（$g \cdot L^{-1}$）	120～180	139.37±11.21	148.89±14.79
HCT/%	37～55	39.74±6.83	40.31±2.65
MCV/fL	60～77	47.22±5.79	45.05±2.36
MCH/pg	19.5～24.5	16.51±2.11	17.64±2.91
MCHC/（$g \cdot L^{-1}$）	320～360	351.28±20.12	368.59±17.79
PLT/（$10^9 \cdot L^{-1}$）	200～900	823.18±24.26	702.32±30.12
LY/%	12～30	80.58±6.36	81.28±7.79
MI/%	3～10	5.15±1.28	1.73±0.43
PCT/%	0.11～0.5	0.49±0.03	0.45±0.06
LYM/（$10^9 \cdot L^{-1}$）	1～4.8	1.08±0.47	2.11±0.32
MID/（$10^9 \cdot L^{-1}$）	0.15～1.35	0.07±0.01	0.05±0.01
GRA/（$10^9 \cdot L^{-1}$）	3～11.8	0.21±0.02	0.87±0.08

表 7-24 亚急性毒性试验结束 2 周后试验组小鼠体重、脏器指数以及血液生理和生化指标测定结果

指标	雄性			雌性		
	2.4 g·kg⁻¹体重	8 g·kg⁻¹体重	24 g·kg⁻¹体重	2.4 g·kg⁻¹体重	8 g·kg⁻¹体重	24 g·kg⁻¹体重
体重 /g	37.34 ± 4.77	39.81 ± 1.84	37.24 ± 4.22	36.26 ± 0.79	34.81 ± 1.73	33.53 ± 0.88
脏器指数 / (mg·g⁻¹)						
心脏	4.73 ± 0.77	4.27 ± 0.24	4.21 ± 0.36	5.33 ± 0.35	5.08 ± 0.25	4.37 ± 0.12
胸腺	2.68 ± 0.67	2.26 ± 0.12	2.15 ± 0.38	4.23 ± 0.56	3.64 ± 0.27	3.98 ± 0.29
肺	5.09 ± 0.13	4.86 ± 0.24	5.37 ± 0.55	4.87 ± 0.68	4.88 ± 0.02	5.57 ± 0.05
肝脏	53.56 ± 12.49	56.02 ± 4.57	57.38 ± 3.65	53.69 ± 2.44	53.34 ± 1.43	56.37 ± 4.39
脾脏	2.50 ± 0.55	3.18 ± 0.79	2.06 ± 0.08	3.77 ± 0.28	3.83 ± 0.39	2.68 ± 0.73
肾脏	13.39 ± 1.42	12.39 ± 0.67	11.64 ± 1.35	10.57 ± 0.56	9.77 ± 0.49	9.44 ± 0.49
血液生化指标						
GLU/ (mmol·L⁻¹)	5.21 ± 0.23	5.72 ± 0.67	5.09 ± 0.78	5.69 ± 0.09	4.09 ± 0.26	4.31 ± 0.45
CHO/ (mmol·L⁻¹)	3.78 ± 0.45	3.20 ± 0.07	3.58 ± 0.34	3.57 ± 0.28	3.35 ± 0.11	2.82 ± 0.05
ALT/ (U·L⁻¹)	60.00 ± 6.34	69.00 ± 3.98	55.00 ± 1.89	49.00 ± 1.34	50.00 ± 3.34	47.00 ± 1.03
AST/ (U·L⁻¹)	259.00 ± 12.76	314.00 ± 8.05	257.00 ± 9.56	261.00 ± 11.06	253.00 ± 11.59	245.00 ± 13.00
ALP/ (U·L⁻¹)	196.00 ± 9.56	256.00 ± 6.66	198.00 ± 8.88	216.00 ± 8.98	194.00 ± 5.56	162.00 ± 1.76
TP/ (g·L⁻¹)	65.00 ± 8.69	68.60 ± 0.45	60.30 ± 0.65	62.40 ± 5.45	64.10 ± 1.05	59.90 ± 0.66
ALB/ (g·L⁻¹)	28.60 ± 0.57	31.20 ± 0.96	28.40 ± 0.39	29.60 ± 0.67	29.90 ± 0.58	27.50 ± 0.18
TBIL/ (μmol·L⁻¹)	16.71 ± 0.37	18.73 ± 1.29	24.98 ± 0.59	17.07 ± 0.55	23.56 ± 0.22	16.81 ± 0.47
BUN/ (mmol·L⁻¹)	8.00 ± 0.48	9.07 ± 2.06	7.71 ± 0.16	6.01 ± 0.47	7.76 ± 0.18	6.97 ± 0.37
CRE/ (μmol·L⁻¹)	41.00 ± 5.97	47.00 ± 0.89	38.00 ± 1.28	42.00 ± 1.22	32.00 ± 1.94	39.00 ± 1.19

续表

指标	雄性			雌性		
	2.4 g·kg⁻¹体重	8 g·kg⁻¹体重	24 g·kg⁻¹体重	2.4 g·kg⁻¹体重	8 g·kg⁻¹体重	24 g·kg⁻¹体重
血液生理指标						
WBC/ (10^9 · L^{-1})	4.08±0.45	3.20±0.82	5.63±0.28	4.34±0.31	3.53±1.46	4.41±1.15
RBC/ (10^{12} · L^{-1})	8.67±0.04	8.82±0.55	8.91±0.19	8.46±0.26	8.34±0.43	9.14±0.54
HGB/ (g · L^{-1})	152.00±0.50	141.50±3.50	143.50±2.00	153.50±1.50	139.50±8.50	149.50±2.50
HCT/%	42.30±1.15	41.40±3.40	41.15±0.50	41.65±1.55	39.60±0.70	42.85±0.65
MCV/fL	48.80±0.30	46.90±1.00	46.20±0.80	48.90±0.30	42.60±6.60	47.00±2.10
MCH/pg	17.50±0.30	16.10±0.60	16.10±0.30	16.95±0.15	16.75±0.15	16.45±1.25
MCHC/ (g · L^{-1})	359.50±9.00	343.50±20.50	349.00±0.50	362.00±1.00	352.00±15.00	349.00±11.00
PLT/ (10^9 · L^{-1})	1 021.50±95.50	908.50±65.50	1 031.50±68.50	1 083.50±4.50	850.50±27.50	893.00±87.00
LY/%	77.85±0.45	79.40±1.70	79.65±0.65	78.15±0.25	81.55±1.25	79.05±0.15
MI/%	3.35±0.05	7.45±5.35	5.85±1.05	5.35±0.55	6.10±4.90	5.60±0.20
PCT/%	0.77±0.05	0.50±0.09	0.60±0.04	0.70±0.02	0.47±0.06	0.56±0.01
LYM/ (10^9 · L^{-1})	4.45±0.10	3.85±0.05	4.10±0.25	4.25±0.35	4.25±0.05	3.85±0.15
MID/ (10^9 · L^{-1})	0.05±0.00	0.05±0.00	0.05±0.00	0.04±0.00	0.05±0.01	0.05±0.00
GRA/ (10^9 · L^{-1})	0.61±0.01	0.65±0.07	0.73±0.13	0.71±0.06	0.60±0.11	0.60±0.09

8

丹参酮诱导卵巢癌细胞自噬和凋亡的分子机制研究

大量研究已经证实，丹参的主要脂溶性药用成分隐丹参酮、丹参酮Ⅰ（Tan–Ⅰ）和丹参酮ⅡA（Tan–ⅡA）具有多种生物学功能，并对多种肿瘤具有杀伤作用，因此在治疗肿瘤方面具有潜在的应用价值。对于丹参中主要脂溶性活性化合物的研究目前主要以丹参酮ⅡA为主，围绕丹参酮ⅡA已经有大量文献报道其对各种恶性肿瘤通过不同的机制发挥着抑制作用。丹参酮其他成分对各种肿瘤的作用研究目前还处于初级阶段，仅有少许零星的报道，其抗肿瘤机制尚不完全清楚。

探讨丹参中丹参酮Ⅰ对卵巢癌细胞生物学行为的影响、阐明丹参酮Ⅰ抗卵巢癌的分子机制、探究丹参酮Ⅰ对自噬相关信号通路PI3K/AKT/mTOR的影响，将为丹参酮应用于卵巢癌的临床治疗提供一定的试验依据。

8.1 丹参酮Ⅰ对卵巢癌细胞生物学行为的影响

8.1.1 对正常卵巢细胞和卵巢癌细胞增殖能力的影响

以正常卵巢 HOSEpic 细胞，人卵巢癌 A2780 细胞、Skov3 细胞和小鼠卵巢癌 ID–8 细胞为研究对象，采用 CCK8 法证实在正常卵巢 HOSEpic 细胞中，Tan–Ⅰ并不影响正常卵巢细胞的增殖能力（图 8–1）。在卵巢癌细胞（A2780、Skov3 和 ID–8）中，采用不同浓度梯度的 Tan–Ⅰ处理后，可见 A2780 和 ID–8 细胞的增殖能力随着药物浓度的逐渐增加显著下降，呈药物浓度依赖性。Western Blot 分析了 Tan–Ⅰ对 Ki67 蛋白和 PCNA 蛋白表达的影响，结果显示，Tan–Ⅰ可显著抑制 A2780 和 ID–8 卵巢癌细胞中 Ki67 蛋白和 PCNA 蛋白的表达，随着 Tan–Ⅰ药物浓度的逐渐增加，两种蛋白表达水平逐渐下降（图 8–2 和图 8–3）。

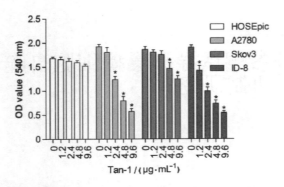

图 8-1　CCK8 试验检测不同浓度 Tan-Ⅰ 对正常卵巢细胞和卵巢癌细胞活力的影响

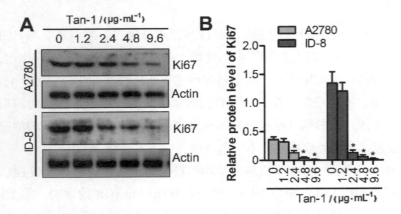

A，Western Blot 分析不同浓度 Tan-Ⅰ 对 A2780 和 ID-8 卵巢癌细胞 Ki67 蛋白表达水平的影响；B，定量分析不同浓度 Tan-Ⅰ 对 A2780 和 ID-8 卵巢癌细胞 Ki67 蛋白表达水平的影响

图 8-2　Tan-Ⅰ 对卵巢癌细胞 Ki67 蛋白表达水平的影响

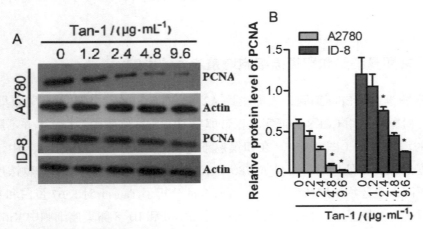

A，Western Blot 分析不同浓度 Tan-Ⅰ 对 A2780 和 ID-8 卵巢癌细胞 PCNA 蛋白表达水平的影响；B，定量分析了不同浓度 Tan-Ⅰ 对 A2780 和 ID-8 卵巢癌细胞 PCNA 蛋白表达水平的影响

图 8-3　Tan-Ⅰ 对卵巢癌细胞 PCNA 蛋白表达水平的影响

8.1.2 对卵巢癌细胞凋亡的影响

Annexin V–FITC/PI 分析了不同浓度 Tan–Ⅰ对 A2780 和 ID–8 卵巢癌细胞凋亡的影响。流式细胞技术分析和 TUNEL 染色显示，Tan–Ⅰ可诱导卵巢癌细胞凋亡，而且细胞凋亡主要表现为早期凋亡（图 8-4）。对早期凋亡细胞进行定量分析显示，随着 Tan–Ⅰ药物浓度的逐渐增加，早期凋亡细胞比例逐渐增加。Western Blot 分析了 Tan–Ⅰ对凋亡相关蛋白表达的影响，结果显示，随着 Tan–Ⅰ药物浓度的逐渐增加，A2780 和 ID–8 卵巢癌细胞促凋亡蛋白 Caspase–3 剪切水平逐渐增加，促凋亡蛋白 Bax 蛋白表达水平逐渐增加，而凋亡抑制蛋白 Bcl–2 蛋白表达水平逐渐降低，Bcl–2/Bax 比值显著下降（图 8-5）。

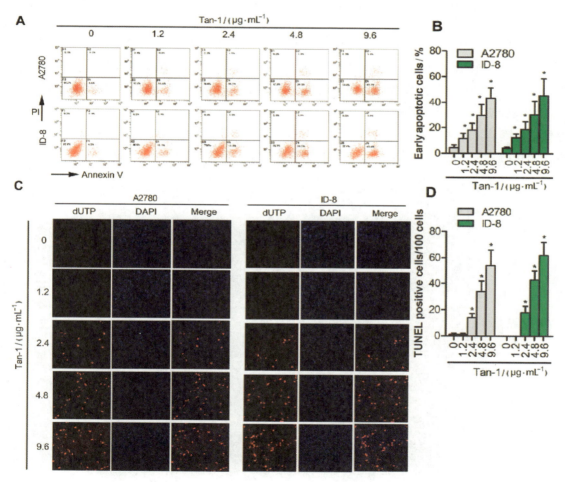

A. 流式细胞术分析 Tan–Ⅰ对 A2780 和 ID–8 卵巢癌细胞凋亡水平的影响；B. 定量分析 A 图早期凋亡细胞比例；
C. TUNEL 染色分析 Tan–Ⅰ对 A2780 和 ID–8 卵巢癌细胞凋亡水平的影响；D. 定量分析 C 图 TUNEL 染色的阳性率

图 8-4　流式细胞仪和 TUNEL 染色分析 Tan–Ⅰ卵巢癌细胞凋亡水平的影响

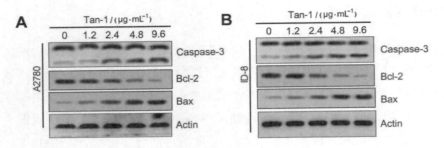

A、B，Western Blot 分析 Tan-Ⅰ 对 A2780 和 ID-8 卵巢癌细胞凋亡相关蛋白表达水平的影响。

图 8-5　Tan-Ⅰ对细胞凋亡相关蛋白表达的影响

8.1.3 对卵巢癌细胞侵袭和迁移的影响

采用 Transwell 分析了 Tan-Ⅰ 对卵巢癌 A2780 细胞和 ID-8 细胞侵袭能力的影响，结果如图 8-6 A 所示，随着 Tan-Ⅰ 药物浓度的逐渐增加，A2780 细胞和 ID-8 细胞侵袭细胞数量逐渐下降，卵巢癌细胞侵袭能力显著减弱，说明 Tan-Ⅰ 干预后能够显著抑制卵巢癌细胞活性和侵袭能力。采用划痕愈合试验分析 Tan-Ⅰ 干预对细胞迁移能力的影响，结果如图 8-6 B 所示，随着 Tan-Ⅰ 药物浓度的逐渐增加，A2780 细胞和 ID-8 细胞划痕愈合率较 0 h 呈药物浓度依赖性的下降，说明 Tan-Ⅰ 干预后能够显著抑制卵巢癌细胞的迁移能力。

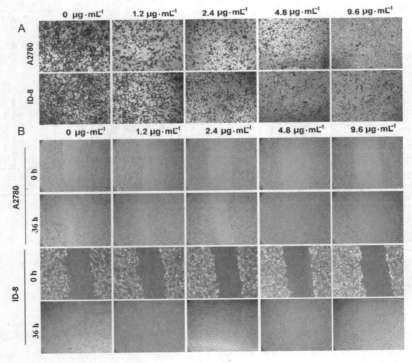

A，Transwell 分析不同浓度 Tan-Ⅰ 对卵巢癌侵袭能力的影响；B，划痕试验分析 Tan-Ⅰ 对卵巢癌细胞迁移能力的影响

图 8-6　Tan-Ⅰ对卵巢癌细胞侵袭和迁移能力的影响

8.1.4 对卵巢癌细胞上皮间质转化的影响

以 GAPDH 作为内参，荧光定量分析了上皮间质转化相关的标记物 E-cadherin、vimentin、TWIST1 和 Snail mRNA 水平变化，试验采用 TGF-β 诱导人卵巢癌细胞 A2780 发生上皮间质转化，结果表明，上皮间质转化标记物 E-cadherin、vimentin、TWIST1 和 Snail mRNA 显著增加，经不同浓度 Tan-Ⅰ 处理 24 h 后，结果显示随着药物浓度的不断增加，E-cadherin、vimentin、TWIST1 和 Snail mRNA 水平无差异。同时采用 Western Blot 试验检测到，TGF-β 诱导人卵巢癌细胞 A2780 发生上皮间质转化，经不同浓度 Tan-Ⅰ 处理 24 h 后，E-cadherin、vimentin、TWIST1 和 Snail 这 4 种蛋白水平均无显著变化。

8.1.5 对卵巢癌细胞自噬和 PI3K/AKT/mTOR 信号通路的影响

采用 Western Blot 分析了 Tan-Ⅰ 对 A2780 和 ID-8 细胞中自噬水平的影响，结果如图 8-7 A、B 所示，随着药物浓度的逐渐增加，自噬相关蛋白 ATG7 和 Beclin1 表达水平逐渐增加。随着药物浓度逐渐增加，自噬底物 p62 水平逐渐下降，LC3-Ⅰ 转变的 LC3-Ⅱ 逐渐增加。免疫荧光技术在 A2780 和 ID-8 细胞中分析了自噬体数量的变化，结果如图 8-7 C 所示，随着 Tan-Ⅰ 药物浓度逐渐增加，GFP-LC3 阳性的点数量逐渐增加，即自噬体数量逐渐增加。

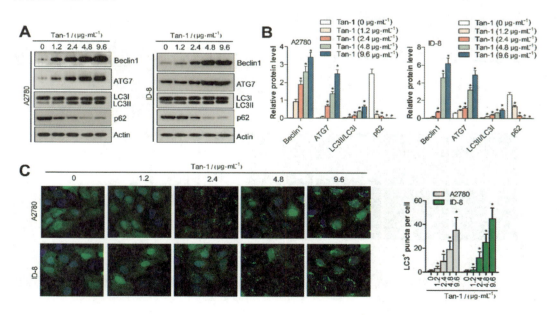

A，Western Blot 分析 A2780 和 ID-8 细胞自噬相关蛋白的表达水平；B，定量分析图 A western blot 结果；C，免疫荧光技术分析了 GFP-LC3 阳性的自噬体数量

图 8-7　Tan-Ⅰ 对细胞自噬相关标记物表达水平的影响

采用自噬抑制剂 3-MA 联合 Tan-Ⅰ分析了其对细胞自噬的影响。结果如图 8-8 A、B 所示，Tan-Ⅰ可显著提高自噬调控蛋白 ATG7 和 Beclin1 的表达，诱导自噬底物 p62 降解和 LC3-Ⅰ转变为 LC3-Ⅱ。3-MA 处理则显著抑制自噬调控蛋白 ATG7 和 Beclin1 的表达，抑制 LC3-Ⅰ转变为 LC3-Ⅱ。Tan-Ⅰ联合 3-MA 并不能诱导细胞自噬的发生，表现为自噬调控蛋白 ATG7 和 Beclin1 的表达抑制，自噬底物 p62 降解和 LC3-Ⅰ转变为 LC3-Ⅱ受阻。

免疫荧光结果显示，Tan-Ⅰ可诱导 A2780 细胞和 ID-8 细胞发生自噬。与对照细胞相比，Tan-Ⅰ处理的细胞中 GFP-LC3 点数量明显增加。3-MA 处理 A2780 细胞和 ID-8 细胞可显著抑制细胞自噬。Tan-Ⅰ和 3-MA 联合处理，细胞自噬并未被激活，其表型与 3-MA 单独处理表型一致（图 8-8 C），这一结果进一步论证了 Tan-Ⅰ可以诱导细胞自噬。此外，3-MA 可抑制Ⅲ型磷脂酰肌醇 3 磷酸激酶（PI3KC3）复合物的活性，进而抑制细胞自噬。PI3KC3 主要以磷脂酰肌醇（PI）作为底物，催化产生磷脂酰肌醇 3 磷酸（PI3P），为自噬体形成提供物质基础。这一试验也提示 Tan-Ⅰ可能通过调控细胞自噬早期信号进而调控着细胞自噬发生。

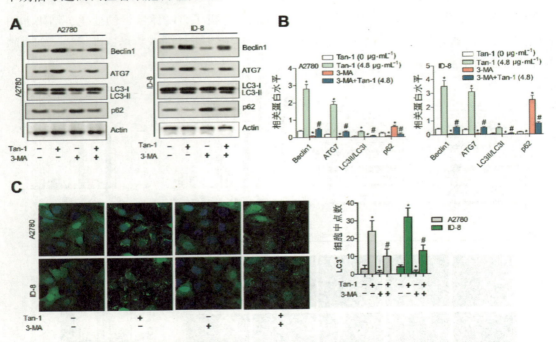

A，Western Blot 分析不同刺激对自噬相关蛋白表达水平的影响；B，定量分析图 A；C，免疫荧光分析了 3-MA、Tan-Ⅰ和两者联用对细胞自噬的影响

图 8-8 自噬抑制剂 3-MA 与 Tan-Ⅰ对卵巢癌细胞自噬相关标记物表达的影响

上述研究发现，Tan-Ⅰ可显著诱导细胞自噬，但是与自噬抑制剂 3-MA 联合使用细胞自噬显著被抑制，推测 Tan-Ⅰ对细胞自噬的调控作用位于 3-MA 靶点 PI3KC3 复合物

的上游。研究结果显示，随着 Tan-Ⅰ药物浓度逐渐增加，总 PI3K 蛋白、总 AKT 蛋白和总 mTOR 蛋白的表达水平无差异（图 8-9 A）。但是磷酸化 PI3K、AKT 和 mTOR 的表达水平呈剂量依赖性的逐渐下降。上述结果显示，Tan-Ⅰ显著抑制了 PI3K/AKT/mTOR 信号通路的激活，mTOR 是细胞自噬起始的主要感知器。mTOR 激活则细胞自噬被抑制，而 mTOR 抑制则细胞自噬被激活。

进一步分析了自噬抑制剂 3-MA 与 Tan-Ⅰ联合使用对 PI3K/AKT/mTOR 信号通路的影响。结果显示 Tan-Ⅰ可显著下调卵巢癌细胞磷酸化 PI3K、AKT 和 mTOR 的表达水平，而 3-MA 与 Tan-Ⅰ联合处理细胞后，进一步下调磷酸化 PI3K、AKT 和 mTOR 水平（图8-9 B）。

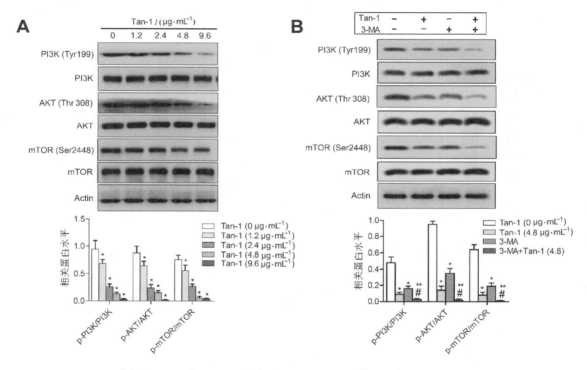

A，Western Blot 分析了 Tan-Ⅰ处理 A2780 细胞对 PI3K/AKT/mTOR 信号通路的影响；B，Western Blot 分析了 Tan-Ⅰ联合 3-MA 处理 A2780 细胞对 PI3K/AKT/mTOR 信号通路的影响

图 8-9　Tan-Ⅰ对 PI3K/AKT/mTOR 信号通路蛋白表达的影响

8.2 丹参酮Ⅰ体内抗卵巢癌活性

将 A2780 接种至裸鼠皮下脂肪垫，大约 1 周后可见肿瘤组织生长，待肿瘤生长至 120 mm³ 时，采用 30 mg/kg Tan-Ⅰ进行治疗。研究结果显示，治疗 30 d 后，Tan-Ⅰ组肿

瘤重量显著小于对照组（图 8-10 A）。肿瘤体积测定显示，与对照组比较，Tan-Ⅰ组裸鼠肿瘤体积显著小于对照组（图 8-10 B）。免疫组织化学研究结果显示，与对照组裸鼠肿瘤组织中 Ki67 表达水平相比，Tan-Ⅰ组裸鼠肿瘤组织中 Ki67 蛋白阳性率显著下降（图 8-10 C、D）。

采用免疫组织化学技术分析了 Tan-Ⅰ 对肿瘤细胞凋亡的影响，研究结果显示，与对照组相比，Tan-Ⅰ组裸鼠肿瘤组织 Caspase-3 蛋白表达水平显著增加。TUNEL 染色结果显示，与对照组 TUNEL 染色阳性率相比，Tan-Ⅰ组裸鼠肿瘤组织 TUNEL 染色阳性率显著升高（图 8-11）。

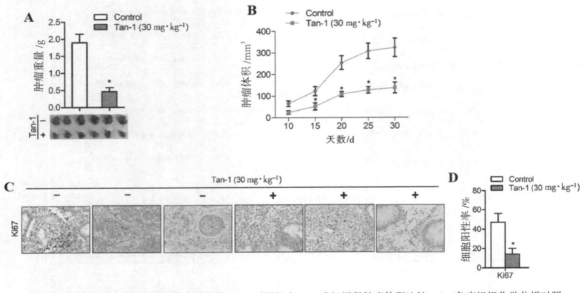

A，对照组和 Tan-Ⅰ组裸鼠肿瘤重比较；B，对照组和 Tan-Ⅰ组裸鼠肿瘤体积比较；C，免疫组织化学分析对照组和 Tan-Ⅰ组裸鼠肿瘤组织中 Ki67 蛋白表达水平；D，对照组和 Tan-Ⅰ组裸鼠肿瘤组织中 Ki67 蛋白表达水平定量分析

图 8-10　Tan-Ⅰ对荷瘤裸鼠肿瘤生长的影响

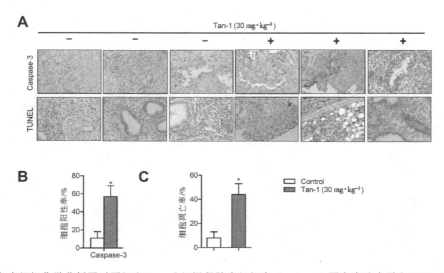

A，免疫组织化学分析了对照组和 Tan-Ⅰ组裸鼠肿瘤组织中 Caspase-3 蛋白表达水平和 TUNEL 染色阳性率；B，定量分析了对照组和 Tan-Ⅰ裸鼠肿瘤组织中 Caspase-3 蛋白表达水平；C，定量分析了对照组和 Tan-Ⅰ裸鼠肿瘤组织中 TUNEL 染色阳性率

图 8-11　Tan-Ⅰ在体内对肿瘤细胞凋亡的影响

在动物体内水平分析 Tan-Ⅰ对肿瘤组织细胞自噬水平的影响。结果如图 8-12 所示，与对照组肿瘤组织 PI3K、AKT 和 mTOR 总蛋白相比，Tan-Ⅰ组裸鼠肿瘤组织中 PI3K、AKT 和 mTOR 总蛋白表达未见改变。与对照组肿瘤组织 p-PI3K、p-AKT 和 p-mTOR 表达水平相比，Tan-Ⅰ组裸鼠肿瘤组织中 p-PI3K、p-AKT 和 p-mTOR 表达水平显著下调。与对照组肿瘤组织 Beclin1 和 ATG7 表达水平相比，Tan-Ⅰ组裸鼠肿瘤组织中 Beclin1 和 ATG7 表达水平显著增加。与对照组肿瘤组织 p62 表达水平相比，Tan-Ⅰ组裸鼠肿瘤组织中 p62 蛋白表达水平显著下降。与对照组裸鼠肿瘤组织 LC3-II/LC3-Ⅰ比值比较，Tan-Ⅰ组裸鼠肿瘤组织中 LC3-II/LC3-Ⅰ比值显著增加。

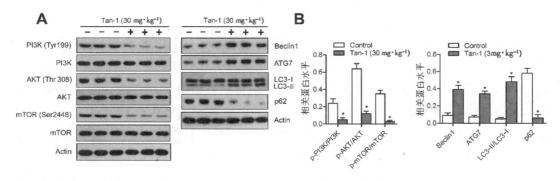

A，Western Blot 分析对照组和 Tan-Ⅰ组裸鼠肿瘤组织中 PI3K/AKT/mTOR 信号通路及自噬相关蛋白表达水平；B，定量分析了 A 图 western blot 的结果

图 8-12　Tan-Ⅰ对裸鼠肿瘤组织中细胞自噬标记物表达的影响

采用 HE 染色分析了 Tan-Ⅰ 处理裸鼠后不同器官的病理学变化，与对照组裸鼠相比，Tan-Ⅰ 治疗后裸鼠正常脏器如肝脏、肾脏、肺等组织并未观察到病理学改变（图 8-13 A～E）。此外，对照组和 Tan-Ⅰ 组裸鼠体重无差异（图 8-13 F）。

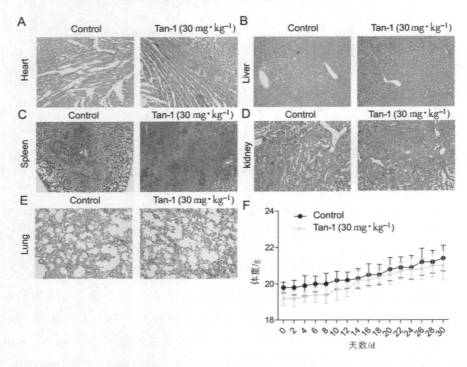

A～E，HE 染色分析 Tan-Ⅰ 对裸鼠心脏、肝脏、脾脏、肾脏和肺脏的影响；F，Tan-Ⅰ 对裸鼠体重的影响

图 8-13　Tan-Ⅰ 对荷瘤裸鼠脏器和体重的影响

8.3 丹参酮Ⅰ联合紫杉醇（PTX）抑制卵巢癌

采用 CCK8 分析了 Tan-Ⅰ 联合 PTX 对卵巢癌细胞 A2780 和 ID-8 细胞增殖的影响。研究结果显示，与对照组细胞相比，Tan-Ⅰ 组和 PTX 组细胞增殖能力显著下降。与 Tan-Ⅰ 组和 PTX 组细胞相比，Tan-Ⅰ /PTX 联合治疗组细胞增殖能力显著下降（图 8-14 A）。Western Blot 分析 A2780 和 ID-8 细胞中增殖相关蛋白 Ki67 的表达水平，结果显示，与对照组细胞相比，Tan-Ⅰ 组和 PTX 组细胞增殖标记物 Ki67 蛋白表达水平显著下降。与 Tan-Ⅰ 组和 PTX 组细胞相比，Tan-Ⅰ /PTX 联合治疗组细胞 Ki67 蛋白表达水平显著下降（图 8-14 B）。EdU 染色结果显示，与对照组细胞相比，Tan-Ⅰ 组和 PTX 组细胞 EdU 阳性率显著下降。与 Tan-Ⅰ 组和 PTX 组细胞相比，Tan-Ⅰ /PTX 联合治疗组细胞 EdU 阳性率显著下降（图 8-14 C、D）。

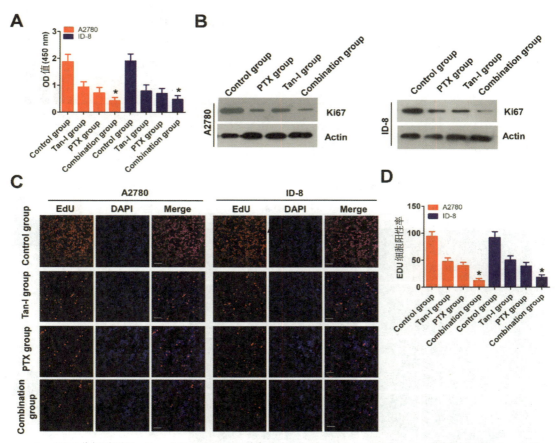

A，CCK8 分析对照组、Tan–Ⅰ组、PTX 组和联合治疗组细胞活力；B，Western Blot 分析对照组、Tan–Ⅰ组、PTX 组和联合治疗组细胞 Ki67 蛋白表达水平；C，EdU 染色分析对照组、Tan–Ⅰ组、PTX 组和联合治疗组细胞增殖情况；D，定量分析图 C EdU 染色阳性细胞比率

图 8-14　Tan–Ⅰ联合 PTX 对 A2780 和 ID-8 卵巢癌细胞活力和增殖能力的影响

流式细胞术分析显示，与对照组细胞相比，Tan–Ⅰ组和 PTX 组细胞早期凋亡率显著增加。与 Tan–Ⅰ组和 PTX 组细胞相比，Tan–Ⅰ/PTX 联合治疗组细胞早期凋亡率显著增加（图 8-15 A、B）。TUNEL 染色进一步分析显示，与对照组细胞相比，Tan–Ⅰ组和 PTX 组细胞 TUNEL 染色阳性率水平显著增加。与 Tan–Ⅰ组和 PTX 组细胞相比，Tan–Ⅰ/PTX 联合治疗组细胞 TUNEL 染色阳性率水平显著增加（图 8-15 C、D）。Western Blot 分析凋亡相关蛋白表达水平，结果如图 8-15 E～G 所示，与对照组细胞凋亡抑制蛋白 Bcl-2 和凋亡促进蛋白 Bax 表达水平相比，Tan–Ⅰ组和 PTX 组细胞 Bcl-2 表达水平显著下调，而 Bax 表达水平显著上调。与 Tan–Ⅰ组和 PTX 组细胞相比，Tan–Ⅰ/PTX 联合治疗组细胞 Bcl-2 表达水平下调更显著，而 Bax 表达水平上调更显著。

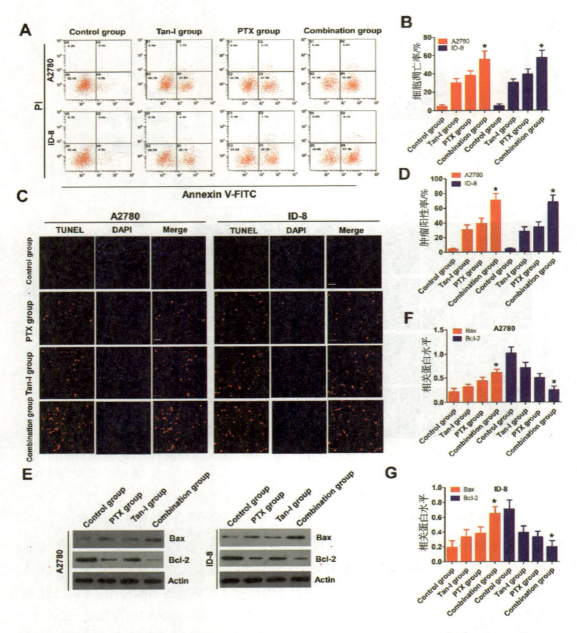

A，流式细胞术分析对照组、Tan–Ⅰ组、PTX 组和联合治疗组细胞凋亡水平；B，定量分析图 A 流式细胞术结果；C，TUNEL 染色分析对照组、Tan–Ⅰ组、PTX 组和联合治疗组细胞凋亡水平；D，定量分析 TUNEL 染色结果；E，Western Blot 分析对照组、Tan–Ⅰ组、PTX 组和联合治疗组细胞 Bcl-2 和 Bax 蛋白表达水平；F，定量分析了对照组、Tan–Ⅰ组、PTX 组和联合治疗组细胞 Bcl-2 蛋白表达水平；G，定量分析了对照组、Tan–Ⅰ组、PTX 组和联合治疗组细胞 Bax 蛋白表达水平

图 8–15　Tan–Ⅰ联合 PTX 对 A2780 和 ID–8 细胞凋亡的影响

　　Transwell 及定量结果显示，与对照组细胞相比，Tan-Ⅰ组和 PTX 组细胞迁移数量显著下降。与 Tan-Ⅰ组和 PTX 组细胞相比，Tan-Ⅰ/PTX 联合治疗组细胞迁移数量显著下降（图 8-16 A、B）。划痕试验及定量结果显示，与对照组细胞相比，Tan-Ⅰ组和 PTX 组细胞划痕愈合率显著下降。与 Tan-Ⅰ组和 PTX 组细胞相比，Tan-Ⅰ/PTX 联合治疗组细胞划痕愈合率下降更显著（图 8-16 C、D）。

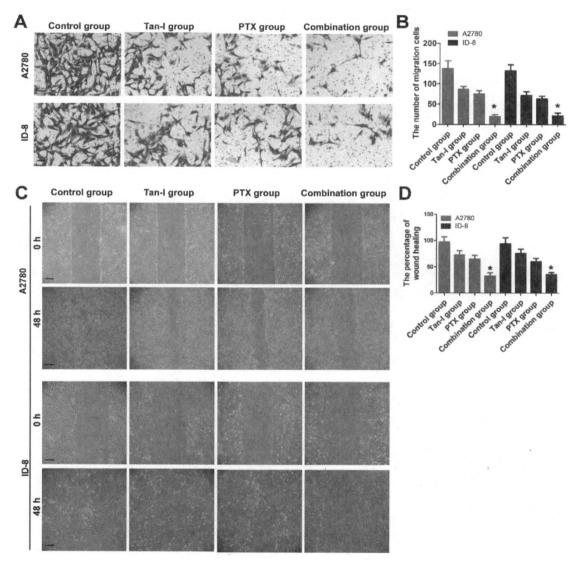

　　A，Transwell 分析对照组、Tan-Ⅰ组、PTX 组和联合治疗组细胞迁移水平（×100）；B，定量分析图 A Transwell 结果；C，划痕试验分析对照组、Tan-Ⅰ组、PTX 组和联合治疗组细胞迁移水平（×100）；D，定量分析图 C 划痕试验结果

图 8-16　Tan-Ⅰ联合 PTX 对 A2 780 和 ID-8 细胞侵袭和迁移能力的影响

β-半乳糖苷酶活性分析显示，与对照组细胞相比，Tan-Ⅰ组和PTX组细胞衰老细胞比例显著增加。与Tan-Ⅰ组和PTX组细胞比较，Tan-Ⅰ/PTX联合治疗组细胞衰老细胞比例增加更显著（图8-17 A、B）。Western Blot分析了Tan-Ⅰ联合PTX治疗对卵巢癌细胞衰老相关蛋白表达的影响，结果显示，与对照组细胞相比，Tan-Ⅰ组和PTX组细胞γ-H2AX、p21和p16蛋白表达水平显著增加。与Tan-Ⅰ组和PTX组细胞相比，Tan-Ⅰ/PTX联合治疗组细胞γ-H2AX、p21和p16蛋白表达水平增加更显著（图8-17 C、D）。

经过30 d治疗，结果如图8-18 A所示，与对照组相比，Tan-Ⅰ组和PTX组均可抑制肿瘤生长，而与Tan-Ⅰ组和PTX组相比，Tan-Ⅰ联合PTX治疗对肿瘤抑制效果更明显。对肿瘤重量分析显示，与对照组相比，Tan-Ⅰ组和PTX组肿瘤重量明显下降。与Tan-Ⅰ组和PTX组相比，Tan-Ⅰ/PTX联合治疗组肿瘤重量下降更显著（图8-18 B）。

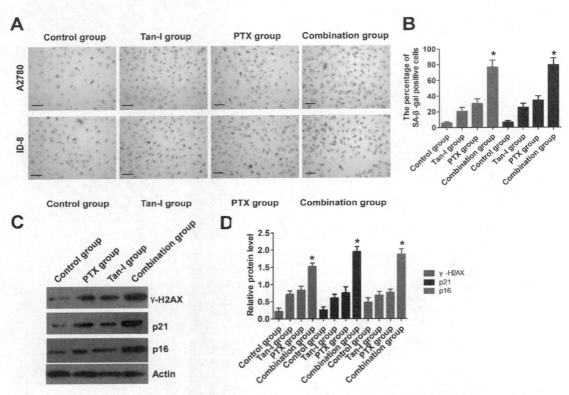

A，β-半乳糖苷酶染色分析对照组、Tan-Ⅰ组、PTX组和联合治疗组卵巢癌细胞衰老情况；B，定量分析图A细胞衰老比例；C，Western Blot分析衰老相关蛋白γ-H2AX、p21和p16表达水平；D，定量分析图C衰老相关蛋白γ-H2AX、p21和p16表达水平

图8-17　Tan-Ⅰ联合PTX对A2780和ID-8细胞衰老的影响

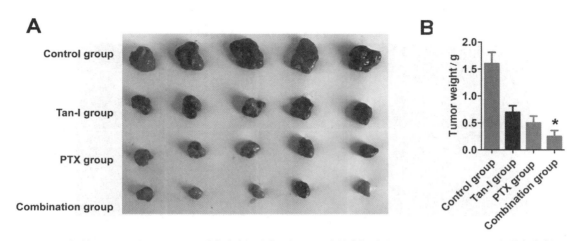

A，对照组、Tan-Ⅰ组、PTX 组和联合治疗组肿瘤组织；B，定量分析对照组、Tan-Ⅰ组、PTX 组和联合治疗组肿瘤重量

图 8-18　Tan-Ⅰ 联合 PTX 对荷卵巢癌裸鼠的治疗效果

8.4 丹参酮 Ⅱ A 抑制卵巢癌的发展

　　EdU 染色法和 CCK8 法证实，在卵巢癌细胞（A2780 和 ID-8）中，采用不同浓度梯度的 Tan-Ⅱ A 处理后，可见 A2780 和 ID-8 细胞的增殖能力随着药物浓度的逐渐增加而显著下降，呈药物浓度依赖性（图 8-19 A ～ C）。Western Blot 分析了 Tan-Ⅱ A 对 Ki67 蛋白表达的影响，结果显示，Tan-Ⅱ A 可显著抑制 A2780 和 ID-8 卵巢癌细胞中 Ki67 蛋白的表达，随着 Tan-Ⅱ A 药物浓度逐渐增加，蛋白表达水平逐渐下降（图 8-19 D、E）。流式细胞仪检测结果显示 Tan-Ⅱ A 以剂量依赖性方式诱导 G2/M 细胞期阻滞（图 8-19 F、G）。这些发现表明，Tan-Ⅱ A 可通过诱导 G2/M 细胞期阻滞而显著抑制卵巢癌细胞的增殖。

　　TUNEL 染色进一步分析显示，Tan-Ⅱ A 可诱导卵巢癌细胞凋亡（图 8-20 A、B）。定量分析显示，随着 Tan-Ⅱ A 药物浓度的逐渐增加，凋亡细胞比例逐渐增加。RT-PCR 分析了 Tan-Ⅱ A 对凋亡相关蛋白在 RNA 水平表达的影响，结果显示，随着 Tan-Ⅱ A 药物浓度的逐渐增加，A2780 和 ID-8 卵巢癌细胞促凋亡蛋白 Bax 在 RNA 表达水平逐渐增加，而凋亡抑制蛋白 Bcl-2 在 RNA 表达水平逐渐降低（图 8-20 C、D）。

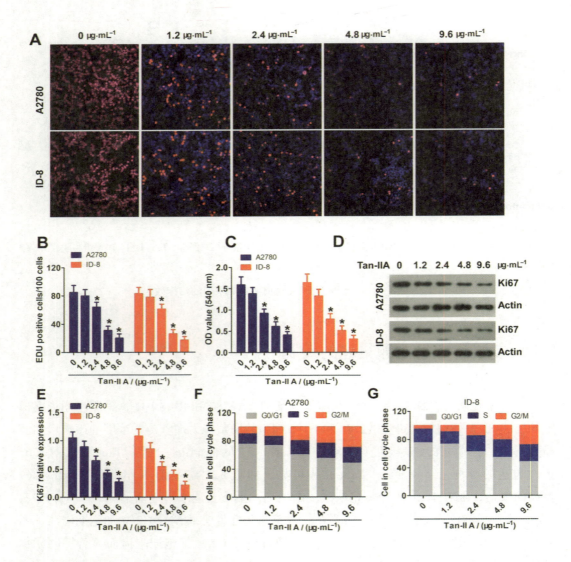

A，EdU 染色；B，EdU 阳性 A2780 和 ID-8 细胞的百分比；C，CCK 法测定存活力；D、E，Ki67 蛋白表达；F、G，细胞周期分布

图 8-19　Tan IIA 抑制卵巢癌细胞的增殖能力

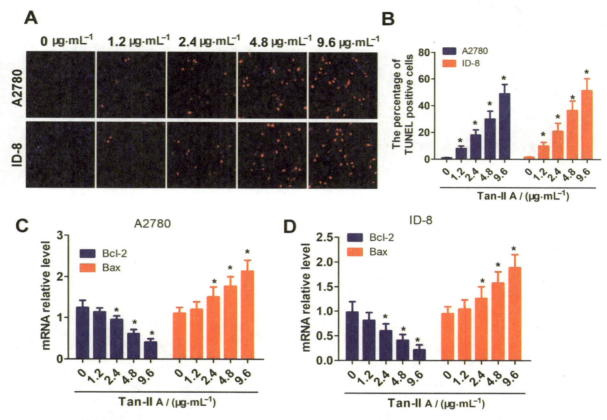

A，凋亡测定；B，A2780 和 ID-8 细胞的凋亡率；C、D， 实时聚合酶链反应检测 A2780 和 ID-8 细胞中 Bcl-2 和 Bax mRNA 的表达水平

图 8-20　Tan-ⅡA 诱导卵巢癌细胞凋亡

　　采用 Transwell 分析了 Tan-ⅡA 对卵巢癌 A2780 细胞和 ID-8 细胞侵袭和迁移能力的影响，结果显示，随着 Tan-ⅡA 药物浓度的逐渐增加，A2780 细胞和 ID-8 细胞侵袭细胞数量逐渐下降，细胞侵袭能力显著减弱，划痕愈合率较 0 h 呈药物浓度依赖性（图 8-21 A ～ D），说明 Tan-ⅡA 干预后能够显著抑制卵巢癌细胞的侵袭和迁移能力。Western Blot 分析了 Tan-ⅡA 对黏着斑激酶蛋白表达的影响，结果显示，随着 Tan-ⅡA 药物浓度的逐渐增加，A2780 卵巢癌细胞黏着斑激酶蛋白 FAK 表达水平无变化，而其磷酸化水平逐渐降低（图 8-21 E、F）。

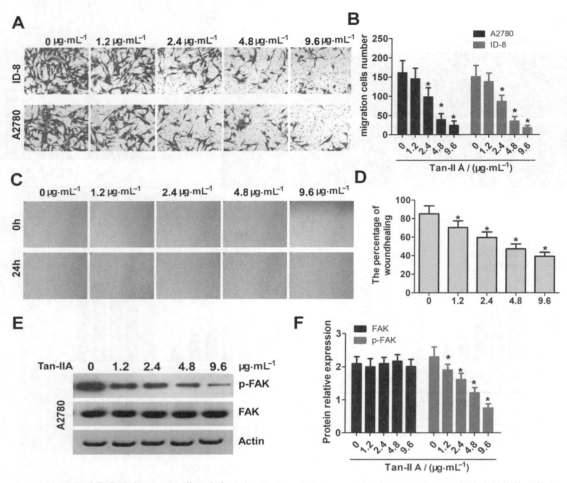

A、B，细胞侵袭试验；C、D，伤口愈合试验；D、F，通过 Western blot 在 A2780 和 ID-8 细胞中的粘着斑激酶蛋白表达

图 8-21　Tan-ⅡA 抑制卵巢癌细胞的侵袭和迁移能力

将 A2780 接种至裸鼠皮下脂肪垫，大约 1 周后可见肿瘤组织生长，待肿瘤生长至 120 mm³ 时，采用 30 mg/kg Tan-ⅡA 进行治疗，研究结果显示，治疗 30 d 后，Tan-ⅡA 组肿瘤重量显著小于对照组（图 8-22 A、B）。免疫组织化学研究结果显示，与对照组裸鼠肿瘤组织相比，Tan-ⅡA 组裸鼠肿瘤组织中 Ki67 蛋白阳性率显著下降，VEGF 和 COX2 蛋白表达阳性率显著上升，细胞凋亡数量显著上调（图 8-22 C～F）。另外，Tan-ⅡA 组肿瘤组织血管数量显著下调，说明 Tan-ⅡA 组能够抑制卵巢癌组织血管生成（图 8-22 G）。

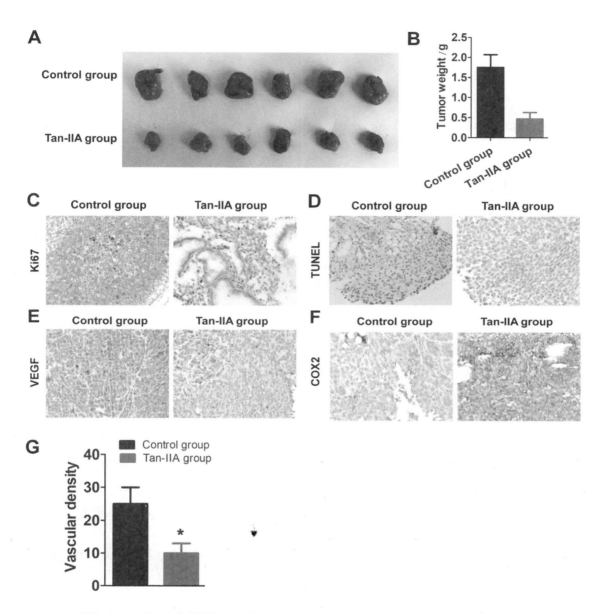

A，对照组和 Tan-ⅡA 组中的肿瘤；B，瘤重；C，免疫组化检测两组小鼠 Ki67 蛋白表达；D，TUNEL 染色分析对照组和 Tan-ⅡA 组的肿瘤细胞凋亡；E，免疫组化分析两组小鼠 VEGF 蛋白表达；F，免疫组化分析两组小鼠 COX-2 蛋白表达；G，CD31 免疫组化分析两组肿瘤血管数量

图 8-22　Tan-ⅡA 在体内抑制肿瘤生长

主要参考文献

［1］陈淑芳.植物化感作用影响因素的探讨[J].中国农学通报，2009（23）：258-261.

［2］陈章.中江丹参连作土壤微生物特性研究[D].成都：四川农业大学，2010.

［3］淡墨，高先富，谢国祥，等.代谢组学在植物代谢研究中的应用[J].中国中药杂志，2007，32（22）：2337-2341.

［4］范令刚，李松涛，孔青.地形与土壤状况对丹参种植方式的影响[J].药学研究，2011，30（1）：3-4.

［5］国家卫生和计划生育委员会.GB 15193.1-2014，食品安全国家标准食品安全性毒理学评价程序[S].北京：中国标准出版社，2014.

［6］国家卫生和计划生育委员会.GB 15193.3-2014，食品安全国家标准急性经口毒性试验[S].北京：中国标准出版社，2014.

［7］国家质量监督检验检疫总局.GB/T 23179-2008，饲料毒理学评价亚急性毒性试验[S].北京：中国标准出版社，2008.

［8］国家药典委员会.中华人民共和国药典（一部）[M].北京：中国医药科技出版社，2020.

［9］国家药典委员会.中华人民共和国药典（二部）[M].北京：化学工业出版社，2005.

［10］郭俊霞，李青苗，杨玉霞，等.丹参连作土壤水提液对其幼苗生长的影响[J].甘肃中医学院学报，2013，30（3）：76-79.

［11］郭肖红，高文远，黄璐琦，等.前体化合物和诱导子对丹参酮ⅡA和原儿茶醛合成的优化研究[J].中国药学杂志，2007，42（24）：1856-1859.

［12］黄靖，刘艳芝，刘国伟，等.高效液相色谱法测定植物内源激素研究进展[J].山东农业科学，2011，（8）：101-103.

［13］黄磊.香菇多糖抗氧化及其抗真菌机制初步研究[J].广东农业科学，2013，40（20）：114-115.

［14］孔祥峰，尹富贵，刘何军，等.早期断奶仔猪生理生化参数和脏器指数的变化[J].中国实验动物学报，2006，14，4（4）：298-302.

［15］李光强，李济洋，张玉杰，等.丹参酮抗肿瘤研究新进展[J].天然产物研究与开发，2013，25（8）：1160-1165.

［16］李永明 . 丹参多糖的急性和亚急性毒性试验研究 [J]. 药学研究，2016，35（1）：16–19.

［17］倪学勤，Gong J，Yu H，等 . 采用 PCR–DGGE 技术分析蛋鸡肠道细菌种群结构及多样性 [J]. 畜牧兽医学报，2008，39（7）：955–961.

［18］蒲晓芳，李佳 . 丹参产况和商品丹参的主要流向调查 [J]. 中医中药，2013，11（15）：666–667.

［19］宋经元，罗红梅，李春芳，等 . 丹参药用模式植物研究探讨 [J]. 药学学报，2013，48（7）：1099–1106.

［20］孙敬三，桂耀林 . 植物细胞工程实验技术 [M]. 北京：科学出版社，1995.

［21］王涛，彭立新 . 豆瓣绿的组织培养与快速繁殖研究 [J]. 天津农学院学报，2011，18（2）：1–5.

［22］王学勇，崔光红，黄璐琦，等 . 茉莉酸甲酯对丹参毛状根中丹参酮类成分积累和释放的影响 [J]. 中国中药杂志，2007，32（4）：300–302.

［23］王学勇，崔光红，黄璐琦，等 . 诱导子对丹参毛状根中丹参酮类成分积累影响 [J]. 中国中药杂志，2007，3（10）：976–978.

［24］王月茹，谢伟，王剑龙，等 . 基于专利文献谈中药药渣资源的再利用问题 [J]. 世界中医药，2015（9）：1421–1423.

［25］王志芬，刘喜民 . 山东省丹参药材产业现状及发展策略 [J]. 山东农业科学，2012，44（8）：131–136.

［26］杨健，张日清，金晓玲 . 高效液相色谱法在木本植物内源激素含量检测中的应用 [J]. 经济林研究，2010，28（1）：122–126.

［27］杨维才，石东乔 . 植物雌配子体发育研究进展 [J]. 植物学通报，2007，24（3）：302–310.

［28］张爱华，郜玉钢，许永华，等 . 我国药用植物化感作用研究进展 [J]. 中草药，2011，42（10）：1885–1890.

［29］张辰露，孙群 . 连作对丹参生长的障碍效应 [J]. 西北植物学报，2005，25（5）：1029–1034.

［30］张琳 . 连作丹参生理生态特性研究 [D]. 济南：山东中医药大学，2011.

［31］张丽娟，刘璐，谢相红，等 . 丹参酮ⅡA 抗肿瘤作用机制的研究进展 [J]. 吉林医药学院学报，2020，41（1）：68–70.

［32］张亚琴，陈雨 . 药用植物化感自毒作用研究进展 [J]. 中草药，2018，49（8）：1946–1956.

［33］张重义，牛苗苗，陈婷，等 . 药用植物化感自毒作用研究对栽培技术创新的启示 [J]. 中国现代中药，2011，13（1）：4–7.

［34］赵魁，郭晓恒，宋杰，等 . 全国丹参生产现状的调查和分析 [J]. 时珍国医国药，2009，21（9）：2307–2310.

［35］赵志刚，郜舒蕊，宋嬿，等 . 四个丹参主产区栽培现状调查报告 [J]. 中药材，2014，37：375–379.

［36］An Y Q，Huang S，Mcdowell J M，et al. Conserved expression of the *Arabidopsis* act1 and act 3 actin subclass in organ primordia and mature pollen[J]. The Plant Cell，1996，8（1）：15–30.

[37] Aule O，Furholz A，Chang H S，et al. Crosstalk between cytosolic and plastidial pathways of isoprenoid biosynthesis in *Arabidopsis thaliana*[J]. Proceedings of the National Academy of Sciencesof the United States of America，2003，100（11）：6866–6871.

[38] Ba Q，Zhang G，Wang J，et al. Gene expression and DNA methylation alterations in chemically induced male sterility anthers in wheat（*Triticum aestivum* L.）[J]. Acta Physiologiae Plantarum，2014，36（2）：503–512.

[39] Backues S K，Korasick D A，Heese A，et al. The *Arabidopsis* dynamin–related protein 2 family is essential for gametophyte development[J]. The Plant Cell，2010，22（10）：3218–3231.

[40] Chen D W，Chen L Q. The first intraspecific genetic linkage maps of wintersweet [*Chimonanthus praecox*（L.）Link] based on AFLP and ISSR markers[J]. Scientia Horticulturae，2010，124（1）：88–94.

[41] Chen M，Yang C，Sui C，et al. Zhongdanyaozhi No. 1 and Zhongdanyaozhi No. 2 are hybrid cultivars of *Salvia miltiorrhiza* with high yield and active compounds content[J]. PLoS One，2016，11（9）：e01626 91.

[42] Chen W，Teng Y，Li Z G，et al. Mechanisms by which organic fertilizer and effective microbes mitigate peanut continuous cropping yield constraints in a red soil of south China[J]. Applied Soil Ecology，2018，128：23–24.

[43] Cho C W，Han C J，Rhee Y K，et al. Cheonggukjang polysaccharides enhance immune activities and prevent cyclophosphamide–induced immunosuppression[J]. International Journal Biological Macromolecules，2015，72：519–525.

[44] Dong X，Hong Z，Sivaramakrishnan M，et al. Callose synthase（CalS5）is required for exine formation during microgametogenesis and for pollen viability in *Arabidopsis*[J]. The Plant Journal，2005，42（3）：315–328.

[45] Duan H R，Wang L R，Cui G X，et al. Identification of the regulatory networks and hub genes controlling alfalfa floral pigmentation variation using RNA–sequencing analysis[J]. BMC Plant Biology，2020，20（1）：1–17.

[46] Duan X D，Chen D W，Zheng P，et al. Effects of dietary mannan oligosaccharide supplementation on performance and immune response of sows and their offspring[J]. Animal Feed Science and Technology，2016，218：17–25.

[47] Eady C，Lindsey K，Twell D. The significance of microspore division and division symmetry for vegetative cell specific transcription and generative cell differentiation[J]. The Plant cell，1995，7（1）：65–74.

[48] Fabbro C D，Prati D，The relative importance of immediate allelopathy and allelopathic legacy in

invasive plant species[J]. Basic and Applied Ecology, 2015, 16（1）: 23-24.

［49］Falcone Ferreyra M L, Rius S P, Casati P. Flavonoids: biosynthesis, biological functions, and biotechnological applications[J]. Frontier in Plant Science, 2012（3）: 222-236.

［50］Ferreira S S, Passos C P, Madureira P, et al. Structure-function relationships of immunostimulatory polysaccharides: A review[J]. Carbohydrate Polymers, 2015, 132: 378-396.

［51］Fiehn O, Kopka J, Dormann P, et al. Metabolite profiling for plant functional genomics[J]. Nature Biotechnology, 2000, 18（11）: 1157-1161.

［52］Guo J, Zhou Y J, Hillwig M L, et al. CYP76AH1 catalyzes turnover of miltiradiene in tanshinones biosynthesis and enables heterologous production of ferruginol in yeasts[J]. Proceedings of the National Academy of Sciencesof the United States of America, 2013, 110（29）: 12108-12113.

［53］Guo L, Liu J, Hu Y, et al. *Astragalus* polysaccharide and sulfated epimedium polysaccharide synergistically resist the immunosuppression[J]. Carbohydrate Polymers, 2012, 90（2）: 1055-1060.

［54］Gross, E M. Allelochemical Reactions[M]. Oxford: Academic Press, 2009.

［55］Hao R., Li Q, Zhao J, et al. Effects of grape seed procyanidins on growth performance, immune function and antioxidant capacity in weaned piglets[J]. Livestock Science, 2015, 178: 237-242.

［56］He F, Yang Y, Yang G, et al. Studies on antibacterial activity and antibacterial mechanism of a novel polysaccharide from *Streptomyces virginia* H03[J]. Food Control, 2010, 21（9）: 1257-1262.

［57］He J, Giusti M M. Anthocyanins: natural colorants with health-promoting properties[J]. Annual Review of Food Science and Technology, 2010, 1（1）: 163-187.

［58］Higginson T, Li S F, Parish R W. *AtMYB103* regulates tapetum and trichome development in *Arabidopsis thaliana*[J]. The Plant Journal, 2010, 35（2）: 177-192.

［59］Inderjit. Allelopathy: principles, procedures, processes, and promises for biological control[M]. Oxford: Academic Press, 1999.

［60］Jaakola L. New insights into the regulation of anthocyanin biosynthesis in fruits[J]. Trends in Plant Science, 2013, 18（9）: 477-483.

［61］Jabran K, Mahajan G, Sardana V, et al. Allelopathy for weed control in agriultural systems[J]. Crop Protection, 2015, 72: 57-65.

［62］Jiang T, Zhang M, Wen C, et al. Integrated metabolomic and transcriptomic analysis of the anthocyanin regulatory networks in *Salvia miltiorrhiza* Bge. flowers[J]. BMC Plant Biology, 2020, 20: 349.

［63］Kaul M L H. Male sterility in higher plants[M]. Springer: Springer-VerJag Press, 1988.

［64］Lahner B, Gong J, Mahmoudian M, et al. Genomics cale profiling of nutrient and trace elements in *Arabidopsis thaliana*[J]. Nature Biotechnology, 2003, 21（10）: 1215-1221.

［65］Lee Y, Kim E S, Choi Y, et al. The Arabidopsis phosphatidylinositol 3-kinase is important for pollen development[J]. Plant Physiology，2008，147（4）：1886–1897.

［66］Li H，Liu J，Pei，T，et al. Overexpression of SmANS enhances anthocyanin accumulation and alters phenolic acids content in *Salvia miltiorrhiza* and *Salvia miltiorrhiza* Bge. f. alba plantlets[J]. International Journal of Molecular Sciences，2019，20（1）：2225.

［67］Li X G，Ding C F，Hua K，et al. Soil sickness of peanuts is attributable to modifications in soil microbes induced by peanut root exudates rather to diret allelopathy[J]. Soil Biology and Biochemistry，2014，78：149–159.

［68］Lin S Y，Zhang X，Zhang L，et al. The ultrastructure of anther development in *Shibataea chinensis* Nakai（Bambusoideae）[J]. Journal of Nanjing Forestry University（Natural ences Edition），2016，42（2）：65–70.

［69］Liu J，Zhang Y，Qin G，et al. Targeted degradation of the cyclin–dependent kinase inhibitor ICK4/KRP6 by RING–Type E3 ligases is essential for mitotic cell cycle progression during *Arabidopsis gametogenesis*[J]. The Plant Cell，2008，20（6）：1538–1554.

［70］Liu P，Pieper R，Rieger J，et al. Effect of dietary zinc oxide on morphological characteristics，mucin composition and gene expression in the colon of weaned piglets[J]. PLoS One，2014，9（3）：1–10.

［71］Ma Y，Yuan L，Wu B，et al. Genome wide identification and characterization of novel genes involved in terpenoid biosynthesis in *Salvia miltiorrhiza*[J]. Journal of Experimental Botany，2012，63（7）：2809–2823.

［72］Matsuda R，Hayashi Y，Ishibashi M，et al. An information theory of chromatography：II. Application of FUMI to the optimization of overlapped chromatograms[J]. Journal of Chromatog A，1989，462（13）：23–30.

［73］Meng L，Sun S，Li R，et al. Antioxidant activity of polysaccharides produced by *Hirsutella* sp. and relation with their chemical characteristics[J]. Carbohydrate Polymers，2015，117：452–457.

［74］Michot P，Fritz S，Barbat A，et al. A missense mutation in PFAS（phosphoribosylformylglycinamidine synthase）is likely causal for embryonic lethality associated with the MH1 haplotype in Montb é liarde dairy cattle[J]. Journal of Dairy Science，2017，100（10）：8176–8187.

［74］Mizuno S，Osakabe Y，Maruyama K，et al. Receptor–like protein kinase 2（RPK2）is a novel factor controlling anther development in *Arabidopsis thaliana*[J]. The Plant Journal，2010，50（5）：751–766.

［75］Nishikawa S I，Gregory M Z，Robert J S，et al. Callose（β–13 glucan）is essential for *Arabidopsis* pollen wall patterning but not tube growth[J]. BMC Plant Biology，2005，5（1）：1–9.

［76］Peng J，Xue C，Dong X，et al. Gene cloning and analysis of the pattern of expression of the transcription factor HymMYB2 related to blue flower formation in *hydrangea macrophylla*[J]. Euphytica，2021，217

（6）：1-12.

［77］Pluske J R，Hampson D J，Williams H I. Factors influencing the structure and function of the small intestine in the weaned pig: a review[J]. Livestock Production Science，1997，51（1-3）：215-236.

［78］Quattrocchio F，Baudry A，Lepiniec L，et al. The regulation of flavonoid biosynthesis[C]// Grotewold E. （eds）The science of flavonoids. New York：Springer，2016.

［79］Sudarshan G P，Kulkarni M，Akhov L，et al. QTL mapping and molecular characterization of the classical d locus controlling seed and flower color in *Linum usitatissimum*（flax）[J]. Scientific Reports，2017，7（1）：15751.

［80］Rus A，Baxter I，Muthukumar B，et al. Natural variants of AtHKT1 enhance Na^+ accumulation in two wild populations of *Arabidopsis*[J]. PLoS Genetics，2006，2（12）：1964-1973.

［81］Tillmann U，Alpermann T，John U，et al. Allelochemical interactions and short-term effects of the dinoflagellate Alexandrium on selected photoautotrophic and heterotrophic protists[J]. Harmful Algae，2008，7（1）：52-64.

［82］Trethewey R N，Krotzky A J，Willmitzer L. Metabolic profiling: a Rosetta stone for genomics?[J]. Current Opinion in Plant Biology. 1999，2（2）：83-85.

［83］Tütüncü K S. Ultrastructure of microsporogenesis and microgametogenesis in *Campsis radicans*（L.）Seem.（Bignoniaceae）[J]. Plant Systematics and Evolution，2014，300（2）：303-320.

［84］Twell D，Wing R，Yamaguchi J，et al. Isolation and expression of an anther-specific gene from tomato[J]. Molecular and General Genetics，1989，217（2）：240-245.

［85］Verma D P S，Hong Z. Plant callose synthase complexes[J]. Plant Molecular Biology，2001，47（6）：693-701.

［86］Wang J H，Luo J P，Zha X Q，et al. Comparison of antitumor activities of different polysaccharide fractions from the stems of *Dendrobium nobile* Lindl[J]. Carbohydrate Polymers，2010，79（1）：114-118.

［87］Wang T，Zhang H，Liu Q，et al. Simultaneous determination of three major active components in *Salvia miltiorrhiza* and its relative species by HPLC[J]. Asian Journal of Chemistry. 2013，25（13）：7088-7092.

［88］Wu Q，Wu J，Li S S，et al. Transcriptome sequencing and metabolite analysis for revealing the blue flower formation in waterlily[J]. BMC Genomics，2016，17（1）：897.

［89］Xin Q，Hu X，Zhang Y，et al. Expression pattern analysis of key genes related to anther development in a mutant of male-sterile Betula platyphylla Suk[J]. Tree Genetics and Genomes，2016，16（2）：1-9.

［90］Xu Y Q，Liu G J，Yu Z Y，et al. Purification，characterization and antiglycation activity of a novel polysaccharide from black currant[J]. Food Chemistry，2016，199：694-701.

［91］Yan X，Zeng X，Wang S，et al. Aberrant meiotic prophase I leads to genic male sterility in the novel

TE5A mutant of *Brassica napus*[J]. Scientific Reports，2016，6（1）：1–17.

［92］Zhang Y，Xu S，Ma H，et al. The R2R3–MYB gene PsMYB58 positively regulates anthocyanin biosynthesis in tree peony flowers[J]. Plant Physiology and Biochemistry，2021，164：279–288.

［93］Zheng Z，Xia Q，Dauk M，et al. ArabidopsisAtGPAT1 a member of the membrane–bound glycerol–3–phosphate acyltransferase gene family is essential for tapetum differentiation and male fertility[J]. The Plant Cell，2003，15（8）：1872–1887.

［94］Zhou J，Jiang Y Y，Chen H，et al. Tanshinone I attenuates the malignant biological properties of ovarian cancer by inducing apoptosis and autophagy via the inactivation of PI3K/AKT/mTOR pathway[J]. Cell Proliferation，2020，53（2）：e12739.

［95］Zhou J，Jiang Y Y，Wang H P，et al. Natural compound Tan– Ⅰ enhances the efficacy of Paclitaxel chemotherapy in ovarian cancer[J]. Annals of Internal Medicine，2020，8（12）：752.

［96］Zhou J，Jiang Y Y，Wang X X，et al. Tanshinone Ⅱ A suppresses ovarian cancer growth through inhibiting malignant properties and angiogenesis[J]. Annals of Internal Medicine，2020，8（20）：1295.